어싱에 부치는 찬사

"이 책은 인간이 땅 에너지와 그 안의 무한한 자유전자에서 단절됨으로써 직면하게 된 위험을 설명한다. 혹시 각종 질병, 만성 염증, 수면 장애 등이 이 때문에 생겨난 게 아닐까? 과학적으로 뒷받침된 훌륭한 가설이다."

– **니콜라스 페리콘** 의학박사, 『늙지 않는 얼굴, 늙지 않는 마음』의 저자

"어싱의 발견은 페니실린의 발견에 견줄 만한 사건이다. 이 책은 21세기에 가장 중요한 건강서가 될 것이다."

– **앤 루이스 지틀맨** 박사, 『지방 씻어내기 계획』의 저자

"어싱은 햇빛, 공기, 물, 영양소처럼 근본적인 요소일지도 모른다. '땅이 당신과 함께 하기를!'"

– **게리 E. 슈워츠** 박사, 애리조나 대학교 심리학 · 의학 교수, 『에너지 치유 실험』의 저자

"사람들은 더 이상 땅과 접촉하지 않는다. 성경의 관점에서 보면 땅과 접촉을 잃어버린 자는 하느님과의 접촉도 잃게 된다. 어싱은 인간을 땅과 재결합시킬 뿐 아니라 나아가 다른 세계, 어떤 의미에서는 하느님과도 연결시켜준다."

– **가브리엘 쿠센스** 의학박사, 『영혼의 영양소』의 저자

"여성들에게 호르몬 불균형은 무척 흔하다. 어싱은 균형을 회복하고 증상을 완화하는 데 더없이 효과적이다."

– **아만다 워드** 자연요법의사, 캘리포니아 주 엔시니타스

"어싱은 인간과 자연을 연결시킨다. 자연은 건강과 치유의 근본원천이다. 이 책은 자연이 갖고 있는 위대한 치유의 비밀을 담은 지침서다."

– **존 그레이** 박사, 『화성에서 온 남자, 금성에서 온 여자』의 저자

"누구나 최소한의 노력으로 최대한의 건강 효과를 얻고자 한다. 어싱, 바로 이것이 최소한의 노력으로 많은 효과를 볼 수 있는 것이다. 특별히 해야 할 게 없다!"

– **데이비드 울프**, 『슈퍼푸드: 미래의 음식과 약』의 저자

"환자들의 반응이 너무나 뚜렷해서 의사로서 예상컨대 어싱은 우리의 삶을 바꿔놓을 것이 분명합니다."

– **데이비드 거스튼** 의학박사, 『깨우치고 있는가, 미치고 있는가?』의 저자

"효과가 있다! 장래성이 보인다. 쉽고 어디서나 할 수 있다."

– **리처드 덜레이니** 의학박사, 매사추세츠 주 밀튼

"어싱은 삶을 바꿔놓을 혁명적인 돌파구다. 이 책을 읽고 접지를 해서, 스트레스와 병의 악순환에서 벗어나라."

– **마틴 갤러거** 의학박사, 『갤러거 박사의 21세기 의학 가이드』의 저자

"훌륭한 책! 어싱은 자연치유력으로의 회귀다. 과학적 근거를 갖추었고 직관적으로 봐도 옳다. 건강을 회복하는 간단하고 확실한 방법이다."

– **하일라 카스** 의학박사, 『8주 만에 건강한 삶으로』의 저자

"접지 상태에서 잠을 자면 숙면을 취할 수 있습니다. 여행을 많이 다녀도 아침이면 상쾌하게 일어납니다."

– **미란다 커** 슈퍼모델

"어싱은 부상과 피로 회복에 큰 도움이 됩니다. 덕분에 훨씬 튼튼해지고 컨디션도 좋아졌습니다."

– **크리스 리토** 철인3종경기 3관왕

어싱 Earthing

땅과의 접촉이 치유한다

클린턴 오버
스티븐 T. 시나트라
마틴 주커 지음
김연주 옮김

HERENOW
히어나우시스템

옮긴이 김연주는 한국외국어대학교 독일어과를 졸업한 뒤 폴란드에서 통번역을 하다가 지금은 격월간 〈지금여기〉 편집실에서 심신치유 정보를 다루고 있다.

이 책에 실린 정보는 저자들의 사적인 경험과 전문적인 임상경험 및 연구조사를 토대로 했으나 이로써 주치의의 진료를 대신할 수는 없으며 병의 진단과 치료는 전문 의료인의 지시에 따라야 합니다.
출판사는 특정 의료 수단의 사용을 옹호하지 않으나 이 책에 실린 정보는 공개되어야 한다고 생각합니다. 출판사와 저자들은, 이 책에서 설명한 개념을 활용함으로써 발생한 결과나 부작용에 책임을 지지 않습니다. 의문점이 있으면 전문 의료인과 상담하시기 바랍니다.

어싱: 땅과의 접촉이 치유한다

지은이 클린턴 오버, 스티븐 T. 시나트라, 마틴 주커
옮긴이 김연주
펴낸이 이원규
펴낸곳 히어나우시스템
초판 1쇄 발행 2011년 9월 15일
2판 2쇄 발행 2023년 8월 15일
출판등록 제 1-24135호 등록일자 / 1998. 12. 21
주소 경남 함양군 서하면 황산길 53-70
전화 (02) 747-2262 **팩스** (0504) 200-7261
홈페이지 www.herenow.co.kr
전자메일 cpo@herenow.co.kr

ISBN 978-89-94139-03-6 03510

목 차

4부
어싱 연대기

부록

어싱 Earthing

가능하다면 풀, 자갈, 흙, 모래, 콘크리트 등 대지에
맨발을 댄 상태에서 이 책을 읽어보라.

읽고 있는 내용이 바로 몸으로 느껴질 것이다.
땅과의 접촉으로 인체 본래의 전기적 상태가 복원된다는 것이.

무소부재의 땅속 치유 에너지가 몸 안에 서서히 퍼지기 시작하면서
몸에 긍정적인 변화가 느껴질 것이다.

이렇게 쉽고 안전하게, 그리고 자연스럽게
통증과 스트레스를 완화시키는 것, 이것이 어싱이다.

어싱 연구 초반에 크나큰 도움을 주었던 케이 윌슨과
어싱에 특별한 무언가가 있음을 알아봐주고,
세상에 꼭 필요한 이 지식을 널리 알리도록
격려해주고 지지해준 수많은 이들을 기억하면서.

– 클린턴 오버 –

6년 동안 생사의 기로에서 전자공해와의 싸움을 극복하고
어싱으로 건강을 회복한 내 아들 스텝에게.
너는 인간의 정신력이 얼마나 강한지, 그리고 긍정적인 생각과 사랑이
치유에 얼마나 큰 힘을 발휘하는지를 몸소 보여줌으로써
나에게 많은 것을 일깨워주었다.
그 점을 가르쳐준 너에게 진심으로 고맙고,
무엇보다 네가 여전히 우리 곁에 있어주어서 한없이 기쁘다.

– 스티븐 시나트라 –

늘 그렇듯 로시타를 위해,
그리고 훌륭한 변화를 가져올,
또 하나의 지구 활용 가능성을 위해.

– 마틴 주커 –

서　　문

| **제임스 오슈만** 박사 | 『에너지의학』 저자 |

이 책은 독자들도 곧 책장을 넘기면서 직접 경험하게 될 어떤 놀라운 발견에 대한 이야기를 담고 있다.

과학적으로 아직 연구된 바 없는 미지의 땅에서 인류의 건강과 행복에 직접적으로 이바지하는 연구는 흔치 않으며, 과학자로서 이 같은 연구에 참가하는 것도 흔치 않은 기회이자 겸허한 경험이었다. 흥미로우면서도 까다로운 과정이었다. 이제껏 그 누구도 연구하지 않았던 것을 파헤쳐야 했다. 결과는 놀라웠고 물리학과 의학에서 아직 풀리지 않은 몇몇 중요한 문제에 해결의 실마리를 던져주었다.

이 책에서 밝히고 있는 놀라운 사실 중에는 우리 시대의 건강 이슈에서 단연 핵심인 염증에 대한 해결책도 있다. 이 책에서 제시하는 해결책은 여태껏 간과되어 왔으나 너무나 당연하고 근본적인 것이며 분명 앞으로 많은 학문적 연구조사와 논문 프로젝트에 토대가 될 것을 믿어 의심치 않는다. 세계적인 여러 학술지에 수십 편의 논문을 발표한 경험 많은 세포생물학자이자 생물물리학자로서 주저 없이 말하건대, 이 책에 실린 연구는 완전히 예상치 않은 방향에서 염증 증가의 원인과 해결책까지 내놓고 있다.

이 책은 땅과 인간의 관계에 대해 우리의 삶을 뒤바꿔놓을 만큼 중요한 사실을 알려주고 있다. 그 중에는 땅과 인간의 관계에서 전자가 핵심 역할을 한다는 점도 있다. 생물학과 의학 분야에서 전자의 역할은 오래 전부터 나의 관심사였다. 그중에서도 1980년대 같은 주제를 연구했던 알베르트 센트죄르지Albert Szent-Györgyi 박사 연구팀과의 협력은 생체의 전기적 특성에 대한 내 개인적인 탐구과정에서 특히나 큰 의미를 지닌다. 노벨상 수상자이자 전기생물학의 창시자인 센트죄르지 박사를 필두로 하여 전 세계에서 모여든 전기공학자와 재료과학자들이 매사추세츠 주 우즈홀의 해양생물연구소Marine Biological Laboratory에서 전기생물학을 연구했다. 센트죄르지 박사는 20세기 최고의 과학자 중 한 명으로, 그의 연구와 글은 끝없는 영감과 통찰의 근원이 되고 있다. 나는 체내에서 전자의 이동 방식에 대한 책과 다양한 치료법이 체내 전자의 움직임에 어떤 영향을 미치는지에 대한 책을 썼고 여러 편의 논문을 발표했다. 이 책에 실린 연구는 전자생물학에 대한 우리의 이해에 새로운 지평을 열어준다.

이 책은, 케이블TV 산업의 선구자인 클린턴 오버가 어싱Earthing의 의료적 효과를 발견하게 된 과정을 기술하고 있다. 어싱이란 지구 표면과 우리 몸을 연결하는 것을 가리키는 그의 용어로, 간단하게는 대지 위에 앉거나 서거나 맨발로 걷는 방법이 있으며 그게 여의치 않은 경우 단순한 금속 막대를 땅에 박고 전도성 특수 시트와 전선으로 연결한 뒤 그 시트를 깔고 자는 방법이 있다. 클린턴 오버는 이런 수면 시스템과 어싱 장치들을 발명하여, 단절되었던 대지와 인간을 다시 이어주고 이제껏 간과되었던 필수 연결고리를 복원시켰다.

많은 이들이 땅에서 맨발로 걸을 때 건강해지는 기분이 든다고 한다. 이런 기분 좋은 느낌은 우리 대부분이 잃고 살았으나 실은 매우 중요한 어떤 것을 다시 체험하면서 생기는 현상이다. 이 책에 담긴 이야기와 연구는 이 현상의 배경과 역학관계, 의미를 집어준다. 이 시대에 흔히 볼 수 있는 건강문제, 이를테면 불면증, 복합질병 및 부상으로 인한 만성통증, 피로, 스트레스, 불안, 조기노화 문제가 이것만으로도 극적인 완화를 보일 정도로 이 잃어버린 고리는 무척이나 근본적인 것이다. 나는 무척 많은 사람들이 그저 땅과 몸을 연결하는 것만으로 다양한 의료적 효과를 경험하는 것을 본 뒤 곧바로 이 연구에 열성적으로 빠져들었다. 특히나 인상적인 사례는 투르 드 프랑스 사이클 대회에서 미국팀이 여러 차례 극적인 승리를 거두었을 때 내 동료인 제프 스펜서가 미국팀 주치의로서 선수들을 관리하면서 있었던 일이다. 제프의 놀라운 이야기는 곧 이 책에서 접하게 될 것이다. 주변에서 많은 이들이 일상생활에서 접지 시스템을 활용하여 효과를 보는 것을 관찰하면서 이런 현상은 더욱 신빙성을 얻었다. 내가 자주 찾는 마사지 치료사도 환자에게 접지 시스템을 활용하면서부터는 인근 의사들이 고치기 힘든 환자를 자신에게 보낼 정도로 탁월한 치료효과를 보기 시작했다. 내가 풀어야 할 과제는 접지가 어떻게 그런 효과를 내는지 규명하여 과학의 언어로 정확하게 설명하는 것이었다.

염증으로 인한 노화를 비롯해 고통스럽고 치명적일 수도 있는 각종 질병을 지극히 간단하게 자연적으로 치료하는 방법을 접지연구에서 발견한 것인지도 모른다. 이 치료법이 어떻게 효과를 발휘하는지에 대한 가설은 아마 여태껏 어디서도 들어본 적 없을 것이다. 모든 면에서 우리는 접지가 새로운 치유 패러다임이라고 생각한다.

간단히 설명하자면, 접지는 인체 본연의 전기적 상태를 복원하고 유지시켜서 일상생활에서 최상의 건강상태로 활동할 수 있게 해준다. 태곳적부터 존재해온 자연적인 땅속 에너지는 최상의 항염증제이자 항노화제다.

클린턴 오버는 10년이 넘도록 지칠 줄 모르고 혼자만의 사명을 추구하고 있다. 의심 많고 회의적인 세상 사람들에게 그들이 잊고 있는 단순한 사실을 일깨워주려는 것이다. 엄청난 치유에너지가 바로 우리 발밑에 있으며 그 에너지와 우리 몸을 연결하는 일은 누구나 할 수 있을 정도로 간단하면서도 즉각적인 효과가 있다는 사실을.

새로운 발명이 으레 그렇듯 클린턴도 '전문가'들의 조소와 회의적인 시선을 견뎌야 했다. 어떤 이들은 그가 제정신이 아니라고 여기기도 했다. 그러나 클린턴은 이에 굴하지 않았고 이제는 자신의 기발한 아이디어를 뒷받침할 과학적 근거를 상당량 확보했다. 또 실제로도 수천 명이 일상생활에서 어싱을 적용해본 뒤 전보다 잠을 잘 자고 컨디션이 좋아지고 통증이 줄어들었다.

어싱이라는 개념을 증명하고 어싱이 인체에 어떻게 영향을 미치는지 규명하기 위해 더없이 생소한 연구를 수행하는 과정에서 클린턴은 박사 타이틀을 달고 있는 우리들에게 오히려 강철처럼 굳건하고 헌신적인 가이드가 되어주었다. 그는 자신은 과학자가 아니며 관련교육도 받지 못했다고 겸손해하지만 그의 업적을 보면 발상이 뛰어나고 결의가 굳은 사람은 필요한 지식을 독학으로 깨쳐서라도 목표한 바를 이뤄낸다는 것을 알 수 있다. 나는 과학적 두뇌들이 논리적으로 도출한 결론을 훌쩍 뛰어넘는 클린트의 날카로운 통찰력에 끊임없이 감탄해왔다. 그는 개인적 이익보다 남을 돕는 일에 관심이 더 많은 사람이다. 그처럼 진정한 발명가이자 선각자와 함께 연구했던 것을 나는 행운이라 생각한다.

스티븐 시나트라는 통합의학을 전문으로 하고 전기의학에 관심 있는 코네티컷 주 심장전문의다. 2001년에 클린턴을 만났고, 일반적인 치료뿐 아니라 자신의 전문분야인 심혈관 분야에서도 어싱의 가능성을 크게 보았다. 스티븐은 클린턴에게 포기하지 말고 연구를 계속하라고 독려했다. 최근 염증이 심장병의 원인일 수 있다고 밝혀진 만큼 염증과 어싱의 상관관계에 특히 주목해보라고 귀띔했다.

클린턴은 결코 포기하지 않았다. 의학, 생리학, 생물물리학 분야에서 개방적인 전문가들을 찾아내어 연구 아이디어를 제공했고, 마침내 지구 표면이 거대한 항염증제, 수면촉진제, 에너자이저라는, 아니 이 모든 것의 종합이라는 것이 밝혀졌다.

이제 클린턴 오버, 스티븐 시나트라 그리고 베테랑 의학전문 작가 마틴 주커가 팀을 이뤄 어싱이 우리 지구인들을 어떻게 이롭게 하는지 흥미로운 어싱 이야기를 들려 줄 것이다.

어떤 분야에서 독자적인 경지를 열었다 함은 비유적으로나 실질적으로나 이 책을 일컫는 말일 것이다. 이 책은 실지로 우리가 발 딛고 있는 땅을 이야기하고, 지구와 지구상의 생명체가 전기적인 연속체라는 것을 이야기하기 때문이다.

30분 정도 땅에서 맨발로 걷거나 서있거나 앉아보라. 월경전증후군이나 관절염 통증, 요통, 소화불량으로 고생하거나 시차 적응 때문에 또는 별다른 이유 없이 피곤하다면, 밖으로 나가(물론 날씨가 허락하는 선에서) 맨발로 대지를 디뎌보라.

돌아갈 때쯤에는 몸이 한결 좋아질 것이다. 그러면 당신도 불현듯 깨닫게 될 것이다. 지구에 살면서도 생활방식 때문에 바로 발밑에 있는 무한한 치유의 에너지로부터 분리되어 살았다는 것을. 그것은 항상 그곳에 있었고, 마음만 먹는다면 얼마든지 당신의 것이 될 수 있다.

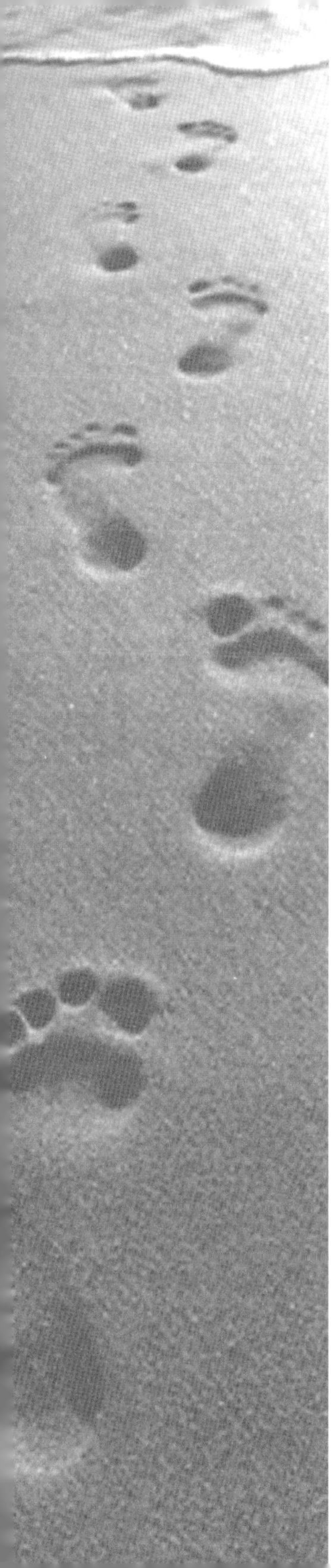

1부

우리는 왜 건강하지 못한가

- 잃어버린 고리

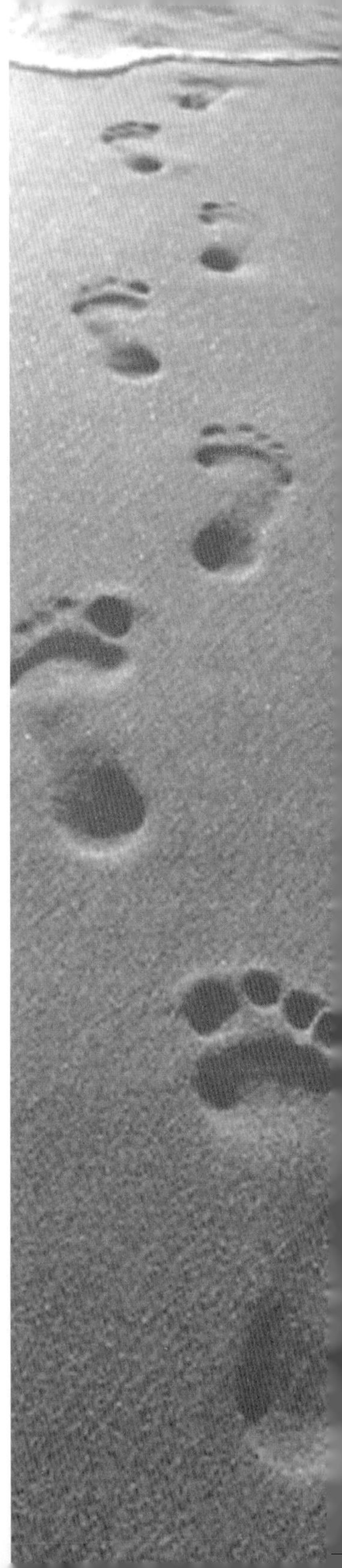

1장

인체에는 전기가 흐르고, 지구에도 전기가 흐른다

모래사장이나 아침이슬로 반짝이는 잔디밭에서 맨발로 산책할 때 발에서부터 미묘하게 짜릿한 느낌이 올라오거나 온기를 느낀 적이 없는가?

산책을 마치고 난 뒤 몸이 한결 가뿐해진 느낌이 들지 않던가?

그렇다면 당신은 땅으로부터 에너지를 얻은 경험을 한 것이다.

우리가 살고 있는 이 지구는 사실 자연적인 에너지로 가득하다. 지구 표면은 미세한 진동 주파수로 가득하지만 사람들은 대부분 이를 알지 못한다. 누가 과연 발밑에 있는 모래, 풀, 흙에 에너지장이 있다고 생각할까?

그러나 땅은 실제로 그렇고, 옛날부터 그래왔다.

지구는 태양 방사선, 번개, 지구 핵에서 나오는 열 등으로 끊임없이 충전되는 무게 6해垓(6 다음에 0이 21개 붙는다)톤짜리 배터리와 같다. 자동차에 배터리가 있어야 시동이 걸려서 바퀴가 굴러가듯, 지구 표면에서 방출되는 자연적인 에너지의 진동이 있어야 지구에 있는 생명체가 그 생물학적 기계를 조화롭고 균형 있게 유지할 수 있다. 육지나 바닷속을 막론하고 지구상의 모든 생명체가 그러하다.

인간

동물

물고기

식물
나무
벌레
박테리아
바이러스 등

옛날부터 인간은 지구의 '피부'인 대지에 맨살을 맞대고 살았다. 맨발로 걷고, 땅바닥에 앉고, 서고, 잠을 잤다. 그런 단순한 접촉을 통해 몸속으로 자연적인 전기 신호가 전달된다는 사실은 물론 알지 못한 상태였다.

최근 들어서야 지구물리학, 생물물리학, 전기 공학, 전기 생리학, 의학 등 여러 분야의 전문가들이 인간과 지구의 연결 및 그 의미를 탐구하고 해명하기 시작했다. 지휘자가 오케스트라의 리듬을 조화롭게 통일하듯 지구의 전기 에너지가 인체 주파수를 질서 있게 유지한다는 것을 알게 되었다. 모든 인간은 전기적인 지구에서 전기적으로 기능하며 산다. 우리 개개인은 모두 역동적인 전기 회로의 집합체다. 수조 개에 이르는 세포가 인체의 생체 매트릭스 속에서 계획된 생화학적 반응 과정에 따라 끊임없이 에너지를 주고받는다. 세포 하나하나를 미세한 전자 기계라고 생각해보라. 세포 내로 영양소와 물이 공급되는 과정이 전기장에 따라 규율되고, 세포마다 종류별로 고유한 주파수 영역에서 활동한다. 심장, 뇌, 신경계, 근육, 면역계는 모두 인체라는 전체 전기조직 내에 존재하는 하부 전기조직들이다. 사실 모든 동작, 행동, 행위가 전기 에너지로 촉발된다.

잃어버린 전기적 뿌리

오늘날처럼 과학이 지배하는 시대에서도 대다수가 인체의 생체전기적인 특성에 대해 무지하다. 실제로 자신의 몸과 지구가 전기적 혹은 에너지적으로 연결되어 있다는 생각을 조금이라도 하는 사람은 아무도 없다. 학교에서도 이런 것을 가르치지 않는다. 그래서 우리가 이 땅과 단절되어 있다는 것도 모른다. 선진화된 사회일수록 전기적 뿌리에서 더욱 멀어져있다. 신경말단이 풍부하게 분포되어 있는 발로 맨땅을 접할 기회가 거의 없다. 우리가 신는 신발은 합성물질로 만들어진 부도체다. 우리가 몸을 누이는 침대 또한 절연물질로 되어있다. 산업화된 현대 세계에서는 대다수가 지구 표면에 접촉하지 않은 상태에서 산다. 이 점에 대해 전혀 생각해본 적 없겠지만 바로 이러한 단절 때문에 지금 당신이 불필요한 고통을 받고 있을 수도 있다. 상상을 초월할 정도로 다양한 방식으로 심한 고통을 야기하는 원인이 바로 그 단절일 수 있다는 뜻이다.

전구에 연결이 느슨해졌다고 생각해보자. 전구가 깜빡거리고 밝기가 차츰 약해지다가 결국 꺼져버린다. 많은 이들이 마치 깜빡거리는 전구처럼 쇠약해진 몸으로 일생을 산다.

우리는 이 책이 대지의 자연적인 '진동'과, 우리가 대지에 연결되면 왜 건강이 유지되고 병이 낫는지를 다룬 최초의 책이라고 생각한다. 대지와 단절되면 병에 잘 걸리고 기능이상, 염증 관련 질환이 생기기 쉽고 노화가 가속화된다. 이제 막 과학적 기반을 얻기 시작한 놀라운 이론이다.

이것이 이 책의 주제다.

우리가 말하는 자연적인 지구 주파수는 자유전자라고 하는 아원사 입자의 운동으로 발생하는 에너지 파동이다. 아무도 전자를 보지는 못했으나 벌집의 구성에서 전자를 유추해볼 수 있다. 원자핵 주변에서 에너지 '구름' 을 형성하는 전자는 마치 벌집 주변에서 윙윙거리며 날아다니는 벌과 같다. 혹은 태양 주변을 공전하는 행성에도 비유할 수 있다. 핵은 양전하를 띠는 양성자와 전하를 띠지 않는 중성자로 되어있다. 전자는 음전하를 띤다.

당신은 전기전도성이 있다

인체라는 생체 조직에도 전기가 흐르고 지구에도 전기가 흐른다. 전기적 특성을 띠는 인체와 지구 사이의 기본적인 관계를 이해하기 위해서 우선 전기에서 말하는 물질의 종류 세 가지를 간단히 살펴보자. 전기적으로 물질은 도체, 부도체, 반도체로 나뉜다. 도체로는 가전제품의 전선 안에 있는 구리선이나 벽 안으로 콘센트에 연결된 구리선을 들 수 있다. 전자는 일종의 가스 덩어리처럼 원자핵 주변에서 전자구름을 형성한다. 벌이 벌집 주변을 날아다니는 모습이나 태양을 중심으로 원거리 행성이 공전하는 것과 비슷하다. 원자핵에서 멀리 떨어져있는 외곽 전자는 원자핵에 대한 결속력이 약해서 원자 사이를 자유롭게 돌아다니며, 이러한 전자를 자유전자라고 한다. 핵에 속박되지 않은, 이를테면 자유로운 영혼과 같다고 보면 된다.

부도체에서는 전자가 핵에 단단히 결속되어 있다. 자유전자가 없기 때문에 전류가 흐를 수 없다. 플라스틱, 고무, 유리, 나무가 그러하다. 이제 왜 당신이 대부분의 시간동안 땅과 분리되어 있는지 이해할 것이다. 목재로 지은 집에서 살고 밑창이 고무나 플라스틱으로 된 신발을 신기 때문이다.

반도체는 도체와 부도체의 중간 형태로, 때로는 전도성이 있고 때로는 없다. 전기전도도가 도체보다 낮지만 부도체보다는 높다. 전기장을 응용하여 전기전도도를 제어할 수 있기 때문에 반도체는 현대 전자 기기에서 핵심적인 역할을 한다.

지구처럼 인체도 대부분 물과 광물질로 구성되어 있으며, 지구와 인체 모두 전자가 잘 이동하는 훌륭한 도체다. 자유전자는 자연 현상—태양 방사선, 분당 수천 번씩 치는 번개, 지구 핵에서 발생되는 에너지 등—에 의해 충전되고 지구 표면에서 끊임없이 진동하며, 우리 몸과 땅이 직접 접촉해 있으면 쉽게 몸 안으로 이동해 들어온다.

수십만 년 전에 존재했던 호모에렉투스Homo erectus는 이 같은 사실을 몰랐다. 그 다음으로 등장한 수렵 · 채집인도 몰랐다. 약 400세대 전 농경사회에서도 몰랐다. 근대 산업화 시대도 마찬가지였다. 심지어 오늘날 무선 시대, 전자 시대에도 대지가 자유전자의 보고임을 아는 이는 거의 없다.

1800년대 후반 전 세계의 서로 다른 장소에서 지구 표면에 존재하는 미세 전류가 최초로 측정되었다. 현대 과학에서는 이를 가리켜 지전류地電流라고 하며 구름과 대기권 일체를 모두 포괄하는 '전 지구적 규모의 전기 회로'의 일부라고 인식한다. 지구물리학자들은, 지구 주변에서 평균적으로 분당 5천 번씩 끊임없이 번개가 치면서 지구에 자유전자가 계속 보충된다고 여긴다. 복잡한 설명은 생략하고 단순하게 보자면 지구 표면에 존재하는 전위는 태양의 위치에 따라 오르내린다. 낮에는 지표면 전위가 높아지고 양전하가 많아져서, 우리가 아침에 일어나서 다시 잠자리에 들기 전까지 일상적인 활동을 보조하며, 밤에는 전위가 낮아지고 양전하가 적어져서 수면을 돕는다. 이렇게 하루 동안 등락을 반복하는 패턴이 건강을 유지시키고 호르몬 분비를 원활히 하며 수면 각성 사이클을 규율하는 인체 메커니즘을 가동시키고 조정한다.

옛사람들은 땅과 연결되어 있었다

기초적인 전기 현상은 고대부터 알려져 있었으나 전기를 산업 및 주거용으로 사용하게 된 것은 120년 정도에 불과하다. 1897년에서야 비로소 전자가 발견되었으니 인류 진화의 역사를 통틀어 전자를 아는 사람은 사실상 전무했다. 그러나 땅에 특별한 치유에너지가 있으며 자연과의 결합이라는 면에서 땅이 근본적인 요소라는 것을 인류는 수백억 년이라는 세월 동안 잘 이해하고 있었다. 땅은 신성했다. 이 지식은 세대에 걸쳐 전해 내려와 이런저런 형태로 지구상에 남아있다. 모든 문명이 생존과 건강을 위해 자연의 사이클에 주의를 기울인다. 인체의 수면 각성 주기 등을 규율하는 어떤 근본적인 리듬이 있다는 것을 알았고 인간이 지구의 사이클에 조화를 이루면서 기능한다는 것을 알았다. 땅, 삶, 건강의 법칙 사이에는 어떤 연관성이 있으며 그것은 하루라는 자연현상을 통해서 표현된다는 것을 인식하고 있다.

기氣는 오랜 역사를 간직한 중국 전통사상의 핵심 원리로, 만물에 깃들어있는 에너지 혹은 자연적인 힘으로 여겨진다. 인도 베다에도 '생명력' 을 의미하는 *프라나*라는 용어가 있다.

중국 전통사상에서 천기天氣는 햇빛, 달빛, 달이 조수에 미치는 영향 등과 같이 천상의 물체가 지구에 미치는 영향력으로 이루어진다. 지기地氣는 천기의 영향을 받으며 각종 에너지 및 지구 자기장, 지구 내부에 숨겨진 열 등으로 이루어진다. 이 지기 안에 사람, 동물, 식물도 고유의 기氣 영역이 있다. 모든 자연적인 것은 천기와 지기가 빚어낸 자연적인 주기의 영향을 받으면서 성장한다.

지기는 맨발로 걸을 때 저절로 흡수된다. 어쩌면 그래서 신발을 벗고 걸으면 그토록 편안하고, 몸을 단련하고 마음을 이완하는 데 목표를 두는 운동(요가, 태극권, 기공 등)을 맨발로 하는 것인지도 모른다. 중국식 수련에서 초점은 '뿌리 내리기'이며 땅과 발바닥을 서로 소통시키는 것이다. 이 과정은 발바닥에 있는 용천혈을 통해 일어난다.

고대 그리스인들도 이 개념을 알았던 게 분명하다. 그리스 신화에서 헤라클레스는 레슬링에 뛰어난 거인 안타이오스와 승부를 겨뤄서 이겼다. 안타이오스는 땅에서 힘을 얻기 때문에 발이 땅에 닿아있는 한 천하무적이었고 한 번도 싸움에서 진 적이 없었다. 이 비밀을 알고 있던 헤라클레스는 그 거인을 땅에서 들어 올려 목 졸라 죽였다.

아메리카 원주민들도 땅과의 관계를 신성시했다. 라코타 수우Lakota Sioux 인디언족 추장이자 작가, 교육자인 고故 오타 크테Ota Kte는 다음과 같이 말했다. "옛사람들은 말 그대로 흙을 사랑했다. 땅에 앉아있으면 대자연의 보살핌을 받는 듯한 느낌을 받았다. 땅과의 접촉은 피부에도 좋았다. 옛사람들은 모카신을 벗고 신성한 대지에서 맨발로 걷기를 좋아했다. 흙은 위안을 주고 힘을 북돋아주며 정화시켜주고 치유해준다."

땅과 연결하라. 치유되리라

이 책에서 당신은 땅이 얼마나 통증을 덜어주고 몸을 튼튼하게 하며 치유력을 발휘하는지 보게 될 것이다. 우리가 발 딛고 사는 이 땅, 그리고 땅과 인간의 관계를 완전히 새로운 시각으로 보게 될 것이다.

자연으로 돌아간다고 하면 사람들은 대개 캠핑이나 하이킹, 정원 가꾸기, 해변 등 신체적, 정신적으로 자연 속에 돌아가서 하는 활동을 생각한다. 그러나 이 책에서 말하는 자연과의 연결은 약간 다르다. 우리가 말하는 '연결'이란 신발과 양말을 벗고 맨발로 땅바닥에 앉거나 서거나 걷는 것이다. 이는 누구나 자유롭게 할 수 있는 일이다. 아니면 전도성 침대시트나 바닥매트를 사용해서 자연과 재결합할 수도 있다. 건물 밖 대지에 접지봉을 꽂고 전도성 시트나 패드에 선으로 연결하거나 접지 시공이 된 건물이라면 콘센트에 꽂아서 쓰면 된다.

어떤 방법을 쓰든 이러한 연결을 우리는 '어싱Earthing' 혹은 '접지接地'라고 한다. 어싱 또는 접지란 단순히 우리 몸이 대지에 연결되어 있다는 뜻이다. 전기 분야에서 말하는 접지와 비슷하다. 일반적으로 접지란 전기기기나 가전제품을 대지에 연결해서 감전이나 합선, 전파간섭으로부터 보호하는 것을 말한다. 이것을 사람에게 적용하면 인체의 미세한 생체전기 회로 또한 정전기와 전파간섭으로부터 보호된다. 요컨대 땅속의 전기신호, 땅 에너지, 자유전자가 인체 접지를 통해 체내로 유입되어 안정화 작용을 하는 것이다. 인체 접지 혹은 어싱은 자신도 미처 인식하지 못하고 있던 체내 전자 결핍과 전기적 불안정 상태를 해소한다. 우리 몸에 결핍되었는지도, 필요한지도 몰랐던 무언가를 우리 몸에 다시 채워준다.

햇볕을 쬐면 인체에 비타민D가 생성된다. 비타민D는 건강에 필요한 것이다. 마찬가지로 땅에 접촉하면 전자의 형태로 전기 '영양소'가 섭취된다. 이런 전자를 땅ground이라는 말에서 G를 따서 비타민G라고 하면 어떨까? 비타민D처럼 비타민G도 우리 몸에 필요하다.

독자들도 곧 읽게 되겠지만 어싱을 한 결과 활력이 생기고 건강이 상당히 좋아지는 경우가 많았고 완전히 달라지는 경우도 있었다. 중증 다발성 경화증을 앓는 한 36세 여성은 어싱을 해본 뒤 통증이 없어지자 얼마나 기뻤던지 집 밖으로 뛰쳐나가 길 한복판에서 이웃사람들에게 접지하라고 외쳤다고 한다. 그녀는 '맨발 혁명'을 일으켜 모든 이에게 건강해지는 방법을 알려주고 싶다고 말했다. 의사로부터 집에 조절 가능한 침대와 대형TV를 사놓고 가능한 한 편안하게 지내라는 말을 듣고 난 뒤 지푸라기라도 잡는 심정으로 누군가에게서 전해들은 어싱을 한 번 해보게 되었다고 했다. 의사가 다발성 경화증은 고칠 수 없다고 말했지만 그녀는 나았다. 마치 거짓말처럼 좋아졌다.

또 다른 한 여성은 심각한 교통사고 이후 5년 넘게 통증, 염증, 피로, 수면 장애를 겪었다. 헬스케어 업계에서 쌓은 오랜 경력도 건강을 회복하는 데 도움이 되지 못했다. 여기저기 알아보고 각종 치료를 받으러 가봤다. "험티 덤티Humpty Dumpty 동요의 노랫말처럼 왕의 말이 다가와도, 왕실 기사가 와도 소용없었어요." 직장에 나갈 수 없었던 그녀는 본능적으로 잔디밭에 눕거나 해변에서 맨발로 걷고 있는 자신을 발견했다. 그리고 1999년 한 친구에게서 전도성 침대패드를 받은 뒤 밤마다 그 패드를 깔고 잤고, 몇 개월 만에 통증, 피로, 수면 문제가 없어졌다. 그녀는 이렇게 말했다.

"몇 년 동안 그렇게 약을 먹고 값비싼 치료를 받아도 소용없더니, 그냥 침대에 누워서 잠잔 것만으로 이렇게 됐어요! 우리 몸은 어떤 질병이라도 대부분 극복하는 능력이 있다고 생각해요. 스트레스로 야기된 불균형만 해소된다면요. 그러려면 우리 몸에 꼭 필요한 자연적인 요소가 결핍되어서는 안 되겠지요. 맑은 공기, 균형 잡힌 영양섭취, 깨끗한 물을 비롯해서 우리가 그간 간과했던 부분인 자연적인 전기적 리듬에 동조하는 것까지 모두 놓쳐서는 안 됩니다."

강도 높게 훈련하는 운동선수들까지도 접지를 통해 자연적인 땅 에너지에 접근하고 있다. 최근 몇 년간 집단 실험에서 어싱의 효과가 가장 극명하게 드러난 경우는 아마도 투르 드 프랑스에서 우승을 거둔 미국 대표팀의 사례일 것이다. 격렬한 사이클 경기에서 극한의 신체적 · 정신적 스트레스로 인해 선수들은 종종 구토, 건염, 수면 장애를 호소하고,

한눈에 살펴보는 어싱

어싱이란?

어싱이란 지구 표면에 존재하는 에너지에 우리 몸을 연결하는 것이다. 말하자면 야외에서 맨발로 걷거나 앉아있기 혹은 대지의 자연적인 치유에너지를 우리 몸 속으로 전달해주는 전도성 장치에 몸을 접촉한 상태에서 잠을 자거나 일을 하는 것이다. 십년 넘게 남녀노소, 운동선수 등 전 세계적으로 수천 명이 어싱을 생활화하고 있다. 그 결과는 무척 놀라울 정도이며, 현재도 계속 기록 · 관찰되고 있다.

어싱과 관련 없는 것은?

결코 감전되는 일은 없다. 어싱은 더없이 자연스럽고 안전한 것이다.

무슨 일이 일어날까?

지표면에는 음전하를 띠는 자유전자가 풍부한데 어싱을 하면 이 자유전자가 우리 몸으로 유입된다. 그 즉시 우리 몸의 전기에너지 혹은 인체전위가 지구의 전기에너지 혹은 지구 전위와 같아진다.

어떤 느낌이 들까?

간혹 따뜻하고 짜릿한 경우도 있으나 보통은 안정되고 편안한 기분이 든다.

건강이 좋아질까?

대부분 그렇다. 급속히 좋아지는 경우도 종종 있다. 호전되는 정도는 사람마다 다르다. 효과를 극대화하려면 어싱을 일상생활화하여 날마다 오랜 시간, 장기간 하는 것이 중요하다. 도중에 중단하면 증상이 서서히 되돌아오는 경향이 있다.

어싱의 효과는?

연구관찰한 바에 의하면 어싱에는 다음과 같은 효과가 있다. 후속 연구를 통해 더 많은 효과가 밝혀질 것으로 예상한다.

- 염증의 원인을 완화하고 수많은 염증 관련 질환의 증상을 완화하거나 없앤다.
- 만성 통증이 감소하거나 없어진다.
- 대부분의 경우 수면의 질이 향상된다.
- 기운이 난다.
- 신경계를 안정시키고 스트레스 호르몬을 바로잡아 스트레스가 줄고 차분해진다.
- 생체리듬이 정상화된다.
- 피가 맑아지고 혈압과 혈액순환이 개선된다.
- 근육긴장과 두통이 해소된다.
- 호르몬 문제 및 월경 증후군 증상이 경감된다.
- 시차적응증이 줄거나 없어진다.
- 주변 전자기장의 잠재적 위해로부터 몸을 보호한다.
- 강도 높은 훈련이나 경기 후 회복이 빠르다.

부상 회복도 더뎌지는 경향이 있다. 2003년부터 2005년 대회까지, 그리고 2007년 대회에서도 미국팀은 대회가 열리는 3주 동안 밤마다 접지를 했다. 선수들은 수면이 개선되고 통증이 확실히 줄었고 건염은 사실상 없어졌으며 피로와 부상에서 회복되는 속도가 엄청나게 빨라졌다고 했다. 어싱이 무척 효과적인 것으로 밝혀지면서 이제는 수영선수, NFL 미식축구선수, 철인3종경기 선수, 모터사이클 선수 등 많은 일류 선수들이 일상적으로 어싱을 하고 있다.

어싱은 간단하고 기초적이고 효과적이다. 어싱이야말로 건강분야에서 진정으로 우리가 찾고 있던 것, 널리 인류를 이롭게 할 수 있는 것이라고 생각한다. 땅에 연결한다고 해서, 즉 야외에서 맨발로 있거나 실내에서 어싱장치를 사용한다고 해서 어떤 병이 낫는 것은 아니다. 어싱의 역할은 지구상의 모든 생명체를 지배하는 자연적인 전기신호를 인체에 보내주는 것뿐이다. 그것은 인체 본래의 전기적 안정과 전기적 리듬을 회복시켜서 결과적으로 순환기계, 호흡기계, 소화기계, 면역계를 비롯한 인체 시스템이 정상적으로 기능하도록 한다. 전자 결핍을 바로잡아서 염증—병의 일반적인 원인—을 줄인다. 신경계가 스트레스 상태에서 벗어나 진정되고, 그래서 잠을 잘 자게 된다. 땅에 다시 연결됨으로써 인체가 전기적으로 정상 상태로 돌아가서 자기치유력과 자체조절력이 향상된다.

1863년 저명한 생물학자 T. H. 헉슬리는 이같이 말했다. "인류가 풀어야 할 모든 질문 중에서 단연 으뜸이며 그 어떤 것보다도 근본적이면서 가장 흥미로운 질문은, 자연 속에서 인간의 위치가 어디이며 인간과 우주는 어떤 관계인가 하는 것이다." 헉슬리의 저 질문에 대해 이 책은 간단하게 설명한다. 자연 속에서, 당신과 인접한 우주 속에서 당신의 위치는 바로 우리가 직접적이고 일상적으로 접촉해있어야 할 땅 위라고.

이 책에서 우리는 땅과의 단절이 건강에 미치는 영향을 살펴보고, 인간이 땅과 단절되었음을 어떻게 알아냈고 땅과의 재결합은 또 어떻게 발견했는지에 대해 들려줄 것이다. 사회 각계각층에 있는 사람들과 의사들로부터 놀라운 치유 경험담을 수없이 읽게 될 것이다. 그리고 무엇보다도 땅과의 재결합이, 어싱이 얼마나 간단한지, 그래서 건강을 되찾는 것이 얼마나 쉬운지 알게 될 것이다.

2장
단절 증후군

병은 갑자기 생기지 않는다.
날마다 조금씩 자연에 짓는 죄가 쌓여서 생긴다.
지은 죄가 많아지면 그때 갑자기 병이 생긴다.

– 히포크라테스

의학의 아버지 히포크라테스는 2500년 전 그리스인들이 자연에 저지르는 온갖 악행을 보면서 자신이 한 말을 한층 더 확신하게 됐을 것이다. 그가 오늘날 지구상에서 어쩌면 가장 발전된 국가인 이 나라를 본다면 뭐라고 생각할까. 미국에서 의료비는 공공 부문과 사적 부문을 통틀어 국민총생산의 17%를 넘게 차지하고 있으며 매년 6%씩 증가하여 2018년에는 국민소득의 20%에 이를 것이다!

어이쿠. 이는 의료시스템 상의 문제로 애초에 질병을 예방하지 못하고 유병율이 높아졌음을 의미한다. 히포크라테스라면 죄를 많이 지었다고 말할 듯하다.

오늘날과 같은 과학의 시대에 면역 · 염증 관련 질환이 갈수록 증가하는 원인이 무엇인지를 두고 연구자들 사이에서 격렬한 논쟁이 일고 있다.

2008년 3월 〈워싱턴포스트〉의 롭 스타인은 오늘날 건강 문제의 주요 원인 가운데 하나로 면역계 약화를 꼽았다. '현대적인 삶은 면역계를 파괴하는가?' 라는 제목의 기사에서 그는 다음과 같이 썼다.

'우선 천식이 폭증했고 비염, 습진과 같은 알레르기 질환도 늘었다. 소아과에는 음식 알레르기 환자가 부쩍 많아졌다. 전문가들은 루푸스, 다발성 경화증처럼 면역 이상으로 인한 질환이 증가하리라는 예상이 이제 현실에 가까워졌다고 확신한다.'

'특정 질병과 관련된 데이터가 유독 많을 수도 있고 진단 기술의 발전 때문일 수도 있지만 전문가들은 병의 종류나 국가에 따라서 알레르기 질환과 면역 질환이 일이십 년 사이에 두세 배, 네 배까지 증가했다고 추정한다. 어떤 연구에 의하면 이제 미국 인구의 절반 이상이 알레르기 하나씩은 있다고 한다.'

연구자들은 현대적인 생활방식을 탓한다. 왜냐하면 증가추세가 주로 유럽, 북미 등지의 선진국에서 먼저 나타났고 다른 나라에서도 개발 수준이 높아질수록 증가하기 때문이다.

"충격적이다."라고 한 영국 연구자는 말했다.

또 한 프랑스 연구원은 "염려스럽다."고 했다. 모두 자가면역 질환의 증가를 두고 한 말이다. 자가면역 질환은 면역계가 이상을 일으켜 자기 자신의 세포 · 조직 · 기관을 공격하며 심하면 장애를 일으키기도 하는 난치병이다. 흔히 볼 수 있는 예로는 루푸스, 류머티스 관절염, 다발성 경화증, 제1형 당뇨병이 있다. 발병 원인은 미상이고, 이 같은 질환이 증가하는 원인도 제대로 밝혀지지 않았다. 미국에서 가장 흔한 질환 중에 하나로, 환자가 1500만 명에서 2400만 명에 이르며 그중 75%가 여성이다.

염증 증가

심혈관 질환, 제2형 당뇨, 암처럼 사망률이 높은 몇몇 질환을 비롯하여 모든 병은 만성 염증과 관련 있다. 만성 염증은 최근 몇년새 의학 연구 분야에서 중심 과제로 떠올랐다. 〈타임〉지는 2004년 한 표지기사에서 '거의 매주 만성 염증의 또 다른 폐단을 밝히는 새로운 연구결과가 발표된다.' 고 보고했다. 만성 염증은 심장과 뇌에 혈액을 공급하는 혈관의 내벽에 염증을 일으켜 심장마비와 뇌졸중을 초래한다. 또 뇌신경세포를 파괴해서 치매와 알츠하이머병을 일으킬 수 있다. 만성 염증은 또한 비정상 세포를 증식시켜 그 비정상 세포가 암세포로 변이되도록 촉진한다. 〈타임〉지는 이렇게 썼다. '말하자면 중장년층과 노년층에 발생하는 각종 심각한 질환의 핵심 주범이 만성 염증일 수도 있다.'

염증에 대한 인식이 높아지면서 '염증성 노화inflamm-aging' 라는 새로운 용어가 등장했다. 이 용어는 2006년에 이탈리아 연구자들이 노화 과정의 두 가지 특성으로 진행성 염증 상태와 스트레스 대처능력 상실을 꼽으면서 만들어졌다.

이제 염증은 80종이 넘는 만성질환의 근본 원인으로 여겨진다. 전체 미국인구의 절반 이상이 현재 한 가지 이상의 염증 질환을 앓고 있으며 해마다 수백만 명이 염증 질환으로 사망한다. 가장 흔한 만성 질환으로 인해 지출되는 비용이 미국에서만 연간 1조 달러에 이르며, 금세기 중반에는 6조 달러에 육박할 것이다.

이스트캘리포니아 대학교 윌리엄 멕스William Meggs 의학박사는 자신의 저서 『염증 치료: 심장병, 관절염, 천식, 당뇨병 및 기타 질환의 숨은 요인을 퇴치하는 방법』(McGraw-Hill, 2003)에서 '질병과 건강에 대한 열쇠를 쥐고 있는 유일한 현상인 염증은 쉽게 손에 넣을 수 없는 의료계의 성배가 될지도 모른다.' 라고 썼다.

잃어버린 고리

무엇보다 분명한 사실은 면역계가 제 기능을 못하고 있다는 점이다. 과학계에서는 유전적 요인, 부실한 식단, 공기 오염, 비만, 신체활동 부족, 심지어 깨끗한 가정환경에도 의심의 눈길을 보내고 있다. 그러면서도 막상 바로 코앞에 있는, 해부학적으로 정확하게 말하자면 바로 발밑에 있는 요소는 간과하고 있다는 점이 눈에 띈다. 이 책에서 우리는 면역 기능 이상을 초래하는 또 다른 원인을 제시한다. 지표면에 존재하는 자연적인 전기에너지와의 단절, 그리고 그 때문에 초래된 체내 전자 결핍 상태가 바로 그것이다. 우리가 조사한 바에 따르면 우리 시대에서 만성 질환이 급증하는 시기는 땅과 접촉하지 않는 사람들이 많아지는 시기와 분명히 맞아떨어진다.

혹시 이 땅과의 단절과 전자결핍이야말로 유병률이 자꾸 높아지는 이유는 아닐까? 어쩌면 가장 큰 원인일지도? 염증이 의학계의 성배라면, 땅과의 접촉은 염증의 성배인가?

첫 번째 질문에 대한 답은 확실히 '예스'다.

두 번째와 세 번째 질문에 대한 답은 앞으로 밝혀내야 할 부분이다. 연구조사에 여러 해가 걸리겠지만 이미 초기 연구와 더불어 숱한 관찰과 경험에서 흥미로운 증거를 확보했다. 이 책의 처음부터 끝까지가 모두 그 증거들이다. 우리는 독자들이 곧 읽게 될 정보 안에 악화일로를 걷고 있는 국민 건강을 회복할 방안이 담겨있다고 믿는다. 또한 그 정보를 토대로 완전히 새로운 건강 기준이 확립되고, 땅으로부터 단절된 다수의 인구를 다시 땅과 이어주는 헬스 사업도 등장할 수 있으리라 생각한다. 이 정보가 폭넓게 활용된다면 개인, 근로자, 정부 모두가 짊어진 의료적 부담을 덜어주는 데에 근본적인 힘이 되리라고 확신한다.

우리가 확보한 증거에 따르면 병원에서도 마땅한 치료책이 없는 만성 질환이나 중병인 경우에도 땅에 다시 접촉하면 건강 상태가 다방면으로 향상되었다.

인간의 면역계는 수백만 년에 걸쳐 진화했다. 물론 이 장구한 세월 동안 인간은 대부분의 시간을 맨발로 지내며 땅에 접촉하고 살았다. 인간은 원래부터 접지 상태로 살았던 것이다. 그러나 현대적인 삶의 방식 때문에 인간이 지구의 전기 에너지(안정화 에너지)로부터 단절되어 자연적인 접지 상태에서 벗어났으며, 그로 인해 면역계 이상이 발생할 수 있음을 과학자들은 아직 인지하지 못하고 있다.

인간이 부도체로 밑창을 댄 신발을 신고, 자연적인 환경 주파수에서 차단된 채 실내에서 살기 시작하면서부터 면역계를 비롯해 신경계 및 체내 다른 계통들이 제 기능을 멈춘 것은 아닐까?

단절 실험

지구에서 발생되는 미세한 신호를 차단하면 인체에 어떤 일이 일어나는지는 세계적으로 유명한 막스 플랑크 연구소에서 1960년대와 70년대에 걸친 실험을 통해 단적으로 드러났다. 연구자들은 실험지원자들을 지구 전기장의 영향을 차폐시킨 지하 방에 몇 달간 격리시켰다. 그런 다음 체온, 수면, 소변 및 기타 생리 활동을 면밀하게 관찰했다. 그 결과 실험지원자 전원에게서 각종 비정상적인 혹은 혼란스러운 패턴, 일종의 전신 부정맥과 같은 패턴이 나타났다. 수면-각성 패턴이 무너지고 호르몬 균형이 깨지는 등 신체 전반적인 자동조절기능에 이상이 나타났다.

그러나 지하 방을 둘러싼 금속 차폐층 안으로 지표면에서 측정된 것과 비슷한 전기 리듬을 보내자, 정상적인 생리패턴이 빠르게 회복되었다.

몇 년에 걸쳐 수백 명을 대상으로 진행된 이 연구를 통하여, 지구의 전기적 리듬이 정상적인 생물학적 기능에 미치는 영향력이 명확히 입증되었다. 정상적인 신체리듬은 재생, 회복, 즉 완전한 건강을 위한 안정적인 기준점을 형성한다.

이 실험에서 유도된 생물학적 혼란상태가 장기간 지속되었다면 분명히 건강 악화로 이어졌을 것이다. 결론은 지구상 모든 생명체의 일일리듬을 규율하는 지구의 진동에 맞춰 인간의 생체시계도 끊임없이 조정되어야 한다는 것이다.

통제된 조건 하에서 진행된 이 실험이 그 증거를 단적으로 보여준다. 그러나 우리는 지하에 살지 않는다. 우리는 땅 위에 살지만, 그렇다고 정확히 땅에 발 딛고 사는 것은 아니다. 바로 이 점이 문제다. 우리는 땅에서 단절되어 있다. 자기 자신이나 주변 사람들을 둘러보면 그 같은 단절의 결과가 어떤 것인지 짐작해볼 수 있다. 질병이 너무나 많다. 건강 관련 통계(질병 통계 말고)만 봐도 크건 작건 단절 신드롬이 가리키는 증거를 확인할 수 있으리라.

어떻게 지구에 살면서도 지구와 분리되었을까?

신발 문제

일상적으로 발에 신는 것을 한 번 살펴보자. 대다수가 이런저런 형태의 신발을 신는다. 신발은 원래 땅바닥에 있을지 모를 위험요소나 한기로부터 발을 보호하기 위해 단순하게 발을 감싸던 덮개에서 발전되었다. 지금 우리가 신는 것은 그보다 훨씬 정교하며, 그 사람의 패션, 행동, 문화를 반영할 뿐 아니라 유명 테니스 선수나 농구 선수와 동질감을 표현하는 수단일 때도 많다. 사람들은 실질적인 필요성이 없을 때에도 그저 습관적으로 신발을 신는다.

매사추세츠 주 발치료 전문의이자 신발산업 및 신발문화사의 권위자이며 여러 권의 책을 저술하고 다수의 글을 남긴 다작가이자 예리한 관찰자인 고故 윌리엄 로시 박사는 신발이 발에 끼치는 영향에 대해 비판적인 글을 많이 남겼다. 그는 신발이 발 치료에서 필수적인 부분이라고 굳게 믿었으며, 신발을 만드는 사람들은 발을 모르고, 발을 치료하는 사람들은 신발을 이해하지 못한다며 안타까워했다.

그는 1999년 〈족부 관리Podiatry Management〉지에 기고한 글에서 이렇게 썼다. '신발을 신은 상태에서는 생체공학적으로 자연스러운 걸음걸이가 불가능하다. 인간 특유의 발 구조와 그에 맞는 독특한 형태의 걸음걸이는 4백만 년에 걸쳐 자리 잡았다. 실로 생체공학에 있어서 위대한 업적이 아니라고 할 수 없다. 그런데 불과 몇 천 년 만에, 신발이라는 아무렇게나 만든 도구로 인간 걸음걸이의 해부학적 형태를 망치고 공학적 효율성을 떨어뜨려 긴장과 스트레스를 유발하고 머리부터 발끝까지 자연스럽고 편안한 움직임을 가로막고 있다.'

로시 박사는 공학적인 문제 뿐 아니라 절연 소재로 된 신발 때문에 땅과 분리되어 초래될 건강 문제에도 유달리 관심이 많았다.

그는 1997년 〈풋웨어 뉴스Footwear News〉지에 이렇게 썼다. '발바닥에는 신경말단이 1제곱센티미터 당 1300개에 이를 만큼 풍부하다. 그 어떤 신체부위에도 같은 면적 당 그처럼 많은 신경이 분포해있는 데가 없다. 왜 발에 그토록 신경말단이 많이 분포되어 있을까? 바로 우리 주변에 실재하는 물리적 세계인 지구(땅)와 '접촉'을 유지하기 위해서다. 그 접촉을 다른 말로 '감각 반응'이라고 한다. 발은 사람과 지구를 연결하는 핵심 고리다. 동물의 발에도 똑같이 신경말단이 풍부하게 분포되어 있다. 지구는 전자기층으로 덮여있다. 이 전자기층이 인간과 동물의 발에 감각 반응을 불러일으킨다. 단 몇 분이라도 땅바닥에서 맨발로 걸

어보라. 인간을 비롯해서 모든 생명체는 발이나 뿌리를 통해 지구 전자기장으로부터 에너지를 흡수한다.'

로시 박사는 식물이 뿌리로 땅속 수분을 흡수해 영양분을 섭취하듯 사람의 발 또한 대지로부터 에너지를 '추출'해내는 '일종의 레이더-음향 기지'라고 한다. '대지와 발 사이의 양방향 진동은 인체에 생명력을 공급하는 중요한 에너지원'이라고 덧붙였다.

비록 몸으로 흡수되는 에너지의 원천이 자기력이라고 생각한 것은 실수였으나, 그럼에도 불구하고 이 얼마나 옳은 소리인가. 지표면에 존재하는 에너지가 주로 전기 에너지라는 것은 이미 널리 인정된 사실이다. 이 책의 핵심 주제는 우리가 발을 통해 전기적 에너지를 다양한 주파수로 진동하는 자유전자의 형태로 흡수한다는 것이다. 그 주파수는 체내 생체시계를 재조정하고 우리 몸에 전기 에너지를 제공한다. 전자는 몸속으로 유입되어 지구의 전위와 인체의 전위를 같은 수준으로 유지한다. 전자 기기가 잘 접지되어 있어야 제대로 작동하듯 우리 몸도 제대로 작동하려면 잘 접지되어야 한다.

로시 박사는 땅 에너지와 땅에서 받는 느낌이 발의 감각 반응에 무척이나 중요한데도 현대의 신발 밑창 때문에 땅 에너지에서 분리되고 땅

'세상에서 가장 위험한 발명품'

건강 및 라이프스타일 전문 강사이자 저자인 데이비드 울프는 '우리가 일상적으로 신는 신발'을 '세상에서 가장 위험한 발명품'쯤으로 생각한다. 그는 15년간 영양과 생활방식을 조사한 뒤 우리 시대에서 '염증과 자가면역 질환을 초래하는 주범'으로 신발을 지목했다. 신발 때문에 인간이 대지의 치유 에너지로부터 분리되기 때문이다. 그는 이렇게 말한다.

"신발을 신으면 그걸로 (치유 에너지와는) 끝입니다."

의 느낌도 알 수 없게 되었다고 애석해했다. 그는 이렇게 썼다. '신발 바닥은 실질적으로 우리를 죽이고 있다. 신발을 횡단면으로 살펴보면 제일 바깥쪽에는 밑창, 그 위로 중간창, 안창 속 채움 물질, 덧창, 쿠션, 안창 등 겹겹이 여러 층으로 되어 있다. 이렇게 감각 반응을 거의 완벽히 차단해버린다.'

로시 박사는 한탄스러운 어조로 2차 대전 후 신발산업의 부흥기를 짤막하게 설명했다. 고무, 플라스틱, 석유 화합물 등 새로운 재료가 제조현장에 등장하여, 오랫동안 신발 밑창의 재료였던 가죽을 차츰 밀어냈다. 요즘에는 훌륭한 신사복 정장구두조차 캐주얼화나 작업화처럼 갈수록 고무, 플라스틱, 기타 비전도성 물질을 많이 쓴다. 반면에 옛사람들은 원래 가죽(가공처리한 생가죽)으로 신발을 만들어 신었다. 가죽은 습기를 머금으면 전도성이 생긴다. 투박하게 무두질한 가죽으로 발을 감싸고 생가죽 끈으로 묶어서 신는 원래의 모카신moccasin은 가볍고 밑창이 부드러우며 굽이 없고 단순해서 '이상적인' 신발에 가장 가까울 것이다. 이 모카신은 1만4천 년 이상을 거슬러 올라간다.

로시 박사는 자신이 쓴 글에서 발과 땅 사이의 흥미로운 관계에 대해서 또 다른 점을 지적했다. 바로 에로틱한 상관관계다. 그가 쓰기를, 인간의 발에는 '땅 접촉과 관련된 진동과 전자기력이 풍부하다. 예부터 다산과 생식기를 발과 연관 지은 데에는 이런 이유도 있다.'

그는 1989년에 나온 자신의 저서 『에로틱한 발』에서 발은 '성신경'이 풍부한 민감한 감각기관이며 '서 있거나 걷고 있는 매순간, 감각적으로 땅과 접촉'한다고 지적했다. '땅, 풀, 바람, 공기, 햇빛, 모래, 물 등에 접촉하는 것으로도 에로틱한 느낌이 일 수 있다. 따뜻한 날에 구두와 양말을 벗고 맨발로 풀밭이나 모래사장에서 걷거나 시원한 물웅덩이에 발을 담가보면 이런 기분을 느낄 수 있다. 이 쾌감은 대단히 감각적이다.'

침대 플러스 알파

무엇보다 우리가 일하고 생활하는 현대적 공간, 즉 가정과 일터 또한 부도체이므로 대지에 존재하는 치유 에너지로부터 인간을 떼어놓는다. 하루 중 대부분의 시간을 어디서 보내는지 생각해보라. 지표면에서 한참 위에 있는 고층 사무실, 아파트, 주택일 테고, 바닥에는 나무, 합성 카펫, 비닐 장판 등이 깔려있으리라. 땅바닥, 시멘트, 대리석, 돌바닥에서 살지 않는 한 발밑에서 유익한 진동을 얻기란 어려울 성싶다. 다층 건물에서 생활하고 일하는 것이 건강에 얼마나 위협적인지는 나중에 살펴보겠다.

신발, 집, 침대 역시 점점 발전하고 있다. 이러한 것은 생애 3분의 1에 이르는 수면 시간동안에도 계속해서 우리를 땅과 갈라놓는다. 우리는 땅에서 껑충 떨어져 있는 고층 집에서, 밤이면 꾸물꾸물 기어 나오는 것들을 피해 높다란 침대에서 푹신한 쿠션에 몸을 묻고 (무수한 불면증 환자들이 그렇듯, 이리 저리 뒤척이며) 잔다.

높은 침상이 최초로 기록에 나타난 것은 이집트 파라오와 부유한 그의 친구들과 관련 있다. 그 지역 청동기 시대(기원전 3천~1천 년) 장인의 독창성 덕분이었다. 디자인과 침구는 그 이후로 수세기에 걸쳐 변화했지만 네 다리로 받친 판자 위에서 잔다는 기본적인 개념은 그다지 바뀌지 않았다.

그러나 이집트인 이전에는 밤이 되면 땅바닥에, 가능하다면 잘 마른 동굴 안에서 서로 몸을 기대고 잤을 것이다. 믿기지 않겠지만 요즘 같은 현대에도 동굴에 거주하는 사람이 있으며, 특히 중국 중북부 산간지대에는 동굴거주자가 4천만 명에 이른다. 그들은 우리가 TV에서나 봤던 대로 정말 땅에, 땅 에너지에 둘러싸여 산다.

인류학자들이 텍사스 남서부에서 마른 풀로 잠자리를 만들었던 흔적을 발견했다고 한다. 9천여 년 전의 것으로 추정되며, 구덩이를 파고 부드러운 짚을 깔아 나름대로 안락함을 꾀했다. 짚이나 풀, 가죽 등 자연적인 물질은 사람 몸에서 분비된 땀이 흡수되면 전기전도성을 띤다.

세계 곳곳의 온대 토착 문화에서는 여전히 이런 물질로 잠자리를 만든다. 전통적 집단에서 성인은 가죽, 깔개, 땅바닥을 선호하고 '두툼하고 폭신폭신한 매트리스만 빼고는 뭐든지' 쓴다고 1999년 한 기사를 통해 전하면서 〈사이언스 뉴스 온라인Science News Online〉지는 이런 사회에서 수면 패턴, 불면증, 야간 두뇌 활동에 대한 실마리를 찾아볼 만하다고 추천했다.

생체는 일종의 안테나

다시 한 번 인간과 자연, 인간과 우주의 관계에 대한 T. H. 헉슬리의 질문으로 돌아가 보자. 그 질문에 대해 1969년 프랑스 농학자 마테오 타베라Matteo Tavera는 자신의 책에서 논란을 야기할 만한 가설을 제기하며 독특한 답을 내놓았다. 이 지구상에서 인간은 모름지기 '우리 모두를 규율하는 자연적인 전기'와 조화를 이루며 살아야 한다는 것이었다. 생물학, 화학, 생태학, 지구과학, 유전학이 복합된 응용과학이 농학인데 타베라는 이 모든 분야를 섭렵한 뒤 농부로서 수년간 자연을 가까이서 관찰한 바를 토대로 하여, 인간이 자연에서 멀어졌기 때문에 퇴보와 질병이라는 혹독한 대가를 치르고 있다고 비판했다.

타베라의 책은 『La Mission Sacrée(신성한 임무)』라는 제목으로 프랑스에서 출간되었으나 그다지 주목받지 못했다. 그 책에서 타베라는 동식물, 인간을 비롯한 모든 생명체와 천지天地 간의 전기적 관계를 깨달아야 한다고 역설했다. 그는 지구 위 생명체가 하늘과 땅의 에너지 연속체로부터 규율 받는 존재이며, 인간 또한 그 에너지를 받고 보낼 수 있도록 자연적으로 설계되었다고 보았다. 그는 우리 몸과 몸의 형태를 안테나라고 생각해보라고 했다.

타베라는 현대적인 생활방식이란 '다닥다닥 붙여지은 겉보기에만 멀끔한 건물, 절연체 바닥, 합성소재로 만든 옷, 밑창이 고무로 된 신발'에 불과하다고 안타까워했다. 그렇게 해서 '전기적 접촉이 약화되거나 아예 없어졌으며' 그 결과 만성 질병의 증가는 이제 자명한 사실이 되었다.

화학 물질을 사용하지 않은 건강식을 먹고 깨끗한 공기를 마시는 것만으로도 분명히 건강이 좋아진다. 그러나 우리의 '신성한 임무'는 만물의 어머니인 대지와 재결합하는 것이라고 그는 말했다. 타베라는 인간이 자꾸 잘못된 길을 고집하고 있다면서 아무리 모든 것을 감싸 안는 대자연일지라도 자연과 소통하지 않고 신체적 균형에 필요한 자연적 전기로부터 단절된 사람들에게는 한계가 있다고 경고했다.

이 프랑스 자연주의자는 대지와의 재결합이 왜 필요한지 알고 싶으면 동물세계를 살펴보라고 한다. '사육되는 소는 추위를 잘 타고 감기에 잘 걸린다. 축사 건물이 절연체로 작용해 자연적인 전기 전도를 제약하기 때문이다. 그 소를 똑같은 날씨에 들판에 방목해보라. 상당히 편안해 한다. 밤 추위도 잘 견딘다. 닭도 방목해서 키우면 절대 병에 걸리지 않는다. 닭장에 가둬 사육하면 별도로 온도에 신경써야하고 가축병 대비도 해야 한다…. 양계농가에서 약을 얼마나 쓰는지 보라. 야생 메추라기는 추운 겨울에 둥우리를 만들어주거나 특별히 보살펴주지 않아도 여름 못지않게 잘 지낸다.'

'개 또한 개집에만 계속 묶어두고 땅과 접촉하지 못하게 하면 자연의 이치에 어긋나 동물병원을 들락거리게 된다.'

'야생 동물의 위생 상태는 더없이 훌륭하며 인간의 손길이 닿지 않을수록 더욱 좋다. 우리 눈에는 불편해보이더라도 어쩌면 그런 환경 때문에 야생동물은 질병을 모르고 산다. 자연과 전기적 매체를 적절히 교환함으로써 생명권을 획득한 결과다.'

'야생 동물은 대지에 끊임없이 접촉하고 살기 때문에 인간의 도움 없이도 생존에 전혀 어려움이 없다는 데에서 뭔가 와 닿는 게 있어야 한다. 자기 자신을 야생 동물과 한 번 비교해보라.'

타베라는 현시대적 상황에 맞춰 생활에 실질적으로 적용 가능한 방안을 다양하게 제시했다. 이를테면 다음과 같다.

- '아스팔트길이 아니라 들판에 나가 풀이 난 곳에서 걸어라. 맨발로 걸어라. 맨발이 어렵다면 전기 전도가 가능하도록 최소한으로만 신고 걸어라. 기분이, 몸 상태가 달라지는 것이 느껴질 것이다. 즐겁고 활기 찬 모습을 되찾을 것이다.'
- '어느 신체부위든 상관없이 가능한 한 자주 땅, 풀에 살을 맞대라. 호수, 시냇물, 바다 같은 자연적으로 존재하는 물도 좋다. 정원이라면 물기 있는 잔디야말로 최적의 도체다.'
- '나무에 기대서서 나무로부터 전기를 얻어라.'
- '바다(소금 때문에 더욱 효과적)나 호수, 강에서 물놀이 하는 것도 무척 좋다. 할 수 있다면 맨발로 물속에 들어가라. 이미 해본 사람이라면 신경, 수면, 식욕, 태도 등에서 큰 효과를 봤을 것이다. 대지와 연결되어 상호 간에 전기적 교환이 일어나면 새로 태어난 느낌이 들 것이다.'

마테오 타베라의 글은 자기 자신, 환경, 그리고 자신과 우주의 관계에 대한 관점을 바꾸어놓는다. www.earthinginstitute.net에서 그가 쓴

글의 영문 번역본을 읽을 수 있다. 그의 글에는 자연과 인간의 연관관계에 대한 뛰어난 통찰이 담겨있다. 더욱 훌륭한 점은 타베라가 제기한 건강 증진 효과가 실제로 입증되었다는 것이다. 그것도 정통한 과학자가 아니라 케이블TV 업계에 몸담았던 한 일반인에 의해서. 이제 그 사람의 개인적인 이야기를 들어보자.

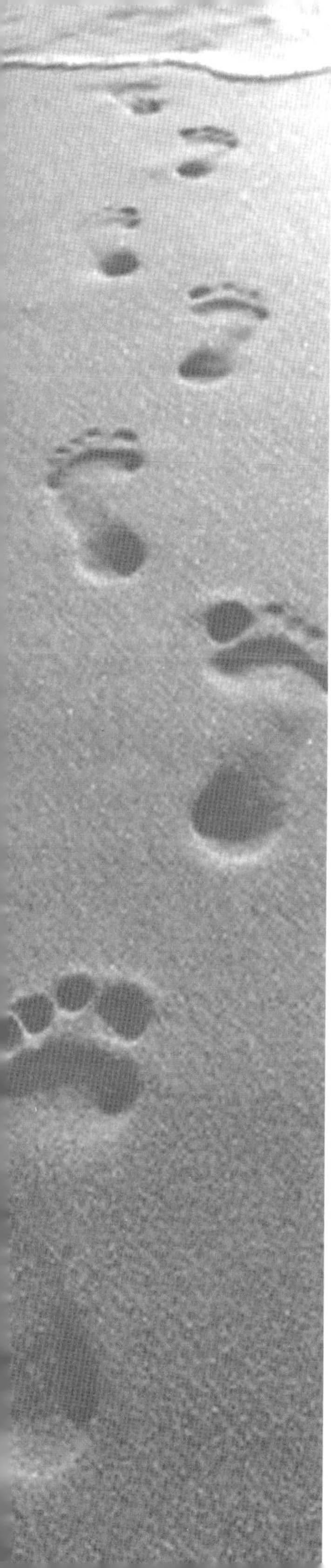

2부

개인적 발견

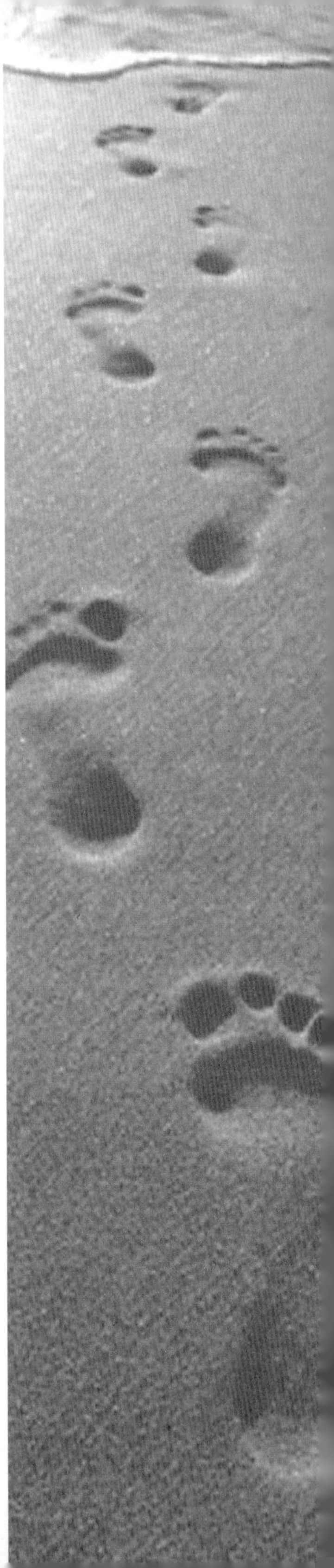

3장

다시 연결하기: 클린턴 오버의 이야기

1993년 마흔 아홉의 나는 출세가도를 달리며 어느 것 하나 부러울 게 없는 사람이었다. 그 자리에 이르기까지 먼 길을 거쳐야 했던 만큼 출발은 고생스럽고 초라했다. 어릴 적 나는 농장에서 소를 몰고 긴 여름날 밭이랑 사이를 맨발로 돌아다니며 잡초를 뽑던 시골 목동에 불과했다.

십대 때 아버지가 백혈병으로 돌아가시면서 농사와 가축 사육은 어머니와 우리 육남매의 몫이 되었다. 장남인 나는 학교를 그만두고 농장을 꾸려야 했다. 당시만 해도 그런 상황에서 흔히 있는 일이었다.

1960년대 초 동생들이 어느 정도 자라자 나는 시골을 벗어나 '큰 도시'로 나가야겠다는 생각이 들었다. 그렇게 해서 막 태동 중이었던 케이블 텔레비전 업계에 발 딛게 되었다. 내가 살던 지역에는 텔레비전 채널이 단 두 개뿐이어서(하나는 정치적으로 좌파, 다른 하나는 우파) 얻을 수 있는 정보가 매우 제한적이었다. 나는 케이블이 텔레비전의 미래라는 것을 깨닫고는 케이블 산업에 발 벗고 뛰어들었고, 몬태나 주 전역에 케이블을 보급하기 위한 마케팅 전략 수립을 통해 큰 성공을 거두었다. 또 직접 전봇대를 타고 오르내리고, 구멍을 뚫고, 접지봉을 땅에 박고, 선을 연결하여 수많은 가정에 케이블을 설치했다.

지역 케이블 업체에서 몇 년 동안 일한 뒤, 덴버에 있는 케이블TV회사에 마케팅 부서장으로 자리를 옮겼다. 그 회사는 미국에서 가장 큰 유선방송 사업자로 성장했고, 나중에 AT&T에 합병되었다. 1972년 나는 유선방송 방식 개발을 비롯하여 공중파방송, 마이크로파 통신 방식 개발을 전문으로 하는 개인 사업을 시작했다. 내 회사는 유선방송 마케팅 및 설치 서비스 분야에서 미국 최대 규모로 성장했다. 미국 전역에 우리 회사와 계약한 설치기사들이 분포해 있었다. 어떤 지역에 유선방송이 승인되면 그 지역에 설치기사를 열 명에서 많게는 백여 명까지 파견한다. 그들이 해당 지역을 돌아다니면서 원하는 모든 가정에 유선방송을 설치해준 뒤 다른 지역으로 가는 식이었다. 그렇게 수 년 동안 우리는 전국적으로 수백만 가구에 케이블을 설치했다.

인터넷 시대가 열리기 전, 나는 사상최초로 케이블모뎀(케이블TV망을 이용하여 인터넷에 접속할 때 사용하는 장치-옮긴이)을 도입하여 전 세계 뉴스에 이전시로부터 제공받은 뉴스를 개인용 컴퓨터로 중계하는 데 일조했다. 또 케이블통신 산업 초창기에 프로그램 개발과 마케팅에도 깊이 관여하면서 CNN, HBO 등 각 케이블방송사의 최고설립자들과 일했었다.

그 당시 나는 아주 성공한 사업가로 여유로운 삶을 누렸다. 콜로라도 산꼭대기에 덴버와 로키 산이 사방으로 한 눈에 내려다보이는 곳에 140평짜리 내 집이 있었다. 집안에는 예술품이 가득했고 돈으로 살 수 있는 것은 뭐든지 있었다.

그런데 1993년 순조롭던 삶이 흔들리기 시작했다. 근관치료과정에서 간으로 세균이 침범해 간농양이 발생한 것이었다. 간의 80%가 심각하게 손상되고 전신으로 감염이 퍼졌다. 모든 장기 기능이 떨어졌다. 의사들도 가망이 없다면서 주변을 정리하라고 조언했다.

그러나 한 젊은 의사가 가능성이 낮긴 해도 어쩌면 살 수 있다고 말하면서 간의 대부분을 제거하는 모험에 가까운 수술을 제안했다. 가능성은 적었지만 내가 매달릴 수 있는 것은 그 방법뿐이었다. 나는 그의 제안에 동의했다. 수술이 끝나고 28일간 입원해 있으면서 힘겨운 회복기를 거친 뒤 퇴원했고 서서히 건강을 되찾아갔다. 수술 후 3개월째 접어들자 몇 블록 정도 산책할 수 있게 되었고, 6개월째에는 1.5km를 걸을 정도로 회복했다. 9개월째에는 놀랍게도 간의 크기가 정상치를 회복했다.

목적을 찾아

서서히 회복해가고 있던 어느 날 아침, 잠자리에서 일어나 창밖을 내다봤다. 그날따라 유달리 하늘과 나무가 더욱 푸르게 빛났다. 그 순간 나는 다시 한 번 살아있음을 느꼈으나 예전과는 사뭇 다른 느낌이었다. 내 집이나 재산이 진정 내 소유라고 할 수 있을까? 아니었다. 오히려 내 소유물이 나를 소유하고 있었다. 나는 절실히 깨달았다. 내 삶은 내가 가진 것을 관리하는 일로 점철되어 있었다. 평생을 모으고, 모은 것을 관리하고, 더 많이 벌려고 애쓰며 살았다. 나의 성공을 자랑하고 싶었던 것일까? 나는 스스로 내 소유물의 노예가 되었음을 깨달았다.

그 순간 나는 소유물에서 벗어나 내 삶을 채울 다른 무언가를 찾아보기로 결심했다. '더 이상 이렇게 살지 않겠다.' 나는 소리 내어 이렇게 말했다. '뭔가 다른 일을 하고 싶다. 내게 남은 시간이 얼마가 되었든 나는 이제 목적을 가지고 가치 있는 일을 하며 살겠다.'

그렇게 마음먹은 후, 다 커서 전국 각지로 나가 있던 아이들을 모두 불러들였다. 나는 아이들에게 원하는 것이 있으면 모두 가져가라고 했다. '너희들이 안 가져가는 것은 모두 기부해버릴 생각이다.' 라고 말했다.

집을 팔았다. 회사도 직원에게 팔아서 정리했다. 그런 뒤 캠핑카를 한 대 사서 필수품 몇 가지를 챙겨 그 길로 곧장 떠났다. 그렇게 4년 동안 미국 전역을 돌아다니면서 자아와 사명을 찾아 헤맸다. 각지에 있는 아이들 집을 방문하기도 했지만 대개는 아무것도 하지 않고 시간을 보냈다. 어디론가 차를 몰고 가서는 한동안 차를 대놓고 무언가 나타나기만을 기다렸다.

1997년 어느 날 밤 플로리다 주 키 라르고에 있을 때였다. 나는 점점 조바심이 나면서 참을성을 잃고 있었다. 아무 일도 일어나지 않았다. 아무것도 나타나지 않았다. 나는 몇 달째 같은 곳에 머무르고 있었다. 벤치에 앉아서 만灣 건너편을 응시하면서 마음속으로 도와달라고 기도했다. 분명 무언가가 있기는 있었다. 차로 돌아올 때 문득 어떤 말이 떠올라 기계적으로 받아 적었다.

'반대편에 서라(Become an opposite charge. '반대전하로 대전시켜라'는 의미로도 볼 수 있는 중의적인 표현-옮긴이).'

마치 밖에 나가 사람들을 들쑤시고 선동하라는 소리로 들렸다. 사람들을 흥분시켜라(Charge them up. 이 역시 전기적으로는 '충전시켜라'라는 의미로, 접지로 인체에 자유전자를 충전시킨다는 저자의 발상과도 관련된 중의적인 표현-옮긴이). 소란을 피울 정도로 내가 참을성을 잃어가고 있는 것이 분명했다.

그 다음으로 받아 적은 것은 '현 상태는 적이다'였다. 무슨 의미인지는 몰라도 내가 아무것도 하지 않는 현재의 상태에 점점 지쳐가고 있다는 점은 분명했다. 그게 전부였다. 아무튼 나는 그런 생각들을 노트에 적고 보관해뒀다. 그런 말들이 실제로 무슨 뜻인지는 알 수 없었다.

다음 날 아침 이상한 생각이 들었다. 땅 자체가 무언가를 말해주려는 것 같았다. 하지만 무슨 말을 하려는 것인지는 알 수 없었다. 그러나 왠지 다급한 기분이 들었고, 서쪽으로 가야 답을 찾을 수 있을 것 같았다. 그래서 로스앤젤레스로 갔는데, 그곳은 너무도 혼란스러웠다. 다시 운전대를 잡고 투손으로, 피닉스로 갔으나, 거기도 아닌 것 같았다. 그래서 이번에는 북쪽으로 방향을 돌렸고, 밤 10시에 세도나에 도착했다. 개울 옆 캠핑장에 차를 세웠다. 다음 날 아침에 일어나 밖을 내다보고는 그만 대지의 아름다움에 넋을 잃어버렸다. 그 경관은 내가 자라난 몬태나 주 시골 변두리를 상기시켰고 나의 뿌리를 일깨웠다. 그곳에는 자연세계와의 연결을 강조하는 아메리카 원주민 문화가 살아있었다.

"여기 있어야겠어. 답을 찾을 때까지."라고 나는 혼자 되뇌었다. 그래서 거의 2년을 그곳에 머물렀다. 그 지역의 예술가와 갤러리 소유주들을 많이 알게 되었다. 할 일도 만들 겸해서 취미로 그 마을에 있는 여러 갤러리에 예술적인 조명을 설치해주면서 많은 시간을 보냈다.

마침내 번뜩이는 영감을 얻은 것은 1998년 어느 날이었다. 공원 벤치에 앉아 세계 각지에서 온 관광객들의 행렬을 바라보던 중이었다. 왠지 모르게 갑자기 그 각양각색의 사람들이 하나같이 발에 신고 있는 것에 초점이 맞춰졌다. 밑창이 대부분 플라스틱이나 두꺼운 고무로 된 운동화를 신고 있었다. 나 역시 그랬다. 저 사람들은 모두—물론 나도—땅과 분리되어 발아래 지표면전위와 절연되어 있다는 생각이 들었다. 정전기를 떠올리면서 이런 절연 상태가 건강에 어떤 영향을 미치지는 않을까 궁금해졌다. 답은 알지 못했다. 그냥 그런 생각이 들었을 뿐이다.

나는 텔레비전과 케이블 업계에서 일했던 때를 돌이켜보았다. 케이블이 생기기 전에는 TV화면에서 깨알 같은 점(화면 '노이즈'라고 한다)을 흔히 볼 수 있었다. 또 흑백의 '스노우' 현상이나 가로세로로 줄이 생기는 등, 갖가지 전자기적 간섭현상이 있었다. 그런 것을 못 보고 자란 젊은 세대라도, 운전하다가 송전선 근처를 지날 때 전파방해가 발생해서 라디오가 지직거렸던 적은 한 번씩 있을 것이다.

케이블 업체는 외부의 무관한 전자기 신호나 전자기장 때문에 케이블

정전기 방전이란?

정전기는 누구나 한 번씩 경험해본 것처럼 스파크나 약간 짜릿한 감이다. 예를 들면 카펫이 깔린 방을 가로질러 와서 금속제 문손잡이를 잡거나(아래 그림) 차 안에서 미끄러지듯 옆으로 가서 반대쪽 문으로 내릴 때 생기는 현상이다. 별일 아니다.

그러나 산업현장에서 정전기는 매우 큰일이다. 수세기 전, 군대에서는 화약창고에 화재를 방지하기 위해 정전기 방지 장치를 사용했다. 오늘날에는 석유산업에서도 사용한다. 정전기 때문에 스파크가 생기면 폭발할 수도 있기 때문이다. 한편 전자산업에서는 정전기 방전 현상 때문에 민감한 전기 부품과 마이크로칩에 불량이 생겨 해마다 수십 억 달러씩 손실을 입는다. 이렇듯 정전기 방전은 생산량, 생산비, 품질, 제품 신뢰도, 수익성에 영향을 미친다.

정전기 방지 용품을 생산하는 업체들은 제전손목밴드, 제전신발, 제전매트와 같은 제품을 내놓고 있다. 이들 제품은 정전기로 인한 손실을 방지하기 위해 전기전하를 방출시키도록 고안되었으며, 전자제품 제조현장에서 폭넓게 사용되고 있다.

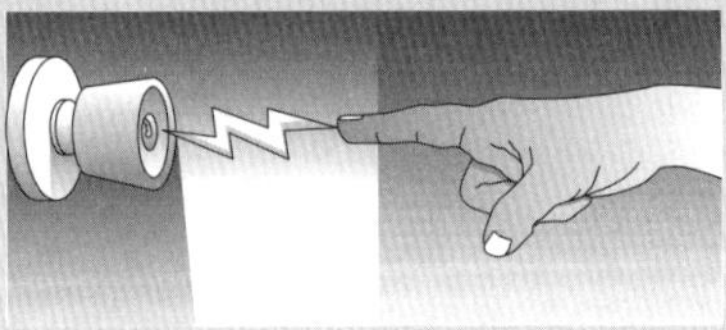

문손잡이에 손가락을 갖다 댈 때 정전기 방전이 일어나는 모습

전파가 간섭받는 것을 방지하기 위해 집집마다 케이블 기기를 반드시 차폐하고 접지시킨다. 그렇게 해야 시청자들에게 깨끗한 화면과 흠 없는 신호를 제공할 수 있을 뿐 아니라, 케이블 신호가 외부로 새어나가서 경찰무전이나 방송국전파를 간섭하는 일을 방지할 수 있기 때문이다. 케이블은 내부 구리 전도체, 절연층, 외부 차폐층으로 구성되어 있고 차폐층은 전기적으로 땅에 연결되어 있다. 이렇듯 케이블이 접지된 상태이기 때문에 땅에서 전자를 방출하거나 흡수해서 전기 전하로 인한 기

기손상을 방지할 수 있다. 이렇게 모든 케이블 기기는 반드시 접지시켜서 지표면과 동일한 전위를 유지시킨다.

모험의 시작

그때는 몰랐지만 내 삶은 전혀 예상치 못한 새로운 국면으로 접어들고 있었다. 잠잘 때를 제외하고는 실질적으로 모든 시간을 거기에 할애하게 되었다. 그 점은 십여 년이 지난 지금도 변함없다.

이 모든 것이 다음과 같은 단순한 질문 하나에서 비롯되었다. '요즘 사람들은 대부분 밑창이 고무나 플라스틱으로 된 신발을 신고 있는데, 그렇게 땅과 전기적으로 절연되는 것이 건강에 어떤 영향을 미치지는 않을까?' 그 즈음 나는 유달리 건강에 관심이 많았다. 옛날에 받았던 허리수술 이후로 끊임없이 요통에 시달렸기 때문이다. 밤에 잘 자지도 못했다. 밤에는 잠을 자기 위해 애드빌Advil(미국에서 일반적으로 소비되는 소염진통제 및 수면제 - 옮긴이)을 먹고, 아침에 일어나서는 통증을 견디기 위해 애드빌을 먹었다. 통증이 심하면 다른 진통제도 먹었다.

나는 인체에 전도성이 있다는 것, 다시 말해 전기가 통한다는 것을 알고 있었다. 이런 간단한 사실을 이해하는 데에는 해박한 전기 지식이 필요하지 않다. 그저 아주 건조한 날, 문손잡이를 살짝 건드려보라. 분명 짜릿한 느낌이 오거나 스파크가 보일 것이다. 침대나 소파처럼 천으로 된 가구에 앉거나 카펫 위를 걸으면 인체에는 항상 정전기가 생긴다.

놀라운 실험

공원 벤치에 앉아 사람들이 걸어가는 것을 보면서 나는 산업화된 국가의 사람들이 대부분 땅과 단절되어 있다는 것을 깨달았다. 열대지방이나 아시아, 아프리카, 남아메리카 등지의 시골 사람들은 맨발로 걸어

다니고 땅에서 자기도 한다. 그들은 접지되어 있다.

나는 궁금했던 것에 대한 해답을 찾아보기로 결심하고 내가 머물고 있던 아파트에 가서 전압계를 집어 들었다(전압계란 전기적 물체와 대지 간 전위차 또는 전기회로의 두 지점 간 전위차를 측정하는 기계다). 나는 15미터짜리 선을 전압계에 연결한 뒤 거실문 밖으로 빼내, 마당에 박아둔 접지봉에 연결했다. 그런 다음 집안을 걸어 다니면서 땅과 절연된 내 몸에 전위가 얼마나 발생하는지 측정하기 시작했다. 정전기 측정은 어렵지 않았고, 발걸음을 옮길 때마다 정전기량이 달라졌다. 무엇보다 주변 전자기장의 영향으로 내 몸에 유도된 전위량(단위: 볼트)의 변화가 무척이나 흥미로웠다. 거실 스탠드 쪽으로 다가가면 내 몸의 전압이 올라갔다. 스탠드에서 물러서면 전압이 내려갔다. 나는 거실과 부엌에 있는 모든 전자제품을 이런 식으로 테스트해보았다. 냉장고와 컴퓨터 본체만 유일하게 내 몸에 유도전압을 발생시키지 않았다. 그 두 개는 접지되어 있었다. 과거에 통신 업계에 있었기 때문에 나는 이 현상을 바로 납득할 수 있었다. 케이블 업체에서도 전자기장에 의한 전기 간섭을 방지하기 위해 모든 전기 장치를 반드시 접지시키기 때문이다.

그 다음으로 나는 침실에 가서 침대에 누워봤다. 그랬더니 내 몸의 유도전압이 최고수준을 가리켰다. 침실은 그 집에서 '전기적으로 가장 활발한' 곳이었다. 또 침대가 벽에 바짝 붙어있는데, 벽 안으로는 온갖 전기선이 다 지나간다. 이런 전기장이 수면에 영향을 주는 것이 아닌가 싶었다. 불면증 때문에 늘 고생해왔기 때문이다.

이제 정말로 호기심이 발동했다. 다음날 철물점에 가서 온풍난방기 배관연결에 사용하는 알루미늄 테이프를 사왔다. 그리고 침대 위에 전체적으로 성긴 격자무늬로 테이프를 펴 붙였다. 그 알루미늄 테이프의 한쪽 귀퉁이를 악어집게로 집고, 집게에 선을 연결한 뒤 선을 창문 밖으로 빼내, 전압기를 연결했던 접지봉과 비슷한 다른 접지봉에 고정했다. 그런 다음 알루미늄 테이프 위에 누웠더니 전압계 바늘이 거의 0에 가까웠다. 즉, 전기적으로 야외에서 맨땅에 누워있는 것과 같다는 의미였다. 내가 설치했던 케이블 기기처럼 내 몸도 접지시킨 것이다. 알루미늄 테이프 위에 누워 전압계를 보면서 이런저런 궁리를 하다가 깜빡 잠이 든 모양인데 눈을 떠보니 어느새 다음날 아침이었다. 가슴 위에는 전압계가 그대로 있었다. 밤새도록 거의 움직이지도 않고 실로 몇 년 만에 푹 잤다. 수면제가 필요 없었다.

"이야, 대단한걸!" 나는 중얼거렸다. 뭔가 흥미로운 일이 일어났는데 그 의미는 제대로 이해할 수 없었다. 그래서 다음 날 밤에도 실험을 되풀이했다. 이번에도 수면제 없이 잠을 잤다. 다음 날도, 그 다음 날도, 그 다음 다음 날도 마찬가지였다.

순조로운 출발

이렇게 며칠이 지난 뒤 나는 그 일을 친구들에게 이야기했고 그들의 침대에 알루미늄 테이프로 일종의 임시 접지패드를 만들어도 되겠냐고 물어봤다. 그렇게 해서 다른 사람들을 '접지' 하기 시작했다. 더없이 순수한 의도에서였다. 내가 접지해준 한 남자는 "뭔가 있긴 있어요. 관절염 통증이 훨씬 줄었다니까요."라고 말했다.

그때는 그가 한 말에 크게 신경 쓰지 않았는데 며칠 뒤에는 나 역시 심각했던 만성통증이 줄어들었다. 이제는 진통제가 필요 없었다. 나도 몸이 전반적으로 훨씬 좋아졌다.

나는 생물학에 대해서는 전혀 아는 바가 없었다. 신경이나 근육이 어떻게 기능하는지 몰랐지만, 개념은 어렴풋이 이해할 수 있을 것 같았다. 인체와 케이블 TV 사이에 비슷한 점이 있다는 생각이 들었다. 케이블

안에는 수백 개의 정보채널이 흐른다. 인체에도 신경, 혈관 등 전기신호를 전달하는 채널이 무수히 많다. 그러니 사람의 몸도 케이블 기기처럼 접지시키면 인체의 내부 회로를 교란하는 '노이즈'(주변 환경에 의해 발생하는 전기 간섭) 발생이 방지될 것이라고 생각했다. 나는 그저 단순하게 이해했다. 땅과 접촉하지 않으면 침실, 사무실 등에 존재하는 전자기장과 정전기 때문에 사람의 몸이 늘 전기를 띠게 된다. 그러나 접지된 상태에서는 전기를 띠지 않는다. 내 자신이나 친구들을 접지시켰을 때에도 전기가 없어졌으며, 우리 모두 숙면을 취하고 몸 상태가 좋아지기 시작했다.

대여섯 명을 접지시켜보고 나서 수면장애나 통증 정도가 꾸준하게 완화되는 것을 보고 나는 정말 기분이 좋았다. 갈수록 흥분되었다. 뭔가 대단한 것을 발견한 것 같았다. 정말 확실한 무언가가 있으며 더 깊이 연구해볼 필요가 있다는 생각이 들었다.

나는 사방팔방으로 알아봤지만 접지와 건강에 대한 정보를 별로 찾지 못했다. 1999년에는 인터넷이 초창기였을 때라 지금처럼 정보의 바다가 아니었다. 인터넷에서도 아무것을 찾지 못했다.

애리조나 주에 있는 의과대학 도서관에도 가봤지만 별다른 것이 없었다. 부족 전통적으로 자연 속에 생활하는 아메리카 원주민에 대한 일화만 몇 개 있었다. 그것을 보고 몬태나 주에서 보낸 어린 시절이 떠올랐다. 어릴 적 친구들 중에는 인디언 보호구역에 사는 아이들이 많았다. 지금도 생생하게 기억나는 일이 하나 있는데, 친구의 누나가 심한 성홍열에 걸려서 크게 앓았던 적이 있다. 그때 친구 할아버지가 땅에 구덩이를 파서 친구 누나를 그곳에 뉘어놓고 구덩이 곁에 불을 피워 따뜻하게 해준 뒤 며칠 동안 그 곁에 앉아계셨다. 친구 누나는 거의 내내 잠만 잤는데 구덩이에서 나올 때쯤에는 병이 나아있었다. 또 한 번은 이런 일도 있었다. 학교가 파한 뒤 친구 집에 놀러갔는데 친구 어머니가 친구에게 신발을 벗으라고 했다. "신발을 신고 있으면 몸에 안 좋아."라고 하시면서. 그때는 그 말이 아주 이상하게 들렸다. 사실 아메리카 원주민들이 하는 일은 대부분 내가 정상이라고 배운 것과 거리가 멀었다. 그러나 거기에는 항상 이유가 있으며 그 이유는 내가 배운 그 어떤 지식보다도 위대한 대자연에 기초한다는 것을 나중에서야 나는 깨달았다.

열렬한 맨발 지지자들에 대한 정보도 발견했다. 그들은 맨발이 몸에 좋기 때문에 오래전부터 맨발로 다니는 일에 앞장서왔다. 어떤 사람들은 '맨발생활을 추구하는 모임Society for Barefoot Living'과 같은 국제적인 단체를 조직해서 신발과 양말을 벗고 자연 그대로의 방식으로 땅 위를 걷는 것의 장점을 홍보했다. 맨발 옹호자들의 경험과 생체역학분야의 의학연구에 따르면, 신발 때문에 사람이 서고 움직이는 방식이 왜곡되면서 긴장과 스트레스가 유발되고 무수한 발 질환과 허리 문제가 발생한다고 한다. 맨발로 달리는 사람들을 보면 이 점이 잘 드러난다. 달리기 관련 부상이 아프리카 등지의 맨발 인구에는 드문 반면 북아메리카에는 빈번한 까닭이 신발에 있을 것이다. 맨발로 달릴 때 관절에 부가되는 힘이 적고 족저근막염과 정강이 외골증 발생 빈도가 낮다는 연구결과도 있었다. 그러나 이것은 내가 찾던 정보가 아니었다.

나는 정전기 방전에 대한 정보를 상당히 많이 발견했다. 컴퓨터 부품과 전자칩을 제작하는 사람들이 부품에 전기적인 손상을 방지하기 위해 자신의 몸을 반드시 접지시킨다는 것도 알게 되었다. 그러나 이것도 내가 찾던 정보는 아니었다. 더 찾아봐야 했다.

나는 접지된 상태로 잠을 자는 것이 혹시라도 인체에 해로울 수 있는지 알고 싶었다. 다행히도 전기 전문가들은 지극히 안전하다고 확인해주었다. 생각해보면, 옛날부터 생명체는 원래 자연적으로 접지된 상태로 살아왔다. 오히려 땅에서 분리된 것이 비정상적인 것이다.

그러나 이런 몇 가지를 제외하고는, 자연적인 접지상태에서 벗어나는 것이 건강에 어떤 영향을 미칠 수 있는지와 관련해서 어디서도 구체적인 정보를 찾을 수 없었다.

4장

아마추어 과학자의 도전

정서적으로 나는 극과 극을 오갔다. 고금을 막론하고 아무도 접지와 건강의 상관관계에 대해 연구한 바 없다는 결론에 이르렀다. 관련 정보도 일절 없었다. 접지와 건강의 상관관계에 대해 아직 아무도 모른다는 것을 알았을 때 나는 마치 사회에 큰 보탬이 되는 중요한 것을 발견한 것만 같았고 그야말로 생애 최고의 날이었다. 드디어 사명을 찾았다. 접지의 효과를 아는 사람은 나 밖에 없다!

그러나 행복감은 오래 가지 않았다. 새로운 발견이란 것이 원래 그럴 것이다. 혼자만 알고 있는 중요한 원리를 다른 사람들에게 인정받기 위해 고군분투하는 과정에서 자기 회의가 고개를 들기 시작한다.

내 이야기를 들은 사람들은 모두 내가 미쳤다고 생각했다. 아무도 내 이야기를 진지하게 받아들이지 않았다. 무언가 아는 사람도 없었다. 열띤 설명 끝에 되돌아오는 것은 심드렁하거나 부정적인 반응뿐이었다. 누가 그렇다고 합디까? 사람들은 구체적인 사실을 원했고 과학적인 근거를 원했다. 나는 그저, 몸을 접지시키면 통증이 줄고 잠을 잘 잘 수 있다고 말하는 전직 케이블맨에 불과했다. 내가 무얼 알겠는가? 내게 무슨 자격이 있단 말인가?

생애 최고의 날은 순식간에 최악의 날로 바뀌었다. 그렇게 의기소침해있던 1999년 어느 날 나는, 내가 접지시켜주었던 어떤 세도나 사람과 이야기하게 되었다. 그는 접지 이후로 몸이 얼마나 좋아졌는지 모른다며 자신의 인생에 일대 변화라고까지 말했다. 그의 말을 듣고 있자니 다시 힘이 나면서 의욕이 생겼다.

나는 그에게 말했다. "저도 이걸 하면서 몸이 좋아지는 걸 느낍니다. 다른 사람들도 그렇다고 하고요. 정말입니다. 꾸며내서 하는 말이 아닙니다. 의심의 여지가 없어요. 이게 뭔지 알아내야겠습니다."

새로운 결심으로 짐을 꾸리고는 캠핑카를 몰고 캘리포니아로 향했다. 미스터리를 해결하려는 아마추어 탐정이었다. 캘리포니아에서 몇 달 있다 보면 내 발견을 뒷받침할 과학적 근거를 찾아내거나, 그 모든 현상의 의미를 수치화할 줄 아는 사람을 만날 수 있으리라 생각했다.

'낯선 땅 이방인'

처음으로 내가 한 일은 서던 캘리포니아에 있는 수면 연구자들의 관심을 끄는 것이었다. 전화를 걸어보고 직접 찾아가보기도 했다. 전기업계 출신인데 수면과 통증에 대해서 몇 가지 흥미로운 관찰을 했다고 말했다. 놀라운 결과를 얻었고 전문가의 검증을 받고 싶다고 했다.

나의 발견을 뒷받침해줄 전문지식을 찾아 헤매는 동안 나는 마치 로버트 하인라인의 공상과학소설 『낯선 땅 이방인Stranger in a Strange Land』의 주인공이 되어 지구가 아닌 다른 행성에 와 있는 것 같았다. 다른 사람들이 하는 말을 도무지 이해할 수 없었다. 그들도 내가 하는 말을 이해하지 못했다.

관련 있을 법한 과학자나 의사를 어떻게든 수소문해서 찾았다고 치자. 그들의 연구실에 들어서면서 어떤 기분이 들었을지 상상해보라. 사방에 각종 상패와 학위가 즐비해있다. 이들은 각자 자기 분야에서 전문가가 되기 위해 수년간 공부한 사람들이다. 이런 사람들 사이에, 그 분야에서 정식 교육조차 받지 않은 내가 들어온 것이다. 그들은 내가 한 번도 들어본 적 없는 생물학 용어를 사용했다. 전압, 전기장, 접지, 신체의 양전하와 음전하 등등 내가 잘 아는 전기 개념으로 대화를 옮아오면 이번에는 그 전문가들이 좀 전의 나처럼 어리둥절해했다.

의사소통 문제뿐만이 아니었다. 대부분의 과학자나 의사들은 과학적 배경도, 정통성도 없는 이상한 연구에 자신의 이름을 빌려주거나 연관되기를 꺼려했다.

어떤 과학자는 몸을 뒤로 젖히고 앉아 면전에 대고 웃음을 터트리기도 했다. '땅에 못을 박아 철제 패드에 연결해서 그걸 깔고 자면 통증이 줄어든다는 말을 나더러 믿으란 말이오?' 라면서 설령 〈뉴잉글랜드 의학저널New England Journal of Medicine〉에 실린다고 해도 믿지 않을 소리라고 했다.

어떤 의사는 내 말이 설령 사실이라 해도 자신이 무엇하러 굳이 환자들에게 돈 들일 필요 없이 신발만 벗으면 낫는다고 말하겠느냐고 했다.

어떤 이는 인체 접지와 관련된 연구 자료를 모두 구해주면 한 번 읽어보겠다고 했다. 내가 관련된 연구가 아직 없기 때문에 당신을 만나러 왔다고 하자 그는 접지의 효능이 입증되면 그때 다시 찾아오라고 했다.

또 어떤 연구자는 재미있다는 표정으로, 연구하는 데 비용이 얼마나 많이 드는지 아느냐고 했다. 제대로 된 과학연구를 진행해서 발표까지 하려면 5년 동안 5백만 달러는 들 것이라고 했다.

전문가들은 대부분 정중하게 대해주었지만 실제로 관심을 보이는 사람은 없었다. 그저 내가 나갈 때 행운을 빌어줄 뿐이었다. 그때 결심했다. 첫 연구를 내가 직접 하기로.

과학적으로 파고들기 시작하다

그러나 완전히 헛수고는 아니었다. 어느 대학 수면 클리닉에서 학생들 몇 명과 이야기를 나누게 되었는데 그 학생들이 선뜻 연구방법에 대해 조언해주기로 한 것이었다. 그들의 조언으로 나는 우선 일정시간 동안 접지상태를 유지할 방안부터 찾기로 했다. 접지 시간을 충분히 확보해야 측정 가능한 결과를 얻을 수 있는데 사람들은 끊임없이 움직이고 바쁘기 때문이다.

내 경험상 오랫동안 접지를 유지할 수 있는 방법은 단 하나, 밤에 잠잘 때뿐이었다. 사람들이 오랜 시간 가만히 있을 때는 그때뿐이었다. 그러므로 잠자는 동안 접지하는 것이 가장 실용적인 방법 같았다. 그러면 어떤 식으로든 깔고 잘 수 있는 패드가 최선일 것이다. 하지만 친구들과 내가 쓰는 알루미늄 테이프로는 곤란한 터라 제대로 된 접지패드를 제작해야 했다.

나는 전자 산업용 보호 장비를 제작하는 회사와 접촉했다. 전도성이 있는 특수섬유를 주문제작 받아 약 30×60cm 크기의 양모펠트 패드에 붙였다. 실험참가자는 침대에 이 패드를 깔고 맨살이 패드에 닿도록 패드 바로 위에서 자면 된다. 패드에 똑딱단추를 달아 선을 연결한 뒤, 침실 창문 밖으로 선을 빼내 땅에 박아둔 접지봉에 연결한다. 이제 패드는 완성되었으니, 실험에 참가할 사람만 모집하면 된다.

이런 사소한 연구에 자신의 환자를 내줄 의사는 물론 없었다. 내가 직접 찾아야했다. 어느 날 이발을 하다가 지원자를 모을 아이디어를 얻었다. 듣자하니 미용실에 있던 사람들은 건강문제에 대해 이야기 중이었다. 미용실이 지원자를 구하기에 좋을 성싶었다. 먼저 미용실 주인을 설득해서 침대에 패드를 설치해주고 접지를 하게 했다. 그녀의 반응은 긍정적이었다. 예전보다 잠을 잘 잔다고 했다. 그때부터는 미용실 주인이 나서서 손님들에게 적극적으로 권하기 시작했다. 그런 식으로 당시 내가 살던 지역인 캘리포니아 벤투라에 있는 미용실 열 군데에 전단지를 돌려서 지원자를 찾았다.

어떤 간호사도 자진해서 두 팔을 걷어붙였다. 그 간호사가 여러모로 많이 도와준 덕에 나는 낯선 집의 문을 두드려 접지패드를 설명한 뒤 실제로 침대에 패드를 깔고 대지에 접지봉을 꽂아서 연결까지 마칠 수 있었다. 내가 했던 것은 통상적인 가정방문과는 달랐다. 결국 그렇게 실험 참가자 60명(여자 38명, 남자 22명)을 확보했다. 모두 수면장애와 각종 관절통, 근육통을 겪고 있는 사람들이었다.

나는 수면 클리닉 학생들의 조언에 따라 지원자들을 두 그룹으로 나누었다. 첫 번째 그룹은 실제로 접지가 되어있는 패드를 깔고 잠을 자게 했다. 두 번째 그룹은, 접지패드가 겉보기에는 접지봉에 연결된 듯해도 연결선 안에 스페이서를 넣어서 전도가 차단되어 있었다. 지원자들은 자신이 실제로 접지되어있는지 알지 못했다. 나만 알고 있었다.

실험기간 30일 동안 간호사가 지원자들과 연락을 취하면서 데이터를 수집했다. 우리는 그 실험결과들을 일화연구anecdotal study(주로 건강 관련 연구에서 사례 또는 증례를 대상으로 한 연구-옮긴이)로 정리해서 2000년에 정전기와 관련된 기사, 논문 등을 제공하는 온라인 저널인 〈ESD〉에 발표했다.

결과는 놀라웠다. 접지 그룹과 비접지 그룹을 비교한 결과는 다음과 같다.

- 참가자의 85%가 잠자리에 누워서 잠들기까지 걸리는 시간이 짧아짐
- 참가자의 93%가 야간 수면의 질 향상
- 참가자의 82%가 근육 경직이 상당히 줄어듦

- 참가자의 74%가 만성 요통, 관절통이 줄어들거나 없어짐
- 참가자 100%가 일어났을 때 몸이 가벼움
- 참가자의 78%가 전반적으로 건강이 좋아짐

그밖에도 여러 참가자들이 뜻밖에 천식 및 호흡기 질환, 류머티스 관절염, 고혈압, 수면 무호흡증, 월경전증후군이 상당히 호전되었다고 보고했다. 홍조가 줄었다는 보고도 있었다.

'마술 진통파스'를 발견하다

연구에 참가했던 한 여성은 심한 류머티스 관절염 때문에 손관절과 팔관절에 통증이 심하고 보행에 어려움이 많았다. 나는 침실에 있을 때 아주머니의 인체 전위가 얼마나 되는지 알아보기 위해 아주머니에게 작은 휴대용 테스트기를 잡아달라고 했다. 그러나 아주머니는 관절염 때문에 너무 아파서 그것조차 잡지 못했다. 어떻게든 전위 측정은 해야 했기에 나는 아주머니의 아래팔에 전극패치—병원에서 심전도 검사 시 가슴에 붙이는 패치와 같은 종류—를 붙이고 악어집게로 집어서 침실 창문으로 들여온 접지선에 연결했다. 그런 다음 악어집게를 뺐다가 다시 꽂으면서 접지여부에 따른 인체 전위의 변화를 측정했다. 그러고 나서 아주머니의 침대에 접지패드를 설치했고 그러는 사이 5~10분가량이 지났는데 아주머니가 그 사이에 팔의 통증이 훨씬 줄었다면서 전극패치를 다른 팔로 옮겨달라고 했다. 나는 아주머니의 말이 믿기지 않았지만 어쨌든 아주머니의 부탁대로 전극패치를 다른 팔로 옮겨주었다. 몇 분 지나자 그쪽 팔에도 통증이 훨씬 줄었다고 말했다.

집에 돌아오자마자 나는 관절염이나 다른 통증성 질환을 앓고 있는 지인들을 불러서 전극패치, 접지선, 접지봉 등 접지장치를 나눠줬다. 다른 사람들의 경우에도 국부적 통증이 뚜렷이 줄어드는지 확인하고 싶었

다. 그런데 놀랍게도 한 사람도 빠짐없이 통증이 빠르게 완화되었다고 했다. 몇몇은 전극패치를 두고 '마술 진통파스' 라고 하기도 했다. 신체 특정부위를 국소적으로 접지하면 마치 불난 데에 물을 퍼붓는 것처럼 그 부분의 통증이 빠르고 확실하게 감소한다는 것을 그렇게 해서 처음으로 발견했다.

나는 정말 흥분됐다. 용기도 생겼다. 그러나 진지하게 이야기하는 과학자는 아직 없었다. 대학생 친구들은 내 아이디어를 뒷받침하려면 구체적인 정보를 더 많이 모아야 한다고 말했다. 일화연구로는 엄격한 과학적 검증을 통과하기에 부족하다는 것이었다.

더욱 정교해지는 연구

나는 원래 내가 본 긍정적인 효과가 단지 체내 정전기가 제거되거나 주변의 전기장으로부터 인체가 차폐되었기 때문이라고만 생각했다. 이 추측은 곧 전적으로 옳긴 하나 부분적인 설명에 불과하다는 것이 드러났다.

첫 번째 연구를 진행하면서 나는 참가자들의 집에 접지패드를 설치하러 갔을 때 접지 전후로 지원자의 인체전위를 반드시 측정했다. 그렇게 해서 전위가 아주 높게 나오면 그 사람은 접지 결과가 상당히 좋을 것이라고 생각했다.

하루는 만날 여기저기가 아프고 잠을 제대로 못 잔다고 하소연하는 예순 다섯의 한 남성에게 접지패드를 설치해주러 갔다. 침대 근처에 전자기기는 없었다. 바닥도 맨 콘크리트 바닥이었다. 인체전위를 측정해보니 거의 제로에 가까웠다. 원래부터 인체전위가 매우 낮았으므로 나는 이 남성의 접지결과에 별다른 기대를 하지 않았다. 그러나 실제 그의 반응은 인체전위가 높았던 사람들 못지않게 좋았다.

나도 경험했고 다른 이들에게서도 관찰했던 효과가 사실 어싱 자체에서 비롯된 것임이 그의 사례를 통해 최초로 드러난 것이었다. 나는 너무 놀라 한동안 움직일 수가 없었다. 곧바로 대지의 전기적 특성을 닥치는 대로 공부하기 시작했고, 다음과 같은 사실을 알게 되었다.

지표면 전위는 항상 음전하를 띤다. 이는 지표면에 자유전자가 많다는 의미다. 자유전자는 이동할 수 있고 양전하를 줄인다. 자연현상으로는 바로 벼락이 음전하가 양전하를 감소시키는 대표적인 사례다.

만약 사람을 접지했을 때 만성 통증이 줄어든다면 이는 통증이 양전하와 관련 있다는 의미가 아닐까 생각했다. 나는 그 남성의 사례를 재현하고 통증 감소가 접지 자체에 기인하는지 확인하기 위해 전기장이 없거나 낮은 환경에서 사람들을 접지하기 시작했다. 결과는 변함없었다. 어싱은 주변의 전기적 환경과 상관없이 통증을 감소시켰다. 그리고 얼마 지나지 않아서 나는 만성통증과 염증 간 상관관계, 그리고 전자의 역할에 대해서 알게 되었다.

스트레스 호르몬 정상화

첫 연구가 발표되자 주변 전기장이 건강에 미치는 위해에 관심 있는 연구자와 치료자 사이에 큰 반향이 일었다. 그중 한 사람인 모리스 갈리를 그때 만났다. 그는 서던 캘리포니아에 있는 은퇴한 마취과 의사로 전기장 연구에 관심이 있었다. 나는 그에게 내가 연구하고 있는 것에 대해 들려주었다. 그는 내 이론을 가볍게 일축해버리고는 내가 틀렸다는 것을 증명하고 싶다고 했다. 접지에 이러저러한 효과가 있다는 내 말이 그에겐 터무니없는 소리로 들렸던 것이다.

갈리 박사는 예비조사를 하기로 결정했다. 그는 몇 주에 걸쳐 수면 접지 전후로 일일 코르티솔 분비량을 측정했다. 코르티솔은 '스트레스 호르몬'으로 알려져 있다. 걱정하거나 불안, 초조하면 코르티솔 수치가 올라간다. 코르티솔 수치가 올라가면 자율신경계의 한 갈래인 교감신경이 자극받는다. 그러면 몸이 경계 상태로 돌입해 소위 투쟁-도주 반응 fight-or-flight이라고 하는, 싸우거나 도망칠 준비를 한다. 경계와 긴장이 완화되면 코르티솔 수치도 다시 내려간다. 돈, 일, 대인관계 같은 일상적인 일에서 끊임없이 스트레스를 받으며 살다보면 코르티솔 수치가 올라간 상태가 지속되고, 그 결과 교감신경이 과도하게 긴장한다. 우리 시대에서 높은 코르티솔 수치는 대표적인 스트레스 지표로, 수면 장애나 고혈압, 순환계질환, 면역반응 감소, 자가면역 질환, 정서불안, 혈당 불균형 등 많은 건강문제를 야기한다고 알려져 있다. 스트레스는 또 체내 염증을 촉진한다.

첫 번째 연구는 접지한 사람들의 진술에 기초했기 때문에 주관적이었다. 그러나 이번에는 체내에 생성된 물질을 측정할 것이므로 접지의 생리학적 효과 측정에 객관성이 생긴다. 이는 과학적으로 큰 진전이었다.

이번 연구에는 종전보다도 더 견고한 접지패드가 필요했다. 그래서 나는 8주에 걸쳐 침대 매트리스 전체를 덮을 만한 크기로 새로운 접지패드를 제작했다.

실험참가자는 총 열두 명으로 수면장애, 통증, 스트레스를 호소하고 있었다. 그들은 새로 제작한 어싱 패드 위에서 잠을 잤다. 실험 시작 직전과 실험기간의 3/4시점에서 각각 24시간 동안 4시간 간격으로 타액검사를 통해 실험참가자의 일일 코르티솔 수준을 측정했다. 또한 실험참가자들은 실험기간 동안 매일 자신의 몸 상태가 어떤지 보고했다.

이 연구는 2004년 『대체보완의학저널Journal of Alternative and Complementary Medicine』에 실렸다. 결론은 뚜렷했다. 수면 접지는 코르

접지 전후 코르티솔 수치

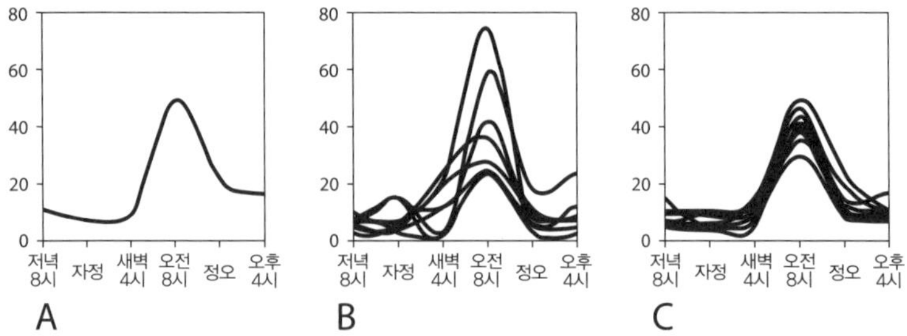

표 4-1. 정상적인 코르티솔 분비패턴으로 회복

스트레스를 받지 않는 건강한 사람의 경우 일일 코르티솔 분비가 그래프 A와 같이 자정에 가장 적고 오전 8시에 가장 많은 양상을 보인다. 실험참가자들의 경우 접지 전(그래프 B) 코르티솔 분비 패턴이 제각각이다. 반면 접지 후(그래프 C)에는 정상패턴에 상당히 근접했음을 알 수 있다. 참가자 중 7명은 비정상적으로 높았던 야간 코르티솔 분비가 평균 53.7% 감소했다. 6명은 오전 8시 분비수치가 평균 34.3% 증가하여 정상에 가까워졌다. 오전 8시에 비정상적으로 수치가 높았던 두 명은 평균 38% 감소를 보였다. (2004년 『대체보완의학저널』에서 자료 인용)

티솔 분비를 원래의 정상적인 분비패턴—오전 8시에 가장 높고 자정에 가장 낮은 패턴—에 가깝게 돌려놓는다. 표 4-1에 실험집단의 코르티솔 분비 패턴이 뚜렷이 개선된 양상이 시각적으로 잘 나타나있다.

그밖에도 참가자들은 주관적으로 수면의 질이 향상되고 통증과 스트레스가 줄었다고 보고했다. 인상적인 것은 수면 접지한 첫날부터 바로 효과가 나타났다는 점이다.

연구결과는 다음과 같다.

- 2명을 제외한 모든 참가자들의 코르티솔 분비패턴이 정상에 가까워졌다. 예외인 2명 중 1명은 접지 전부터 이미 정상이었다.
- 참가자 12명 중 11명이 전보다 빨리 잠든다고 말했다.
- 참가자 12명 전원이 밤중에 자다가 깨는 일이 줄었다고 보고했다. (평균 2.5회에서 1.4회로, 44% 감소)
- 12명 중 9명이 몸이 가볍고 피로를 덜 느끼며 기운이 난다고 말했다.

반면 3명은 변화가 없다고 했다.

- 통증 때문에 일상생활에 지장이 있다고 한 11명 가운데 7명이 좋아졌다고 답했고 4명만 변화가 없다고 보고했다.
- 12명 중 9명이 정서적 스트레스가 줄고 불안, 우울, 짜증 등이 완화되었다고 답했다. 반면 2명은 변화가 없고 1명은 더 나빠졌다고 보고했다.
- 위장 증상이 있던 7명 중 6명이 호전되었다고 보고했다.
- 월경전증후군 및/또는 홍조가 있던 여성 6명 중 5명이 호전되었다고 말했다.
- 턱관절통증이 있던 3명 모두 불편감이 줄었다고 말했다.

수면 관련

발표되지는 않았지만 어싱의 다양한 효과를 뒷받침하는 꽤 흥미로운 결과도 있었다. 참가자 중 8명에게서 멜라토닌 수치가 2%에서 16%까지 증가했다. 3명은 멜라토닌 수치에 변화가 없었고 1명은 6% 감소했다. 멜라토닌은 수면 및 기타 생체 리듬 조절에 기여하는 중요한 호르몬이며, 항암효과도 있는 강력한 항산화 물질이다.

내가 처음 어싱을 시작했을 때부터—혼자서 전압계를 들고 실험했던 그날—어싱이 수면에 미치는 효과는 매우 주목할 만했다. 이것은 대단한 일이다. 누구든지 일과가 끝난 후 몸을 추스르고 재충전하려면 잘 쉬어야 한다. 활동과 휴식의 사이클은 대자연의 법칙이다.

접지가 수면에 도움이 되는 것을 보고 나서부터 나는 수면문제를 조사하기 시작했다. 2002년 〈뉴스위크〉지 '잃어버린 잠을 찾아in search of sleep' 라는 기사에 따르면 미국에만 7천만 명이 수면문제로 고통 받고 있다고 한다. '잠 못 이루다I can't sleep' 는 2004년 『비즈니스위크』지 표지기사의 제목이었다. 이들 기사를 비롯하여 수면과 관련된 전 세계 기사를 보면 양질의 수면이 건강을 전반적으로 향상시키고 반대의 경우는 건강이 나빠진다는 것이 확실했다.

그뿐만이 아니었다. 1970년대 초에 장수와 관련된 행동인자들이 밝혀졌는데 그 첫 번째 요인이 수면이었다. 다음으로 운동, 아침 식사, 군것질 않기가 뒤를 이었고 체중, 흡연, 가벼운 음주도 리스트에 올랐다. 또 수면 부족이 박테리아의 성장을 부추기는 반면 충분한 수면은 박테리아 성장을 늦춘다는 것도 밝혀졌다. 최근에는 수면부족이—조금만 부족해도—체내 염증을 촉진하는 것으로 밝혀졌다. 단 몇 시간이라도 밤에 잠을 적게 자면, 면역계가 자극을 받아 건강한 조직 · 기관을 공격한다. 또 다른 연구에서는 수면 부족이 우울증 재발에도 기여할 수 있다고 나왔다.

1950년대 스트레스 의학의 아버지인 한스 젤리에Hans Selye의 선구적인 연구 이후로 의학 연구자들이 코르티솔 불균형과 염증성 통증 사이에 어떤 상관관계가 있다고 여긴다는 것도 조사과정에서 알게 되었다.

갈수록 어싱에는 다방면으로 삶의 질을 향상시키는 특별한 무언가가 있는 것 같았다. 이런 비전이 있었기에 나는 포기하지 않고 계속할 수 있었다. 학위도 없고 고등학교조차 나오지 않은 무명의 인물이 완전히 새로운 개념을 과학계에 증명해야 하는 난관 앞에서 솔직히 어찌할 바를 몰랐던 적이 한두 번이 아니었기 때문이다.

또 다른 난관 : 침대, 배우자, 패션

2000년에 첫 수면 연구가 발표되자 사람들이 몰려들었다. 어디를 가나 침대 패드를 구하려는 사람들로 몸살을 앓았다. 정식 상품도 아닌 이 시제품이 돌연 인기를 끌었다. 어느새 나는 접지패드 디자이너처럼 되어버렸다. 나중에 스포츠계 사람들을 어싱하게 되었을 때 거추장스런 침대패드는 환영받지 못했다. 운동선수들은 돌돌 말아서 작은 가방에 넣어 다닐 수 있는 접지패드를 원했다. 그래서 피로회복 침낭이 탄생하게 되었다. 전기전도성이 좋은 은사를 넣어 면시트를 짜서 침낭처럼 제작한 것이다.

제품을 개발하게 된 동기는 어싱 연구에 필요한 측면도 있었지만 소문을 듣고 제품을 구하려는 사람들의 수요 때문이기도 했다. 최초의 형태는 그저 즉흥적으로 알루미늄 테이프를 침대 위에 발라 접지봉에 선으로 연결한 것이었다. 애리조나에서 나, 친구, 그밖에 관심 있는 사람들이 그것을 사용했다. 원래 시험 삼아 임시로 만들어본 것이라 복잡한 것은 전혀 없었다.

물론 사람들은 좀 더 세련된 것을 원했다. 시트를 원하는 사람들이 있어서 나는 섬유산업 전문가의 컨설팅을 받았다. 처음에는 탄소섬유사를 섞은 폴리에스테르로 해봤다. 하지만 사람들이 폴리에스테르를 좋아하지 않아서 전도성 은사를 넣은 면으로 바꿨다. 이것을 개발하는 데 백만 달러 이상이 들었고 서너 해가 걸렸다. 제조자 입장에서는 성가실 법도 하지만 다행히 이 일을 맡아줄 업체를 찾았고 그 다음부터는 제품 테스트의 연속이었다. 이렇게 만든 시제품들은 모두 제작비가 엄청나게 들었지만 운동선수, 의사, 실험참가자 및 그 지인들에게 대부분 무료로 배포되었다. 규모도 갈수록 커졌다. 한 모델이 바닥나면 더 많이 새로 주문했고, 새 재료를 받으면 또다시 이것저것 주문하고 요청하는 일이 이어졌다. 나는 내가 침구산업에 몸담게 될 줄은 꿈에도 생각지 못했다.

초반에는 의사들이 치료용으로 제품을 많이 가져갔다. 그중 한 사람이 혹시 침대 전체 크기가 아니라 '절반짜리 패드' 같은 것은 없는지 전화로 물어왔다. 왜 그런 게 필요하냐고 물었더니 배우자 때문이란다.

배우자?

상황은 이러했다. 아내가 침대에 접지패드를 깔면 남편이 자신은 싫다면서 괜한 돈 낭비라고 못마땅해 한다. 남편이 접지패드를 집에 갖고 오면 여자가 무슨 소리냐면서 자기 쪽에는 깔지 말라고 한다.

요즘에는 침대에 스레드 카운트[주)]가 최대한 높은 시트를 쓰는 추세다. 스레드 카운트가 300, 600, 1200, 2400인 시트가 인기가 많다. 숫자가 클수록 천이 얇고 부드럽고 고급스럽다고 한다. 이런 인식이 일반적이지만 전문가들 중에는 스레드 카운트가 높다는 건 그저 값이 비싸다는 의미에 불과하다고 생각하는 사람도 있다.

어쨌든 내가 부닥친 상황은 이러했다. 높은 스레드 카운트 시트가 아닌 다른 뭔가를 침대에 까는 것은 유행이 아니라는 것. 또 실내장식과 색상 취향에 따라 브랜드 칼라를 선택하는 문제도 있었다. 어느 집에서나 여자의 허락 없이는 침대에 손대지 못한다. 당신 마음대로 아무거나 침대에 깔 수 없는 것이다. 아무리 건강에 좋더라도 말이다.

공연히 문제를 일으킬 필요는 없었다. 그냥 절반크기의 시트를 만들기로 결정했다. 침대 발치에 가로로 깔아놓고 발로 접촉하면 이것이 곧 맨발 연결이며 땅에서 맨발로 걷는 것과 같다. 배우자가 원치 않을 때는 시트를 자신 쪽에만 세로로 깔면 된다.

절반크기의 시트로 사람들의 통증이 많이 줄고 내 골칫거리도 상당히 해결되었다.

주) 스레드 카운트thread count란 1제곱인치 당 씨실과 날실의 총 개수로, 직물이 촘촘한 정도를 측정하는 단위다. 비슷한 개념으로 우리나라에서는 20수, 30수와 같이 '수'라는 단위를 쓴다–옮긴이

5장

한 심장전문의의 발견: 스티븐 시나트라의 이야기

통합 심장전문의인 나는 심혈관계 환자의 치료에 정통의학과 대체의학을 모두 활용한다. 이런 접근법이 의사인 나뿐 아니라 무엇보다 환자에게 탁월한 효과를 발휘하는 이유는 세포의 물질대사에 초점을 맞추기 때문이다. 세포 중에서도 특히 심장근육세포는 10만km에 이르는 혈관으로 혈액을 펌프질해야 한다. 이런 맥락에서 나는 세포내 대사과정을 통한 에너지 생산을 향상시키기 위해 코엔자임Q10, 카르니틴carnitine, 마그네슘 같은 훌륭한 영양보조제들을 사용해 왔다.

몇 년 전, 개업의로 일선에 선 지 10년쯤 되었을 무렵에 나는 어떤 흥미로운 양상을 점차 인식하게 되었다. 바로 보름달 즈음이나 태양표면의 폭발활동이 활발한 시기에 환자들, 특히 부정맥 환자와 협통(협심증)환자의 증상이 악화된다는 것이다. 정확히 어떤 계기로 천체 현상과 환자 상태를 연관 짓게 되었는지는 기억나지 않는다. 환자에게서 무슨 말을 들었는지도 모른다. 사실 설명할 길이 없다. 어찌 됐든 어떤 연유로 호기심이 싹터서 정보를 찾아보기 시작했고, 놀라운 전기의학의 세계에까지 이르렀다.

전기의학이라는 생소한 용어에서 프랑켄슈타인 박사, 시바나 박사(공상과학만화에 등장하는 악당-옮긴이), 골드핑거(제임스 본드 영화에 등장하는 악당-옮긴이), 기이한 기계장치와 같은 이미지가 떠오를지도 모른다. 그러나 전기의학은 이미 상당히 인정받은 개념이며, 특히 진단분야에서 심전도나 MRI(자기공명영상)와 같은 의료기기가 일상적으로 쓰이고 있다. 그리고 그보다는 덜 받아들여졌으나 차츰 의학적으로 주목받고 있는 것이 전자기 치료기이며, 통증과 근골격계 질환을 다스리는 맥동 전자기장 치료기가 이에 속한다. 또 낮은 전류를 이용해 통증을 완화하는 TENS(경피신경전기자극치료기)는 이미 수년 전부터 사용되고 있다.

나는 내 나름의 연구조사 및 전문가들과의 의견교환을 통해서 이 땅과 하늘에서 일어나는 전자기 현상이 어떻게 심장, 뇌 등에 영향을 줄 수 있는지—긍정적이든 부정적이든—에 대한 이해를 넓히고 있다. 분명 우리 지구인들은 나머지 우주와 분리되어 있지 않으며 은하, 태양에서부터 인간이 만든 전기와 전자장치에 이르기까지 다양한 영향력 아래 놓여있다.

모든 존재는 생체전기에너지의 복합체다. 본질적으로 우리 몸은 역동적인 전기회로 집적체로 기능한다.

우리 몸에서 가장 전기적인 기관은 심장이다. 심근 내 전기 신호에 의해 매번 심장 박동이 일어나며 병원에서 심전도 검사를 할 때에도 이 전기신호가 기록된다. 살아 있는 한 쉼 없이 계속되는 이 신호가 자극전도계를 통해 심장에 전달되면 심장이 수축해서 심방을 통해 혈액을 온몸으로 내보낸다.

심장병이 있으면 이런 정상적인 전기적 작용과 펌프작용이 교란된다. 예컨대 부정맥처럼 전기 시스템에 문제가 있으면 심장의 혈액 펌프 작용이 어려워진다. 이처럼 심장에는 전기적 특성이 있기 때문에 심혈관계에 유익한 영향을 미치는 에너지와 전기적 개념에 관심을 갖는 것은 호기심 많은 심장전문의라면 자연스러운 일이다.

2001년 나는 샌디에이고 전기의학 회의에 연설자로 초청받았다. 그곳에서 클린턴 오버를 만났다. 그때 그는 막 두 번째 연구(접지가 코르티솔과 스트레스에 미치는 영향)를 마친 상태였고 전기의학에 관심 있는 심장전문의와 자신의 연구를 의논하고 싶었다. 그가 회의장에서 나를 찾았고 그와 이야기를 나누면서 나는 그의 개념에 솔깃해졌다. 나중에 클린턴의 캠핑카로 자리를 옮겨 더 자세한 이야기를 나눴다. 그 자리에는 나 말고도 의사 한 명과 혈관 탄성 측정기를 개발한 연구원이 한 명 더 있었다. 그 연구원이 자신이 개발한 기계로 우리의 혈관 탄성도를 측정해봤다. 건강한 혈관은 유연하고 탄력이 있다. 반면 혈관이 굳고 좁아져 있으면 고혈압과 혈관질환이 생길 수 있다. 테스트 결과 나의 혈관상태는 좋았지만 클린턴의 혈관상태는 더욱 좋아서 순환기과 전문의인 나도 부러울 정도였다. 클린턴은 나이도 나보다 두 살 많았던 터라 그 검사결과는 상당히 인상적이었다. 어떻게 이 사람이 나보다 더 상태가 좋을 수 있지? 나는 건강한 라이프스타일에 대해 책을 쓰고 뉴스레터를 발행하고 있는 열성적인 예방의학과 의사가 아닌가.

클린턴은 평상시처럼 나지막한 목소리로 검사결과가 접지와 관련 있다고 생각한다고 말했다. 그는 항상 접지를 했다. 잘 때도 접지를 하고 잤고 걸을 때도 가능하면 맨발로 걸었다.

클린턴은 의료계와 과학계에서 접지에 관심을 보여주지 않는다며 고충을 털어놓았다. 그는 과학계에 발을 들여놓는 데 어려움을 겪고 있었다.

뉴 힐링 프론티어

반면에 나는 전혀 뜻밖의 인물 덕택에 내 앞에 새로운 치유의 장이 펼쳐진 듯한 느낌이었다. 수십 년 동안 의료계에 몸담으면서 의사, 과학자, 교수, 노벨상 수상자 등 명망 높은 의학 전문가들로부터 고무적인 의견을 무수히 접해왔다. 하지만 클린턴 오버는 그런 사람이 아니었다. 그는 자신이 '그저' 통증을 완화시킬 수도 있는 무언가를 발견한 전직 케이블TV맨에 불과하다고 했다. 나는 그의 정직함과 순수한 의도에 감명 받았다. 그는 사명감 있는 사람이었다. 심장학뿐 아니라 치유 분야 전반에 커다란 가능성을 열어줄 수 있는, 매우 근본적이고 중요한 발견을 한 것 같았다. 과학적 근거는 이제 막 확보하기 시작하는 단계에 불과했지만 순환기과 의사 입장에서 봤을 때 그의 주장은 상당히 일리 있었다. 나는 직관적으로 이것이 예사롭지 않으며 정확히 핵심을 짚고 있다는 느낌을 받았다.

나는 몇 년 전부터 항산화제에 대해 조사하고 글을 써오고 있으며, 순환기과 임상에서 코엔자임Q10과 같은 항산화 보조제가 치유에 상당한 도움이 되는 것을 발견했다. 나는 클린턴이 발견한 것도 항산화작용과 염증에 관련이 있을지 궁금했다.

혈관 질환이 있으면 심장과 뇌에 혈액, 영양분, 산소가 공급되지 못해 심장마비나 뇌졸중을 일으키게 되는데, 이 혈관 질환의 주원인이 바로 만성염증임을 뒷받침하는 확실한 증거가 한 해 전쯤 하버드 연구팀에 의해 발표된 바 있었다.

내가 이렇게 염증과 항산화 물질에 몰두하고 있을 때 클린턴을 만났고, 그래서 그에게 접지를 하면 염증을 줄일 수 있는지 물었다. 만약 그렇다면 접지는 미국 내 사망률 1위인 심장병과 그밖에 수많은 염증 관련 질환을 다스리는 새로운 무기가 될 수 있을 것이다. 접지는 염증을 줄일 수 있을까?

나는 그 답을 몰랐다. 클린턴도 알지 못했다.

혹시 알아낼 수 있겠는지 그에게 물었다.

그가 그러겠다고 했다. 그리고 정말로 알아냈다. 처음에는 거의 혼자 힘으로, 나중에는 저명한 생물물리학자 제임스 오슈만의 도움을 얻어서.

지신의학Earth/Body Medicine(地身醫學)

전기 및 케이블 기기의 접지에 대해서 잘 알고 있던 클린턴은 이제 새롭게 물리학과 면역계를 파고들었고, 새로 습득한 두 분야를 기존의 전기 · 접지 지식과 빠르게 통합하기 시작했다. 전기 기술자들은 지표면에 음전하를 띤 자유전자가 많다는 사실을 안다. 의학자들은 그 점은 모르지만 인체도 전기적 특성이 있다는 것과 자유라디칼free radical이 염증, 조직 파괴, 질병의 핵심에 있는 양전하성 분자라는 사실은 안다. 이를 토대로 클린턴은, 어싱으로 통증이 준다면 그 까닭은 양전하를 띠며 염증과정에서 통증을 유발하는 자유라디칼이 어싱을 통해 중성화(또는 감소)되기 때문이라는 이론을 세웠다. 자유전자가 불(염증)을 꺼버리는 것이 틀림없었다.

어느 날 클린턴이 전화를 걸어왔다. 접지가 인체에 작용하는 원리를 설명할 중요한 사실을 발견했다며 들떠있었다. 맨발이든 접지패드가 됐든 접지를 하면 코르티솔 정상화, 수면의 질 개선, 스트레스 감소 효과만 있는 것이 아니라(마치 이 정도로는 부족하다는 듯), 자유전자가 인체 '전도회로' 안으로 흘러 들어와서 염증을 제거하는 효과까지 있다는 것이었다. 염증은 통증을 유발한다. 통증이 있던 사람들이 접지를 하고 나서는 통증이 줄었다.

그에게는 단순한 관세였다.

접지

몸 상태 호전

통증 완화

치유

심신의학mind/body medicine이 사람들 사이에서 회자되고 있고 나도 오랫동안 심신의학을 임상에 활용해왔다. 그러나 지신의학Earth/Body Medicine이라는 말은 클린턴을 제외하고는 그 누구에게서도 들은 적이 없었다. 나에게 이것은 기념비적인 발견이자 최상의 돌파구였다. 이야말로 땅을 토대로 하는 철저한 전기의학이었다. 바로 발밑에 세기적 비밀이 있었다. 그리고 내 입장에서는 천연적인 항염증제와 최적의 항산화물질이 발견된 셈이었다.

접지 수면, 접지 낚시

클린턴을 만난 뒤 그에게서 침대패드 시제품을 얻어, 잘 때 접지를 하기 시작했다. 확실히 달랐다. 아내도 나도 빨리 잠들었던 것이다. 우리는 지금도 같은 침대패드를 계속 사용하고 있다. 2002년에 나는 내가 발행하는 건강관련 뉴스레터에 수면 접지에 대한 글을 실었고 많은 독자들이 그 기사를 접한 뒤 접지패드를 구해갔다. 어떤 독자들은 접지가 삶에 큰 변화를 가져왔다면서 접지 후기를 보내오기도 했다.

클린턴의 몇몇 연구 프로젝트에 동참하고, 접지를 통해 심장 기능이 개선된 사람들의 피드백을 들으면서, 심장병을 다스릴 수단으로서 어싱의 가능성이 점차 구체화되기 시작했다.

나는 강의에 나가고 의학 회의에 참석하느라 여행을 많이 다니는데 잠자리가 낯설어서 호텔에서는 매번 잠을 이루기가 힘들었다. 나중에 클린턴이 휴대용 제품을 내놔서 그때부터는 여행 중에도 집에서처럼 접지 상태로 잘 수 있었다. 이제는 집을 떠날 때 접지패드를 꼭 챙기고 기회만 닿으면 맨발로 걸으려 한다.

수년 동안 나는 흔한 피부 염증질환인 건선으로 고생하고 있었다. 보통 무릎, 정강이와 팔꿈치 부분에 생겼다. 하지만 플로리다 해변으로 여을멸 낚시만 다녀오면(내가 가장 좋아하는 레저 활동이다) 건선이 몇 주 동안 잠잠했다. 나는 그 까닭이 햇빛, 비타민D, 바닷물 속 미네랄에 의한 치유작용과 바쁜 진료 스케줄에서 오는 일상적인 스트레스에서 벗어난 덕분이라고 생각했다. 보통 낚시를 하러 가면 수정처럼 맑은 바닷물 속에 무릎까지 담그고 흰 솔트플랫 위를 걸으며 낚싯대를 던지면서 몇 시간이고 시간을 보낸다. 클린턴을 만나고 난 뒤 낚시를 다녀오면 건선이 좋아지는 이유가 또 있다는 것을 알게 되었다. 전도성이 높은 소금물 속에 맨발로 있었기 때문에 계속 접지된 상태였던 것이다. 나는 낚시를 하면서 동시에 내 몸도 치료하고 있었다. 밤마다 접지를 하는 지금은 건선이 완전히 사라졌다.

뉴욕 주 스카데일에 사는 오랜 낚시 친구인 밥 톨브는 나에게서 어싱을 듣고 난 뒤 재미있는 이야기를 들려주었다. 밥은 여든셋으로 나와 동갑이고 오래 전부터 건축업에 몸담고 있었다. 그가 젊어서 그 일을 막 시작했을 무렵에 한 번은 노르웨이에서 온 나이 지긋한 목수들과 함께 작업한 적이 있었다. 그런데 그 목수들이 이 업계에서 살아남고 싶으면 자기들처럼 하라고 귀띔해주더란다. 그 방법이 뭔고 하니, 아침에 일어나면 일단 밖에 나가서 맨발로 젖은 땅 위를 걷는 것이었다. 그러면 힘든 노동 때문에 직업적으로 생기는 쑤시고 아픈 증상이 없어진다고 했다. 밥은 목수들이 한 이야기를 잊지 않고 잘 기억하고 있었다.

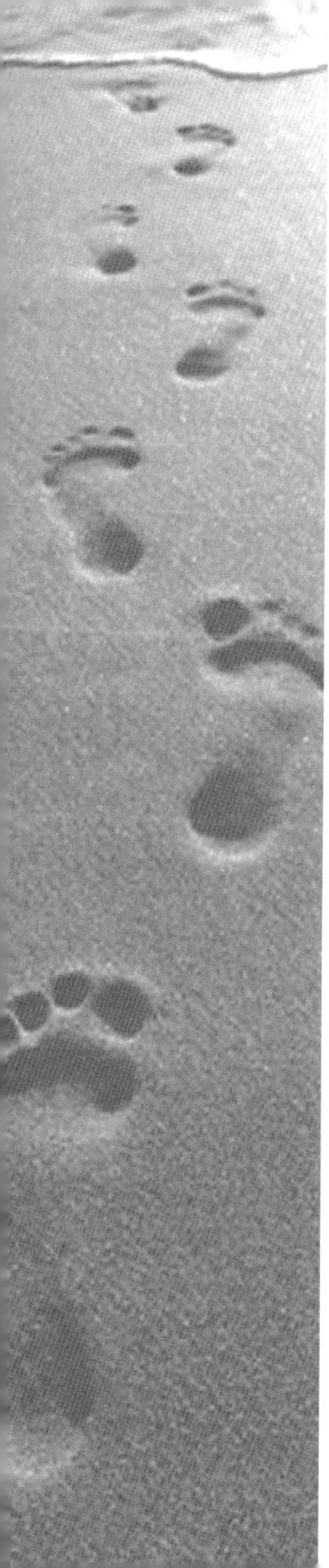

3부

과학적으로 보기

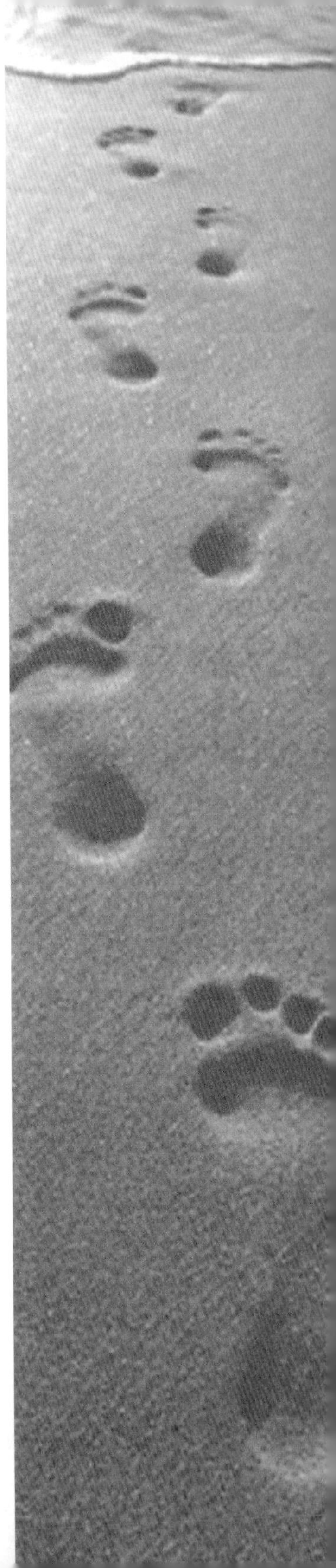

6장

원조 항염증제

원조 항염증제는 바로 지구다. 지구상 가장 큰 전자 제공자도 지구다.

이것이 무슨 의미라고 생각하는가?

음전하를 띤 전자가, 보이지 않는 막강한 군대처럼 땅에서 당신의 몸 안으로 질주해 들어와, 염증을 일으키는 양전하성 자유라디칼을 가볍게 진압한다. 접지 부족으로 초래된 전자 결핍이 해소되고 치유과정이 전개된다.

우리 몸의 염증, 질병, 통증은 정도의 차이만 있을 뿐 모두 전자 결핍 현상이다. 치료약은 바로 당신 발밑에 있다.

2000년 클린턴 오버는 지인으로부터 류머티스 관절염이 상당히 진행된 할아버지를 접지해줄 수 있냐는 부탁을 받았다. 염증 때문에 노인의 손, 팔꿈치, 발이 기괴하게 변형되었고, 너무 아파서 몸을 거의 움직이지 못한다고 했다. 그 노인은, 예상수명이 6개월 이하인 환자들에게 서비스를 제공하는 국가기관인 호스피스의 가정방문 서비스를 받고 있었다.

오버는 가서 확인해보기로 했다. 세 사람이 힘을 합쳐 노인을 침대에서 들어낸 뒤 침대에 전도성 패드를 깔았다. 그리고 패드를 바깥에 있는 접지봉과 연결했다.

약 열흘 뒤 오버는 노인에게서 전화를 받았다. 아무래도 나람쥐가 접지선을 갉아먹은 것 같다면서 다시 한 번 와달라고 부탁했다. 궁금해진 오버가 물었다.

“그런데 그걸 어떻게 아셨습니까?”

“나가보니까 선에 이빨자국이 나있고 끊어져 있어서.”라고 그가 대답했다.

오버는 의아하지 않을 수 없었다. 아파서 꼼짝 못하고 누워있던 환자가 어떻게 단 며칠 만에 몸을 일으켜 마당까지 나갔단 말인가?

“정말이야. 내가 나가서 봤다니까.” 그가 힘주어 말했다.

놀란 오버는 그를 찾아갔다. 노인은 현관에 기대서서 오버를 기다리고 있었다. 그는 몸이 좋아졌다고 말했다. 접지선은 과연 노인이 말한 대로 잇자국이 난 상태로 잘근잘근 끊겨 있었다. 오버는 접지선을 수리해주고 왔다.

지인의 말로는 노인이 그 후로도 계속 접지패드를 쓰면서 일 년 사이에 몸 상태가 매우 좋아졌다고 한다. 집안일을 하고 벽난로를 관리하고 심지어 밖에 나가 땔감을 가져오기도 한다고 했다. 부종이 없어지고 힘도 붙어서 몸을 움직이고 말도 곧잘 하는 등 활기가 생겼다. 한때는 꼼짝없이 누워만 있던 노인이 지인에게 ‘이젠 병이 다 나은 것 같아’라고 말했다고 한다.

노인은 5년 뒤 숨을 거둘 때까지 매일 밤 접지를 하고 잤다.

이 놀라운 결과는 사실 땅 에너지의 작용 이상도 이하도 아니다. 땅이야말로 바로 세계 최대·최고의 항산화제이자 항염증제다.

이번 장에서는 땅과 체내 염증 간 치유관계를 다룰 것이다. 연구와 치료에 막대한 비용을 쏟아 붓고도 여전히 통증에 시달리는 사람들을 단순히 땅과 연결하는 것만으로 어떻게 통증이 가라앉고 무한한 건강 증진의 가능성이 열리는지 이해하게 될 것이다.

땅과의 연결이 어떻게 염증을 퇴치하는지 알아보기 전에 먼저 염증이 무엇인지부터 살펴보자(다음 쪽 글상자 참조).

염증이란 무엇인가?

누구나 염증이 생길 수 있다. 염증은 체력이 뛰어난 운동선수든 저질 체력인 카우치 포테이토든 사람을 가리지 않는 무차별적인 암살자다.

'염증inflammation'이라는 말은 불 붙다는 의미인 라틴어 '인플라마티오inflammatio'에서 유래되었다. 염증은 병원균, 세포손상, 외부 자극과 같은 해로운 자극으로부터 신체를 보호하기 위한 복합적인 생물학적 반응이며 해로운 물질을 제거하고 환부조직을 치유하는 방어반응이다. 염증이 생기지 않으면 상처와 감염이 치료되지 않고 조직 파괴가 계속 진행되어 생존을 위협할 것이다.

면역계는 병원균으로부터 신체를 방어하고 환부나 수술부위의 조직 재건을 돕는다. 신체 어느 곳에 문제가 발생하면 우리 몸도 마치 119를 부르는 것처럼 경고음을 울려서 백혈구와 다른 특수 세포를 현장으로 호출한다. 이것이 최초의 반응이다. 백혈구는 경찰 순찰차처럼 체내 조직을 돌아다니며 감시하다가 바이러스, 박테리아, 외부 미생물 또는 내·외상으로 손상된 세포를 발견하면 즉시 대응태세를 취한다. 일부 세포는 무기로 사용하는 강력한 자유라디칼을 대량으로 방출하여(이른바 산화적 폭발oxidative burst) 손상된 세포와 외부 미생물을 공격한다.

자유라디칼은 그간 부당한 평가를 받아왔으나(그 이유는 독자들도 곧 알게 된다) 사실은 몸에 꼭 필요한 작용을 한다. 간단히 말해서 자유라디칼은 (전자가 한 개 또는 그 이상 부족하여) 양전하를 띠는 분자이며, 안정된 상태를 이루기 위해 자유전자를 찾아 움직인다. 이런 성질이 있기 때문에 친전자체親電子體라고 한다. 말 그대로 전자를 좋아한다는 뜻이다. 자유라디칼은 전자와 결합하기 위해 대개 병원균이나 손상된 조직에서 전자를 빼앗아온다. 이 같은 작용을 통해 우리 몸에서 몰아내야할 나쁜 세균을 죽이고, 손상된 조직을 해체해서 제거한다. 이런 치유 과정이 끝나면, 면역반응 때 생긴 다량의 자유라디칼은 몸속에 있는 자유전자나 항산화물질과 결합해 중화된다.

상처가 나거나 병이 들면 항상 이 반응이 일어나며, 이것을 '염증 반응'이라고 한다. 그 결과 우리도 잘 아는 염증 증상, 즉 빨갛게 붓고 아프며 열이 나고 국소적인 기능 장애가 나타난다.

만성 염증 = 전자 부족

염증에는 급성과 만성, 두 가지 형태가 있다. 급성 염증은 신체가 해로운 자극에 최초로 보이는 반응이다. 이때 앞서 설명한 바와 같이 혈액에 있던 백혈구와 혈장(혈액에서 노란색을 띤 액체성분)이 상처 난 조직에 투입된다. 여기까지는 좋다. 이것은 필요한 과정이다.

그 다음으로는 만성(연장된) 염증이 있다. 이것은 좋은 게 아니다. 만성 염증이란 염증 부위에서 진행 중인 작용이 점차 변질됨을 의미한다. 조직 파괴와 치유 작용이 동시에 일어나는데 문제는 자유라디칼이 주변에 있는 건강한 조직까지 공격한다는 것이다. 이런 파괴전이 계속되면 심각한 피해를 입을 수 있다.

자유라디칼은 분명히 면역반응에서 주요 역할을 한다. 그런데 소임을 다한 뒤에도 면역 반응이 완전히 종료되지 않을 때 문제가 생긴다. 적군을 무찌르던 장수가 돌변하여 아군을 공격하니, 건강한 세포까지 난도질당한다. 집 지키는 개가 도둑에게 달려들다가 옆에 있던 주인까지 물어뜯는 격이다. 자유라디칼이 건강한 조직까지 파괴하고 산화하면서 면역반응이 추가적으로 일어나게 되고, 백혈구가 더 많이 투입되고, 그러면 자유라디칼도 더 많이 생긴다. 이런 작용 때문에 자유라디칼에 대한 인식이 나빠졌으며, 과학자들도 만성 질환과 노화, 특히 노화촉진과 수명 단축의 원흉이 자유라디칼이라는 데 만장일치로 동의한다.

정상적인 염증이 걷잡을 수 없이 만성으로 치닫는 까닭은 땅과의 단절에 있다고 생각한다. 사람들이 고통받는 까닭은 전자 결핍, 즉 자유전자가 부족해서 자유라디칼이 횡포를 부리기 때문이다. 자유라디칼이 건강한 주변조직을 계속 공격하면서 악순환이 이어지고 확대된다. 쉼 없는 공격 모드는 만성 염증이라는 자가면역 반응을 불러일으킨다. 면역반응이 걷잡을 수 없이 확산되다가 급기야 자기 자신, 바로 당신까지 공격하기에 이른다.

단순화하기는 했으나 기본적인 작용은 이러하다. 수십 년에 걸쳐 소리 없이 파괴과정이 이어지다가 결국 고치기 힘든 현대적인 질병에 이른다. 이를 가리켜 앞서 과학용어로 염증성 노화inflamm-aging라고 한 바 있다. 이제는 독자들도 그것이 어디서 비롯되는지 이해할 것이다.

병의 원인, 염증

만성 염증이 병과 관련 있다는 생각은 25년 전에 큰 관심을 불러일으켰다. 당시 베리 마샬과 로빈 워렌이라는 두 명의 호주 연구자들은 위궤양의 원인이 스트레스나 매운 음식이 아니라 세균 감염에 의한 염증이라고 보고했다. 이 발견으로 그들은 노벨상을 받았다.

최근 심혈관 분야에서도 이 같은 전기가 마련되었다. 1800년대 중반, 유명한 독일 병리학자 루돌프 비르코프Rudolph Virchow가 심장마비의 원인으로 혈관 내 염증이나 혈관 실환을 지적했으나 당시에는 그의 주장이 관심을 끌지 못하고 잊혀졌다. 20세기 후반에 콜레스테롤 이론이 등장한 이후 콜레스테롤 수치 저하는 지상 과제로 자리 잡았고 의약

계와 식품 제조업체에 수십 억 달러짜리 사업거리를 안겨주었다. 그러나 의학 연구로 밝혀진 바로는 심장마비나 뇌졸중을 일으킨 사람들 가운데 절반은 콜레스테롤 수치가 정상이었다. 그래서 1980년대 들어 몇몇 심장전문의들이 비르코프의 염증 가설을 다시 조사하기 시작했다.

일련의 중요한 연구를 통해 획기적인 돌파구가 열린 것은 2000년부터였다. 미국의 여성건강 연구소Women's Health Initiative에서 건강한 갱년기 여성 2만8천 명을 모니터한 연구 결과, 새로운 심혈관계 위험인자가 혈관 내 염증을 나타내는 지표로 주목받게 되었다. 바로 CRP(C반응성 단백질)라는 생화학물질이다. CRP수치가 높으면 심혈관 질환을 앓을 위험이 5배, 심장마비나 뇌졸중을 일으킬 위험이 4배 많았다. 모니터한 여성들에게서 다른 표준 위험인자로는 예측하지 못했던 위험을 CRP로는 예측할 수 있었고, 콜레스테롤을 비롯한 12가지 위험인자 중에서 CRP가 가장 정확한 예측요소로 드러났다고 연구원들은 말했다. 하버드 심장의이자 수석 연구원인 폴 리드커는 "류머티즈 관절염이 염증 질환이듯 심장병도 염증 질환으로 봐야한다."라고 말했다.

콜레스테롤 수치가 낮거나 정상이어서 안심하고 있으나 높은 CRP수치는 간과하고 있는 사람이 전체 미국인 가운데 약 25%에 이를 것이라고 리드커 박사는 추정한다. 말하자면 수백만 명의 미국인들이 현재 자신이 순환기 질환, 심장마비, 뇌졸중의 위험에 노출되어 있다는 사실을 모른다는 뜻이다.

경미한 정도의 염증은 소리 없이 타들어가는 약한 불과 같이 혈관조직을 서서히 갉아먹는다. 이렇게 혈관이 약화되고 혈관 내에 침착물이 쌓이면서 내경이 좁아지다가 결국 파열되면 곧바로 심장마비나 뇌졸중을 일으킨다. 많은 이들이 콜레스테롤 수치가 정상인데도 심장마비나 뇌졸중을 일으킨 까닭을 CRP와 염증 간 상관관계에서 찾을 수 있다.

염증과 관련하여 증가 추세에 있는 또 다른 질환이 당뇨병이다. 소아에게 발병하는 제1형 당뇨병은 면역계가 인슐린을 생성하는 췌장세포를 공격해서 인슐린이 결핍되는 병이다. 인슐린은 혈당 조절 호르몬으로, 포도당이 세포 내에서 에너지 생산에 쓰일 수 있도록 세포의 '문'을 열어주는 역할을 한다. 한편 대체로 성인에게 발병하고 당뇨병의 대부분을 차지하는 제2형 당뇨병은 최근 연구에 따르면 인슐린 저항성에서 시작된다. 다시 말해 인슐린 기능이 떨어져서 에너지 생산에 차질이 생긴다는 의미다. 연구원들은 그 원인이 지방조직, 특히 복부 지방조직에서 염증 물질이 과도하게 분비되는 데 있다고 믿는다. 지방세포는 한때 신진대사적으로 비활성 상태이며 에너지 저장고에 불과하다고 인식되기도 했으나 지금은 염증의 온상으로 알려져 있다. 이 관계를 보면 왜 비만이 당뇨로 이어지는지 설명된다. 게다가 어떤 연구에 의하면 특정 음식이 체내 염증을 촉진하며 당뇨병에 걸릴 위험을 높인다고 한다. 그런 음식으로는 설탕 및 기타 감미료 함량이 높은 식품, 흰 밀가루 음식, 트랜스 지방, 고도불포화 식물성 기름, 가공육 등이 있다.

새로 발표되는 연구결과들마다 몇몇 질병의 핵심으로 염증을 지목하는 일이 거의 매일같이 이어지고 있다. 염증성 질환은 세계적 전염병이 되었고 우리 시대의 가장 심각한 질환으로 자리 잡았다. 표 6-1의 예는 일부에 지나지 않는다.

연구자들은 또 동통성 질환이 급·만성 염증에 기인하는 경우가 많음을 입증하는 증거를 상당히 축적하였다. 최근 한 통증 전문가는 모든 통증의 원인이 염증 및 염증성 반응이라고 상정한 바 있다.

많은 의사와 연구사들이 왜 이토록 염증이 흔해졌는지 의아해한다. 애초에 염증이 왜 생기는지 묻자 하버드의 리드커 박사는 이렇게 말했다. "우리는 진화 생물학의 작용을 생생하게 목격하고 있습니다. 과거에는 적응 반응이었던 것(염증)이 오늘날 현대적 환경에서는 부적응 반응이 되었습니다."

접지와 염증 간에 상관관계가 발견되었다는 것은, 원래 적응반응이었던 염증이 대지와의 직접적 접촉이 없어지면서 전자가 결핍된 탓에 변질되고 말았음을 시사한다.

표 6-1. 만성 염증과 관련된 질환

질 환	미치는 영향
알레르기	염증 물질이 히스타민 생성을 자극하여 알레르기 반응이 일어난다.
알츠하이머병	염증이 생긴 뇌조직에 침착물이 쌓인다. 만성 염증으로 뇌세포가 파괴된다.
근육위축가쪽경화증 (루게릭병)	운동신경세포 손상으로 전신에서 과도한 염증반응이 일어나 운동신경세포가 파괴된다.
빈혈	염증 물질이 적혈구 생산을 방해한다.
관절염	만성 염증으로 관절연골이 파괴되고 관절 내 윤활 · 완충액 생성이 억제된다.
천식	염증으로 기관지가 폐색된다.
자폐증	대부분의 자폐아동에게서 뇌염이 발견된다.
암	염증은 자유라디칼과 종양 증식을 촉진하고, 비정상적인 세포에 대한 신체의 저항력을 억제한다.
심혈관 질환	염증으로 혈액이 탁해지고 혈관 질환이 야기된다. 혈관 내경이 좁아져 뇌심혈관의 폐색 위험이 높아진다. 염증은 심장판막도 손상시킨다.
1 · 2형 당뇨	1형 당뇨: 염증으로 인한 과도한 면역반응으로 췌장의 베타세포가 파괴된다. 2형 당뇨: 지방세포가 염증 물질의 발현을 유도하여 인슐린 저항성이 생긴다.
섬유근육통	체내에 염증 화합물 수치가 높다.
일반적인 장질환	크론 병, 과민성 대장, 게실염 및 기타 장질환은 모두 염증으로 인해 통증, 소화 · 영양흡수 장애, 장내벽 손상이 발생하는 질환이다.
신부전	염증으로 혈액순환이 나빠지고 혈액을 걸러내는 신장세포가 파괴된다.
루푸스	염증 화합물이 자가면역 공격을 촉발한다.
다발성 경화증	염증 화합물이 신경계를 공격한다.
통증	통증 수용체 활성화, 통증 신호 조정 및 전달, 신경계 과민은 모두 염증 및 염증 반응의 연장선에 있다.
췌장염	염증으로 췌장세포의 손상이 유발된다.
건선, 습진	염증성 피부질환이다.

잃어버린 고리, 어싱을 되찾다

지구상의 육지와 바다에는 전자가 무한히 많으며 끊임없이 재공급된다. 지표면에 직접 접촉하면, 즉 우리의 피부를 지구의 피부에 맞대면 인체는 전도성이 있으므로 자연스럽게 지구와 (전기적인 면에서) 똑같아진다. 비유하자면 인체라는 탱크 안에 낮아진 전자 수위를 다시 끌어올리는 셈이다.

몸에 전자가 흡수되는지는 어떻게 알까? 사실 확인할 방법은 많다.

그중 하나가 상식이다. 지구는 음전하를 띤다. 다시 말해 지구에는 음전하를 띤 자유전자가 무한히 많다. 두 개의 도체, 이를테면 맨발과 땅을 서로 접촉시키면 두 물체 중 전자가 많은 쪽(땅)에서 적은 쪽(발)으로 전자가 이동한다. 그렇게 해서 두 물체의 전위가 같아진다. 이것이 접지다. 간단히 말해 땅에 접지봉을 꽂으면 땅 속 전자가 접지봉과 연결선을 통해 다른 물체로 이동하게 된다. 그 다른 물체는 냉장고가 될 수도 있고 케이블TV 기기의 차폐층일 수 있으며 우리 몸일 수도 있다. 인체도 냉장고처럼 전기가 흐르는 도체이기 때문이다.

만약 양전하를 띤 자유라디칼이 당신 몸 안에서 활개 치며 전장의 최전선을 형성할 때 당신이 땅과 접촉한다면 무슨 일이 벌어질까?

지구라는 거대한 음전하 덩어리가 몸속에 있는 양전하성 자유라디칼을 완전히 제압해버린다!

과학은 이런 상식을 뒷받침해준다. 과학적으로, 우리 몸은 살아 움직이는 역동적인 도체다. 생물물리학자 제임스 오슈만의 표현을 빌리자면 인체는 '생체 매트릭스living matrix'다. 각 세포에는 세포골격cytoskeleton이라는 내적 구조물이 핵에서 세포막까지 세포 안의 모든 부분을 연결하고 있다. 이 '뼈대'를 이루는 분자들이 세포 안의 정보와 에너지를 세포 밖 주변 환경으로 전달하고, 반대로 세포 밖의 에너지와 정보를 세포 안 깊숙이 핵까지 전달한다. 마찬가지로 (머리부터 발끝까지) 세포 밖 주변 환경에도 세포 외부를 연결하는 네트워크가 있으며, 이 네트워크는 세포막에 '내장'된 전도성 콜라겐 및 기타 단백질로 이루어져있다. 이처럼 세포 안팎으로 존재하는 생체 매트릭스는, 게놈을 비롯해 각 세포 안에 있는 모든 부분과 세포 밖으로는 감각수용기, 신경계 등 전신의 모든 부분을 하나로 연결하는 전신 네트워크를 형성하여, 항산화 전자가 이동하는 통로를 제공한다. 이 광범위한 시스템은 온몸의 구석구석까지 뻗어있으며, 우리 몸에서 가장 큰 '기관'에 해당한다. 모든 생체 구조에서 가장 중요한 요소다.

프랑스 농학자 마테오 타베라가 생체를 설명했던 것처럼(그의 생각은 앞서 2장에서 살펴보았다) 각자 자신을 안테나라고 생각해보면 우리가 보편적인 에너지 연속체 안에서 어떻게 그토록 잘 조화를 이루는지 이해할 수 있을 것이다. 우리, 그리고 우주의 별들은 보편적인 에너지 연속체 안에 있다.

의학에서 생체 매트릭스라는 개념은 매우 실용적이고 유익하게 활용된다. 의사들이 사용하는 전기생리학적 · 생의학적 기기를 보라. 이를테면 심전도, 뇌전도, 근전도 같은 진단기기로 심장, 뇌, 근육의 전기적 활동을 모니터한다. 이러한 장치들은 내부 장기와 피부 표면 사이에 존재하는 특정한 전도성 통로를 활용한다. 그 통로를 따라 내부 정보가 피부 표면으로 전달되고 그 정보는 다시 전극패치를 통해 검사기기에 수집된다. 심장박동 조율기, 제세동기, 전기침은 이러한 전도성을 역이용하여 피부에서 내부 장기 및 조직으로 정보를 주입한다.

전자는 음전하를 띠는 최소단위다. 음전하(전자)가 양전하(자유라디칼)와 잘 결합한다는 것은 기정사실이다. 몸과 땅이 연결되면 생체 매

마이클 조던과 생체 매트릭스

생체 매트릭스를 몸속에 있는 초고속 통신 네트워크라고 생각해보라.

노벨상 수상자인 알베르트 센트죄르지는 비타민C를 최초로 규명한 헝가리 생화학자이며 암 연구에 처음으로 양자물리학 이론을 적용한, 시대를 앞선 과학자였다. 그는 이미 1941년에 몸속의 고속 통신 시스템에 대한 전망을 내놓았다(그는 이것을 '전기생물학'이라 칭했다). "생명은 너무나 빠르고 미묘해서 느린 화학반응이나 신경 자극으로는 설명할 수 없다. 단백질이 생명의 드라마가 펼쳐지는 무대라면, 무대 위의 배우는 바로 전자와 광자 같이 작고 이동성이 높은 단위들이다."라고 그는 말했다.

오슈만 박사는 생체 매트릭스 안의 초고속 통신을 최고의 프로 농구선수 중 하나인 마이클 조던에 비유해 설명했다. 프로농구 플레이오프 결승전, 경기종료가 얼마 남지 않은 시점, 동점 상황에서 공이 마이클 조던의 손에 들어갔다. 순식간에 그가 공중으로 뛰어올랐고 공이 바스켓을 향해 포물선을 그린다. 경기종료음이 울리면서 경기가 끝날 때 공이 바스켓을 통과한다. 경기종료 직후 들어간 조던의 슛으로 팀은 승리를 거둔다. 팬들이 열광하는 가운데 조던은 TV카메라를 보면서 어깨를 으쓱한다. 마치 "어떻게 했는지 나도 몰라요!"라고 말하는 듯.

트릭스의 전도성 조직이 자동으로 땅속 자유전자로 채워진다. 그러면 면역 반응으로 생겨난 과도한 잉여 자유라디칼(양전하)에게 애정을 쏟을 대상이 생긴다. 바로 자유전자다. 자유라디칼이 자유전자와 결합하여 중화되면서 자유라디칼에 의한 산화작용과 염증 반응이 줄어든다. 자유라디칼이 자유전자의 보고에서 갈증을 풀고 포식하고 만족한다. 마치 아이에게 아이스크림 가게의 열쇠를 주거나 드라큘라에게 혈액은행의 문을 열어주는 것과 같다.

자유라디칼이 전자와 결합하기 위해 건강한 조직까지 산화시키는 일도 당연히 사라진다. 자유라디칼의 횡포가 사그라지고, 따라서 만성 염증 및 자가면역 질환의 기본 메커니즘도 잠잠해진다. 몸 안으로 땅속 자유전자가 유입되어 체내에 자유전자가 많아진다. 우리 몸의 전위가 자연적인 지구전위와 같아진다. 최종결론은 우리의 연구 관찰이 가리키는 바와 같이 접지가 만성 염증을 예방하거나 감소시키고 피로, 급성 외상, 소소한 상처의 회복을 앞당긴다는 것이다. 실제 이야기는 4부에 실린 흥미진진한 접지 사례에서 확인할 수 있다.

일반적으로 염증성 동통과 통증은 빠르게 완화된다. 일부 급성 두통은 몇 분 안에 사라지고 만성 통증도 보통 20~40분 안에 상당히 완화된다.

염증과 통증에 대한 어싱의 효과는 2004년과 2005년 적외선 체열 검사로 실시한 일련의 사례연구에서 확연히 드러났다. 적외선 체열 검사는 피부 표면의 온도를 분석하여 인체 생리의 정상 또는 비정상을 진단하는 비침습성 임상기기다. 복잡한 컴퓨터 기술을 활용한 적외선 이미지 카메라로 온도 데이터를 시각화한 이미지를 만들어내고, 그 이미지를 바탕으로 병의 징후를 평가한다. 이 검사는 30년 전에 등장하여 수천 건의 의학연구에서 활용되고 있다. 무엇보다 유방암, 당뇨병, 신경계 및 대사성 질환, 두통을 수반한 통증, 척추질환, 혈관질환을 진단하는 데 널리 쓰이고 있다.

국제 적외선체열 아카데미International Academy of Clinical Thermography를 이끌고 있는 카이로프랙틱 의사 윌리엄 아말루는 만성 근육동통증후군, 근육긴장, 인대 염좌, 말초신경 질환, 손목터널증후군, 관절염, 라임병, 만성 축농증 등 다양한 증상을 겪고 있는 환자 20명을 대상으로 어싱 연구를 실시했다. 환자들은 사무실에서 전도성 전극패치를 붙여서 접지하거나 집에서 접지된 침대패드를 깔고 잠을 잤다. 그 결과, 신속하고 뚜렷한 염증 · 통증 감소 효과가 사진에서 극명하게 드러났다. 수천

마디 말보다 사진 한 장이 나을 테니 93~98쪽에 실린 칼라 이미지(사진 1~7)에서 직접 차이를 확인해보기 바란다.

단 1회 치료 만에 호전되는 사람도 있었다. 지속적으로 추적 관찰한 케이스(60%) 중 80%가 2~4주 안에(회당 30분씩 일주일에 2~3회) 효과를 보았다. 몇 주, 몇 달째 접지를 계속하면서 환자들의 몸 상태가 꾸준히 좋아졌고 더러는 증상이 완전히 사라지는 경우도 있었다.

"땅에 맨살을 맞대거나 장치를 이용해 땅에 연결되는 순간, 인체의 생리작용이 달라진다."라고 제임스 오슈만은 말한다. "즉각 정상화가 시작된다. 그리고 항염증 스위치가 켜진다. 사람들이 계속 염증 상태에 있는 까닭은 땅과 접촉하지 않기 때문이다. 땅은 자유전자의 보고이며, 자유전자는 세포 파괴와 병을 유발하는 몸속 자유라디칼을 중화한다."

적외선 체열 검사로 살펴본 어싱의 효과

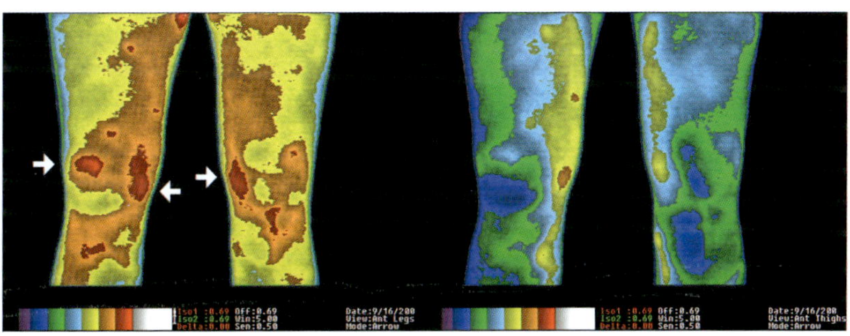

사진 1. 적외선 이미지로 살펴본 염증 상태. 적외선 이미지 카메라는 피부 상의 미세한 온도 차이를 색깔로 코드화하여 이미지로 나타낸다. 손상된 조직에서는 열이 발생하기 때문에 비정상적으로 온도가 높은 부분은 염증이 있음을 가리킨다. 위 사진은 각각 접지 전(좌)과 접지 후(우)에 촬영한 적외선 사진이며, 전후 사진 사이의 시간 간격은 30분에 불과하다. 사진을 통해 신속한 염증 해소를 실지로 확인할 수 있으며 만성 통증, 강직 등 다양한 증상에 대한 어싱의 효과를 쉽게 설명할 수 있다.

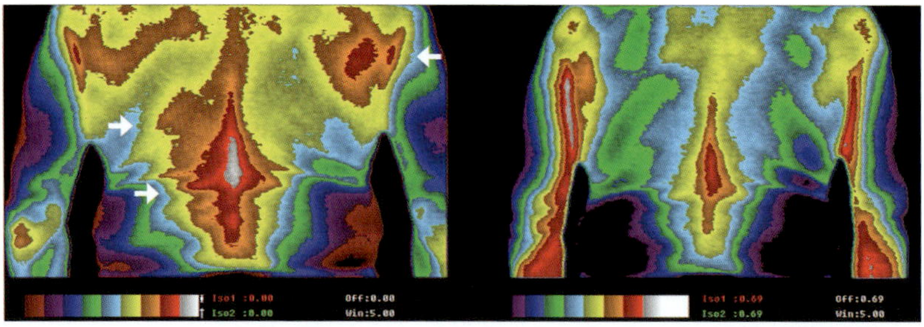

사진 2. 85세 남성으로, 왼쪽 허리와 오른쪽 어깨에 심한 통증 때문에 수면에 지장이 있고 걸을 때 경직되고 아프다. 오랫동안 병원에서 치료를 받았으나 별 진전이 없는 상태였다. 이틀 간 수면 접지 후 통증이 50% 감소하고 걸을 때 뻣뻣하고 아픈 정도는 75% 줄었다고 보고했다. 왼쪽 사진에서 화살표로 표시된 부분이 염증과 통증이 심한 부위다. 이틀 뒤 촬영한 오른쪽 사진에서는 온도가 좌우 대칭을 보이며 정상을 회복한 모습이다. 4주 후 이 환자는 가끔 좀 뻐근할 뿐 허리와 어깨 통증이 완전히 해소되었다고 전했다. "삶을 되찾았습니다."라고 그는 말했다.

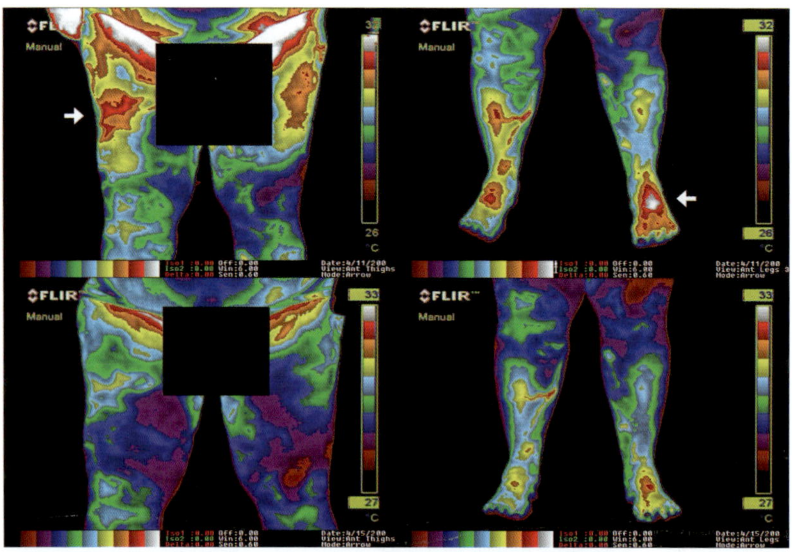

사진 3. 65세 여성이며 오른쪽으로는 허벅지, 무릎, 정강이뼈에 만성 통증이 있고 왼쪽으로는 발이 붓고 발목이 아프다. 걸을 때 뻣뻣하게 경직되고 아프다. 통증 때문에 잠을 제대로 자지 못해 아침부터 피곤하고 낮에도 졸리며, 일상생활에 지장이 있다. 병원에서 오랫동안 치료를 받아왔지만 차도가 없었다. 나흘 밤 동안 접지패드로 수면 접지한 뒤 통증이 90% 줄었고, 자고 일어나도 피곤했던 증상은 50% 감소했으며 불면증, 낮에 졸리는 증상, 보행 시 경직되고 아픈 증상은 50% 줄었다고 전했다. 이후 40일 동안 계속 접지하면서 증상이 꾸준히 호전되었다고 했다. 상단 사진은 접지 전에 촬영한 것이다. 염증이 가장 뚜렷한 부분을 화살표로 표시했는데 이는 환자가 증상을 호소한 부위와도 정확히 일치한다. 하단 사진은 나흘 밤 동안 접지 상태로 잠을 잔 뒤 촬영한 것이다. 염증이 뚜렷이 감소하고 정상적인 온도패턴에 가까워졌음에 주목하라.

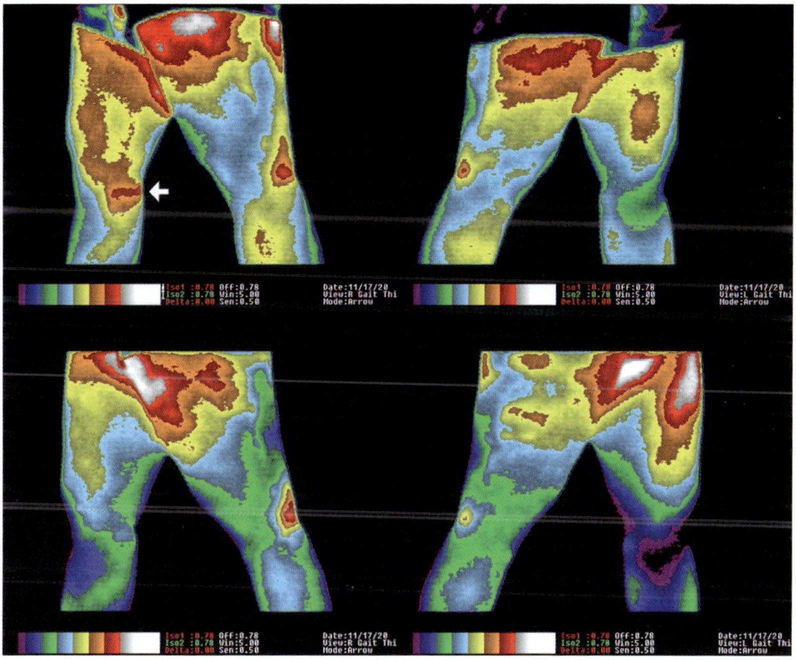

사진 4. 33세 여성이며 15살 때 체조경기에서 부상을 입었다. 오래전부터 오른쪽 무릎이 붓고 아프고 불안정하며 장시간 서있지 못한다. 운전처럼 간단한 활동만으로도 증상이 심해지며, 통증 때문에 잘 때 무릎 사이에 베개를 끼워야 한다. 수년 전부터 가끔씩 병원 치료나 물리 치료를 받아왔지만 효과가 미미했다. 상단 사진은 양 무릎의 안쪽을 보기 위해 걷는 자세에서 찍은 것이다. 하단 사진은 전극 패치로 30분 동안 접지한 뒤 촬영한 것으로 무릎 부위에 염증이 상당히 감소한 것을 확인할 수 있다. 환자는 통증이 약간 줄었다고 말했다. 6일간 접지한 뒤 통증이 50% 줄고 전보다 오래 서 있어도 아프지 않으며 잘 때 다리 사이에 베개를 끼우지 않아도 괜찮다고 보고했다. 4주 후에는 축구를 할 정도로 좋아졌고 15년 만에 처음으로 다리에 안정감이 들고 통증도 거의 없어졌다고 전했다. 12주째에는 통증이 90% 가까이 줄고 붓기가 없어졌으며 몇 년 만에 수상스키를 탈 수 있게 되었다. 접지를 시작한 지 6개월째에는 하프 마라톤을 완주했다.

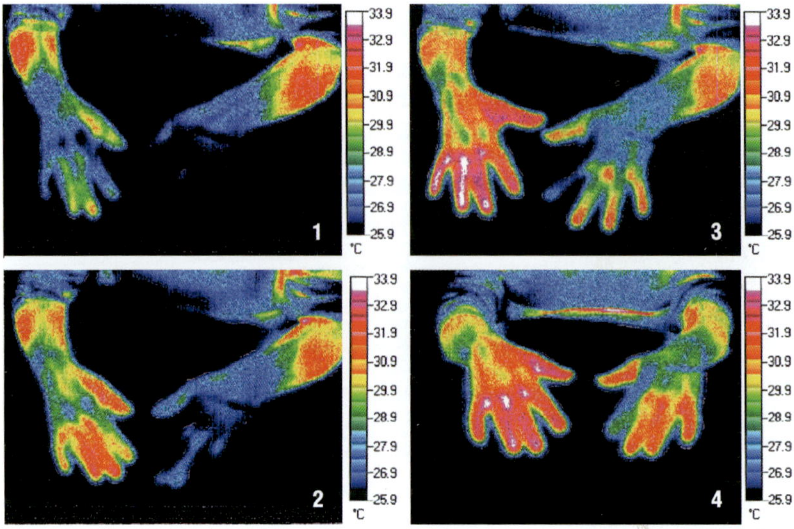

사진 5. 양쪽 손목에 손목터널증후군을 겪고 있는 치위생사의 적외선 사진이며, 팔꿈치 아랫부분인 아래팔에 건염이 있다. 산재 보상 물리치료를 매주 세 번, 카이로프랙틱 치료도 매주 세 번씩 받고 있다. 손가락이 아프고 차갑고 뻣뻣하며 손목이 아프다. 아래팔의 염증으로 손가락에 혈액 순환이 나쁘다. 접지 전 상태인 1번 사진을 보면 혈액순환이 원활하지 못해 손목과 손가락이 차갑게 나타난다. 아래팔 윗부분에 나타난 염증 징후에 주목하라. 접지 6분째인 2번 사진을 보면 오른쪽 손가락에 혈액 순환이 좋아지고 손가락이 따뜻해지기 시작했다. 접지 11분째인 3번 사진에서는 오른쪽 손가락과 손목에 혈액순환이 꾸준히 좋아지고 있고, 왼쪽 손가락도 호전되기 시작했다. 접지 16분째인 4번 사진에서는 양손의 증상이 뚜렷하게 개선되었다. 아래팔 윗부분의 온도(염증)가 내려간 것에도 주목하라.

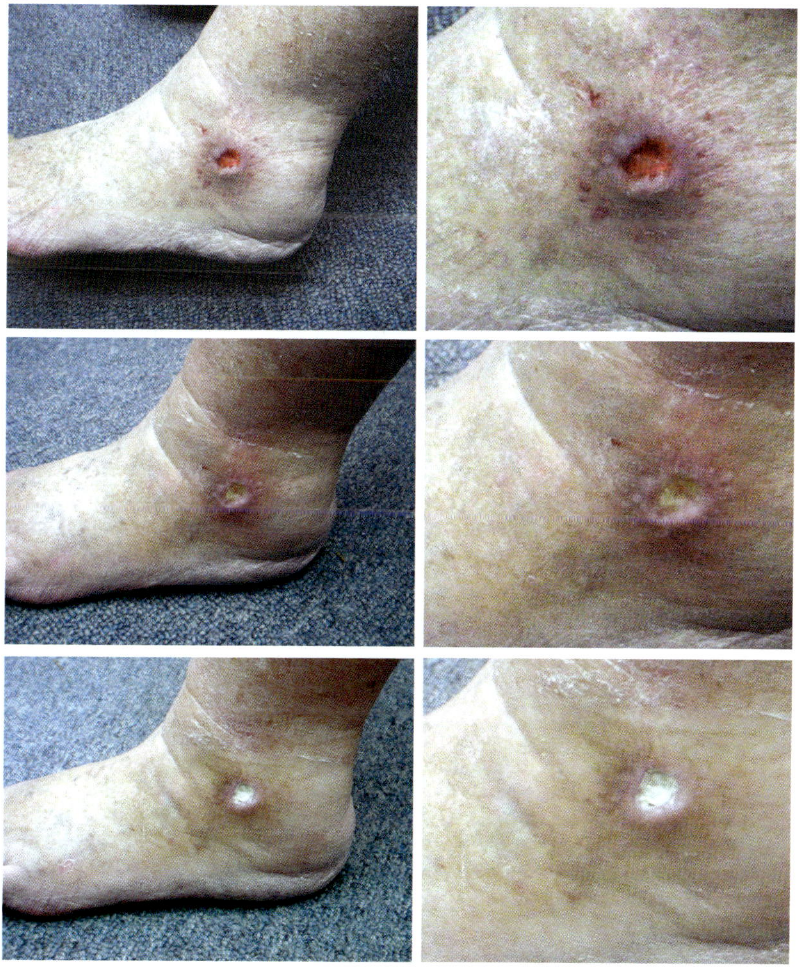

사진 6. 84세 여성으로, 8개월 동안 아물지 않았던 개방창(열린 상처)이 빠르게 호전되고 있는 모습이다. 오른쪽 사진들은 왼쪽 사진들을 확대한 것이다. 상단의 두 사진에서 개방창과 연한 회색을 띄는 주변피부가 보인다. 일주일 후에 찍은 가운데 사진에서는 상처가 상당히 나았고 혈액순환도 좋아졌음을 피부빛에서 알 수 있다. 2주 후에 찍은 하단 사진에서는 상처가 다 나았고 피부빛도 훨씬 건강해졌다. 매일 30분씩 편안하게 앉은 자세에서 전극패치로 접지했다. 왼쪽 발목 근처에 생긴 이 상처는 부츠 때문이었다. 한두 시간 정도 부츠를 신고 난 뒤 물집이 생겼고, 그 후로 상처가 아물지 않고 개방창으로 진행되었다. 전문 창상센터에서 다양한 치료를 받아봤지만 소용없었다고 한다. 실핏줄이 퍼져있는 모습에서 혈액순환이 나쁘다는 것을 알 수 있다. 처음 봤을 때 환자는 약간 절뚝거렸고 통증이 있다고 했다. 30분 동안 접지하고 난 뒤 통증이 뚜렷하게 줄었다고 했다. 매일 접지한 지 일주일 후 통증이 80% 감소했다고 말했고 다리를 절지 않았다. 2주 후에는 통증이 전혀 없어졌다고 전했다.

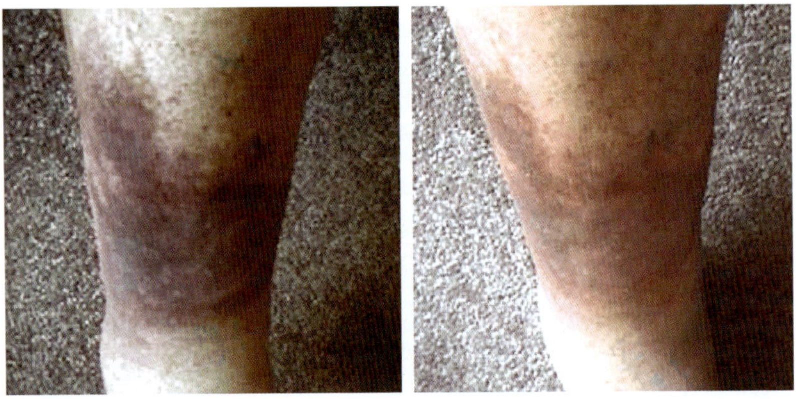

사진 7. 당뇨병성 신경병증을 앓고 있는 47세 남성에게 나타난 수면 접지의 효과. 왼쪽 사진은 치료 전에 오른쪽 정강이 아랫부분을 촬영한 것이다. 양 발에 전극패치를 붙이고 전도성 침대 패드에 누워 3일 밤 동안 수면 접지한 뒤 통증이 상당히 완화되고 수면 문제가 개선되었다고 전했다. 7일 후 찍은 오른쪽 사진에서는 염증과 불그스레한 기미가 뚜렷하게 줄고 혈액순환이 좋아진 것을 알 수 있다. 또한 훨씬 더 활기차고 기운이 나며 전체적으로 몸이 건강해진 느낌이라고 전했다.

7장
퍼즐이 맞춰지다

가에탕 셰발리에는 서던 캘리포니아 생물물리학자이자, 인체의 전기 '배선'을 전문적으로 연구하는 전기생리학자다. 2008년 여름 그는 어싱이 인체의 각종 생리적 기능에 미치는 영향을 연구했다. 본 연구에 앞서 연구의 설계를 검증해보는 예비연구를 실시하기 위해 그는, 보호관찰관으로 있다가 은퇴한 한 친구를 '실험대상'으로 삼고 실험실로 불렀다. 보통 거실에서 쓰는 것과 비슷한 안락의자에 피험자를 편안하게 기대어 앉도록 한 뒤 접지시킬 계획이었다. 친구가 의자에 앉자 클린턴 오버가 그에게 말을 걸었다.

"이야기를 나눈 지 몇 분쯤 지났을 때 친구가 관절염 때문에 손이 아프다는 말을 했습니다. 저도 처음 듣는 이야기였습니다."라고 셰발리에 박사는 그때 일을 이야기했다. "그러자 클린턴이, 견딜 수 없이 아픈 정도를 10이라고 했을 때 0에서 10 사이에서 현재 통증이 어느 정도인지 물었습니다."

"친구는 왼쪽이 8, 오른쪽이 9라고 했습니다."

"클린턴이 친구의 양 손바닥에 전극 패치를 붙인 뒤, 야외에 있는 접지봉과 연결된 선을 똑딱단추로 전극 패치에 붙였습니다. 그러고는 다시 이야기를 나누다가 30분쯤 뒤 지금은 통증이 어느 정도인지 물었습니다."

"그러자 친구 얼굴에 놀란 기색이 역력하더군요. 통증 수준이 확 줄었다는 것을 문득 깨달은 겁니다. 왼손은 2, 오른손은 3이라고 대답하면서 '이 정도로 안 아프기는 정말 오랜만이야. 신기한 걸.' 이라고 했습니다."

셰발리에 박사는 한 요가 강사한테서도 비슷한 일이 있었다고 했다. 그 요가 강사는 양쪽 엄지손가락에 관절염이 심해서, 컵 따위를 집어 들면 별안간 격심한 통증이 팔로 방사되면서 자기도 모르게 물건을 놓쳐 버린다고 했다.

"그 요가 강사도 실험실에 와서 30분 동안 접지를 했습니다. 실험실을 나갈 때 물어보니 손에 통증이 없다고 했습니다. 매주 요가 시간에 그 강사를 보는데, 몇 달 후에 그녀가 엄지의 통증이 완전히 없어졌다고 말했습니다. 지금은 매일 적어도 30분씩 해변에서 산책을 하고, 잘 때도 접지를 한다고 들었습니다."

이 같은 일은 어싱 연구를 막 시작했을 때부터 비일비재하게 있어왔다. 연구 초반에 나타난 긍정적인 결과에 힘입어 접지가 인체 및 인체의 복잡한 내부 시스템에 어떻게 영향을 미치는지 더욱 깊이 연구하게 되었다. 그리고 최초의 어싱 실험이 있은 후 십년이 지난 지금, 여전히 연구는 진행 중인 가운데, 이 같은 놀라운 이야기를 인류 건강에 큰 영향을 미칠 다차원적 가설로 발전시키기에 이르렀다. 이 장에서 우리는 더없이 놀라우면서도 지극히 중요한 연구결과를 발표하고자 한다.

어싱의 기본

2005년에 발표된 전기 공학자 로저 애플화이트의 연구에서 의미 있는 사실이 두 가지 확인되었다.

1. 인체가 접지되면 땅에서 몸속으로, 또 몸속에서 땅으로 전자가 이동

한다. 그 결과 인체가 지구와 동일한 음전하 전위로 유지된다. 우리는 이 같은 자유전자의 유입으로 체내 염증이 억제된다고 가정한다.

2. 접지는 인체에 미치는 전자기장의 영향을 크게 감소시킨다.

이 연구는 어싱의 몇 가지 기본적인 물리작용, 특히 인체가 지구 표면의 진동에너지를 전도시키는 자연적인 도체라는 것을 입증한다. 이 같은 연구에 대해 설명하자면 전기공학 용어를 사용하지 않을 수 없다. 하지만 가능한 한 단순하게 정리하도록 최선을 다하겠다.

애플화이트는 최첨단 전자산업에서 쓰이는 정전기 방전 시스템 설계 전문가다. 〈유럽 생물학 및 생체전자기학European Biology and Bioelectromagnetics〉지에 발표된 그의 연구에는 접지 상태와 비접지 상태에서 각각 인체를 전기적으로 측정한 결과가 실려있다. 접지는 전도성 전극패치를 몸에 붙이거나 전도성 침대시트 위에 눕는 식으로 이뤄졌다.

내장된 저항을 거치면서 전압이 감소하는 현상(오실로스코프로 측정)을 확인함으로써 접지되는 동안 인체와 대지 사이에 전자 교환이 일어난다는 사실이 충분히 입증되었다.

특별히 설계된 고임피던스 측정장비를 사용하여 인체가 접지 상태일 때와 비접지 상태일 때 각각 60Hz 전자기장으로 인체 전위(단위: 볼트)가 얼마나 생성되는지 측정했다. 어싱은 전극패치와 침대시트 두 경우 모두에서, 직접적인 주변 환경에서 유도된 전위를 즉각 최소 70배 이하로 감소시켰다. 그림 7-1에 이런 폭락효과가 그래픽으로 나타나있다.

따라서 대지와의 연결은 유익한 전자를 제공하는 '출처' 역할을 하는 동시에, 주변 전기장으로 체내에 전위가 유도되는 것을 방지하는 '차폐' 역할을 하는 것으로 밝혀졌다.

어싱은 전자기장을 물리친다

최근 과학계와 언론매체에서는 인위적 전자기장에의 노출이 건강에 미치는 영향을 둘러싸고 논의가 분분하다. 이 문제에 대한 관심이 확산됨에 따라 접지와 관련해서 이 주제를 잠시 살펴보고자 한다.

모든 사람은 인공적으로 발생된, 보이지 않는 전자기장에 둘러싸여 있다. 전자기장은 집, 사무실, 야외 어디에나 존재하며 주로 송배전 때문에 발생한다. 북미 지역의 경우 송배전 시스템에서 60Hz로 진동하는 전자기장이 발생한다. 벽 안에 있는 전기배선에서도 전자기장이 발생한다. 콘센트에 가전제품의 플러그가 꽂혀있지 않아도 그러하다. 전자기장의 간섭으로 인체에 생성되는 전위는 전자기장의 강도에 따라 사람, 장소마다 다르다. 인체가 접지되지 않은 상태에서는 체내에 있는 전자(혹은 전하를 띤 입자)가 가까운 주변 환경에 존재하는 전자기장과 반응하여 비정상적으로 동요된다. 반면 접지된 상태에서는 땅속 전자 덕분에 인체가 그 같은 동요로부터 차폐된다. 전자기장이란 전기장과 자기장을 합친 말인데 이 둘이 어떻게 다르고 인체에 미치는 영향에서는 어떤 차이가 있는지는 부록 B '어싱의 물리작용'에 설명되어 있다.

60Hz 환경에서 전도성 패치로 접지한 효과

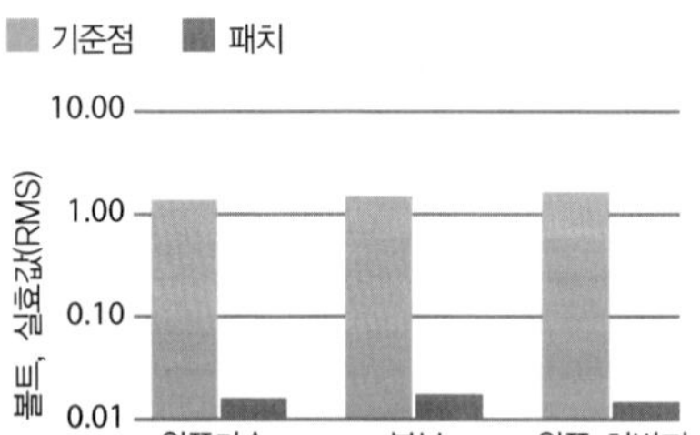

왼쪽가슴	복부	왼쪽 허벅지
1.24	1.30	1.32
0.017	0.019	0.016

그림 7-1.

접지 전(기준점)과 접지된 동안에 각각 세 군데의 신체부위에서 주변 전기장에 의한 전위를 측정한 결과 큰 차이가 나타났다.

어떤 사람은 전자기장에 굉장히 예민해서 심각한 피해를 입기도 한다. 이 '전자파 과민증'의 메커니즘은 아직까지 밝혀지지 않았다. 지금까지 밝혀진 전자기장의 영향도 사실 실제 노출 수준보다 최소 50배 이상 강한 수준에서 측정된 것이다. 그럼에도 불구하고 우리는 그러한 전자파 과민증이 실재하는 현상이며, 현대적인 생활방식 때문에 인간이 자연적인 접지 상태에서 벗어나 대지와 분리된 것과 직접적인 관련이 있다고 생각한다. 심한 전자파 과민증으로 고통 받다가 어싱으로 증상이 완화된 사례 두 가지가 10장에 실려 있다. 우리가 보기에 비접지 상태에 있는 인체는 무작위적인 주변 에너지의 폭풍에 '휩쓸려' 이리저리 흩날리는 나뭇잎처럼 불안정하게 작동한다.

좀 전에 언급한 애플화이트의 연구에서 우리 몸이 땅과 직접 접촉해 있으면 전자공해로부터 근본적으로 차폐된다는 사실이 밝혀졌다. 이 연구결과는, 기초 물리학에서 일반적으로 받아들여진 사실(105쪽 글상자 '어싱의 우산효과' 참고)과도 일치할 뿐 아니라 우리가 코르티솔 연구 과정에서 알아낸 사실(4장에서 설명)과도 부합한다. 그 실험에서는 12명의 실험참가자들을 수면 접지시켰으며 침대 주변의 전기 배선 혹은 전선에서 방출되는 전기장으로부터 인체전위가 얼마나 유도되는지 접지 전후로 측정했었다.

침대 머리맡에 스탠드, 시계, 라디오 등을 놔두고 잠을 자면, 전원이 꺼져있더라도 전선 주변으로 전기장이 형성되며 그 전기장이 우리 몸에까지 와 닿는다는 사실을 대다수가 모른다. 실험참가자들의 방에서 전압기로 측정해본 결과 접지 전 인체전위는 평균 약 3.3볼트였다. 실험참가자가 접지패드에 누워 자자 수치가 대폭 낮아져 평균 0.007볼트를 기록했다. 이처럼 극명한 차이 및 접지의 보호 효과가 표 7-1에 정리되어 있다.

표 7-1. 실험참가자들이 각자의 방에서 침대에 누웠을 때 몸에 생성된 전기장 유도 전압

실험참가자	접지 전 (볼트)	접지 후 (볼트)
1	3.94	0.003
2	1.47	0.001
3	2.70	0.004
4	1.20	0.002
5	2.70	0.005
6	1.67	0.005
7	5.95	0.008
8	3.94	0.008
9	3.75	0.010
10	2.30	0.009
11	5.98	0.020
12	3.64	0.006
평균	**3.27**	**0.007**

우리의 결론은 런던 왕립대학교 및 워싱턴 대학교 환경 · 산업보건학과 연구팀이 내놓은 연구결과로도 다시 한 번 입증된다. 2007년 보고서에서 그들은 사무 환경에서 측정한 결과 실내에서 전기 에너지에 장기간 노출되면 감염, 스트레스, 퇴행성 질환의 발생위험이 높아지고, 산소흡수율과 활력이 저하되었다고 밝혔다. '대부분의 사람들이 현재 일정하게 노출되는 전자기적 환경은 지난 몇 세기 사이 급격히 변화하여, 자연 상태의 전자기적 환경과 유사점을 거의 찾을 수 없을 정도가 되었다.' 라고 적었다. '특히 자연적으로 존재하는 유익한 전자기 현상과 인간을 갈수록 분리시키는 것, 다시 말해 합성물질의 존재는 강한 전하를 유도해 사람을 전기장과 극성에 점점 더 많이 노출시킴으로써 많은 이들이 주로 시간을 보내는 곳의 전자기적 특성을 크게 바꿔놓았다.'

이 같은 전자공해의 잠재적 위험을 한층 더 조장하는 요소가 바로 '(인간을 비롯하여) 전도성 물체를 적절히 접지하지 않는 것' 이라고 연

어싱의 우산 효과

애플화이트의 연구를 통해 어싱에 주변 전기장으로부터 인체를 보호하는 효과가 있음이 입증되었다. 그 같은 효과를 다른 방식으로도 설명할 수 있는데 그것이 바로 우산 효과다.

지표면의 전기적 특성과 땅 에너지가 인체의 생명활동에 어떤 영향을 미치는지 간단히 살펴보자. 노벨상 수상자인 물리학자 리처드 파인만은 1960년대 초 유명한 그의 저서 『물리학 강의』에서 대지의 미세한 에너지를 설명했다. 우리도 앞서 확인했다시피 지표면은 전자가 풍부하고, 그래서 음전하를 띤다. 맑은 날 야외에서 신발을 신고 있거나 부도체(나무나 비닐 장판 따위) 위에 서있으면, 키가 175cm라고 가정했을 때 대지와 머리 꼭대기 사이에 약 350볼트의 전위차가 존재한다(A). 대지는 약 0볼트임을 기억하라.

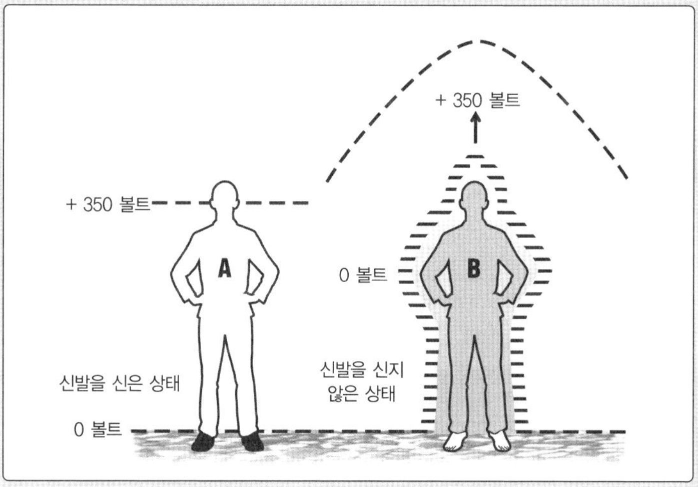

그림 7-2. 어싱의 우산 효과

이런 의문이 들 수도 있다. '머리부터 발끝까지 전위차가 350볼트나 된다면 바깥에 나갔을 때 쇼크를 받아야 하는 것 아닌가?'

그러나 그런 일이 없는 까닭은 공기의 전기전도성이 비교적 낮아서 사실상 전류가 흐르지 않기 때문이다. 야외에서 맨발로 서 있으면(B) 접지된 상태가 된다. 즉 머리부터 발끝까지 전신이 지구 표면과 전기적으로 연결된 상태라는 뜻이다. 인체는 상대적으로 전기전도성이 높다. 그래서 사람의 피부와 지구 표면이 서로 이어져서 동등한 전위를 띤 하나의 표면처럼 된다.

B처럼 접지된 상태에서는 전하를 띤 부분이 머리 위쪽으로 밀려나 있음에 주목하라. 이런 차폐효과는 사람, 개, 나무 등 땅과 직접 접촉하는 모든 물체에 존재한다. 원래는 모든 물질이 자연적으로 존재하는 지구 전기장의 보호 우산 안에 놓여 있었다. 집안이나 사무실 등 실내에서도 어싱 패드 같은 어싱 장치에 연결되어 있으면 이런 보호 효과가 발생한다.

구팀은 밝혔다. 전자기장, 접지 부족, 위험성이 큰 거주 · 근무 환경 등의 잠재적 위험에 대한 전문적 내용은 부록 B(소제목 '고층 생활—전압 · 접지 · 건강 간 상관관계?')를 참조하라.

어싱은 두뇌와 근육에 독특한 전기적 기능을 만들어낸다

2003년, 캘리포니아 인간과학 연구소의 전기생리학자 가에탕 셰발리에와 카주히토 모리는 어싱이 신경계 기능에 미치는 영향을 연구했다. 건강한 성인 지원자 58명을 대상으로 무작위배정, 이중맹검 실험에서 두뇌와 근육의 미세한 변화를 측정했다. 실험참가자를 안락의자에 편안하게 앉게 한 뒤 전도성 전극패치를 발바닥에 붙였다. 참가자 중 절반은 실제로 접지됐다. 즉 전극패치에 연결해서 문 밖으로 빼낸 선을 실제로 접지봉에 연결함으로써, 야외에서 맨발로 있는 것과 동일한 효과를 주었다. 나머지 참가자들은 접지되지 않았다. 똑같이 전극패치를 붙였지만 선을 외부 접지봉에 연결하지 않았다. 우선 기준점을 얻기 위해 실험

전 30분 동안 (두뇌와 근육의 미세한 변화를) 관찰했고 곧바로 다음 30분 동안은 접지 혹은 '가짜' 접지 상태에서 다시 관찰했다.

가짜 접지 그룹은 대조군으로 쓰였다. 그렇게 한 목적은, 실험 결과가 단지 편안한 의자에 앉아서 쉬었기 때문이 아니라 실제로 어싱 때문인지를 확인하기 위해서였다. 무작위배정 실험은 이중맹검법이다. 말하자면 실험참가자도, 연구자도 어느 그룹이 정말 접지된 그룹인지 모른다는 뜻이다. 맹검법은 여러 연구 분야에서 주요하게 쓰이는 실험 방법이다. 실험에서 얻은 데이터를 모두 기록하고 난 다음에야 연구자들은 누가 접지된 그룹인지 확인하고 결과를 비교 · 분석한다.

뇌전도는 뇌에서 나오는 전기 신호를 두피에서 측정하여 기록한다. 비정상적인 결과가 있으면 간질이나 발작을 의심해볼 수 있다. 근전도는 근세포에서 발생하는 전압을 측정한다. 이 연구에서 근전도 전극을 부착한 부위는 목 양 옆으로 큰 어깨근육(목과 어깨의 넓고 평평한 마름모 꼴 근육인 승모근) 위였다.

뇌전도 및 근전도 결과에서 접지가, 단 30분만으로도, 뇌와 근육의 전기적 활동에 뚜렷한 영향을 미치는 것으로 나타났다. 사실 극적인 변화는 어싱을 하자마자 곧바로(2초 만에) 나타났다.

두뇌에서는 사고와 관련된 좌뇌에서 뚜렷한 변화를 보이면서 모든 주파수대에서 활성도가 전반적으로 감소했다. 따라서 어싱은 산만한 정신을 진정시키는 것으로 보인다.

근육에서는 매우 흥미로운 결과가 두 가지 있었다.

1. 근육의 긴장도가 높았던 실험참가자는 접지 후 근긴장도가 감소했다(전극 부착지 두 군데 모두). 근긴장도가 낮았던 실험참가자는 근긴장도가 증가했다. 이는 접지가 근긴장도를 정상으로 회복시킨다는 것을 시사한다. 이 결과는 예전에 코르티솔 연구에서 밝혀졌던 코르

티솔 수치 정상화 효과와도 일맥상통한다.

2. 접지되지 않은 실험참가자와는 달리 접지된 실험참가자는 진동이 크고 매우 느려졌다(사람에 따라서 1번 진동이 20초에서 40초 사이). 이 같은 진동패턴은 생리학 연구에서 지금까지 한 번도 관찰된 바 없다.

근육을 포함해서 인체는 모두 전기적으로 작동된다는 것을 기억하라. 신경 충격nerve impulse이 전달되면 근섬유가 수축한다. 근육이 수축하면서 전기 및 작은 기계적 진동이 발생하고 그 결과 피부 표면 전위의 주파수에 변동이 생긴다. 근전도는 바로 이 전기 '노이즈'를 측정한다. 진동이란 근육 수축으로 규칙적으로 전기가 발생함을 뜻한다. 마치 여러 사람이 질서 없이 무리지어 걷는 모습과 일개 군단이 일렬종대로 행진하는 모습의 차이라고도 할 수 있다. 군단은 무작위적인 무리보다 일관성이 크다. 즉 어싱을 통해 근육이 더욱 질서정연하고 효과적으로 기능하게 됨을 시사한다.

이 같은 결과가 나오자, 전기적 일관성이 높다는 것이 곧 근육이 피로를 느끼지 않고 더 오랫동안 큰 힘을 발휘한다는 의미인지 알아보기 위한 추가실험이 필요해졌다. 13장에 한 중년의 파워리프팅 선수를 비롯해서, 접지한 운동선수들의 기량이 향상된 사례가 나와 있다. 근육 기능 향상은 운동선수 차원을 넘어 일반인과도 관련 있다. 대개 나이가 들면 근력이 약화되는데 일상생활에서 어싱을 통해 근육 '유효기간'을 연장할 수 있는 길이 열리기 때문이다. 우리는 지금까지 접지된 피험자를 대상으로 한 연구가 없었기 때문에 한 번도 관찰된 적이 없었을 뿐, 사실 그런 상태야말로 정상적인 근육 기능이라고 생각한다! 하지만 그런 문제는 차치하고 어찌 됐든 전체 결과를 통해 접지가 스트레스 및 긴장을 완화하며 교감신경 항진을 가라앉히고 부교감신경을 활성화하여 자율신경의 균형을 바로잡는 것으로 밝혀졌다. 이 연구결과는 2006년에 『유럽 생물학 및 생체전자기학』지에 발표되었다.

어싱은 주요 경맥에 '에너지를 불어넣는다'

맨발로 걸으면 발바닥의 앞부분이 땅에 닿는다. 동양의학적으로 이 부분에는 용천혈이 있다. 이 자리는 지기地氣, 즉 땅 에너지의 흡수처이며 족태양방광경과 연결된다. 방광경은 간, 횡격막, 심장, 폐, 뇌 등 주요 기관과 신체 부위를 지나며, 등의 정중선인 독맥의 한 지점과도 만난다.

좀 전에 설명했던 전기생리학 연구 두 번째 단계에서 셰발리에 박사와 모리 박사는 앞서와 동일한 실험참가자 58명을 접지 전과 접지 상태에서 각각 30분씩 관찰했다. 전극패치를 용천혈에 붙여 맨발로 땅에서 걷는 것과 같은 효과를 주었다(그림 7-3).

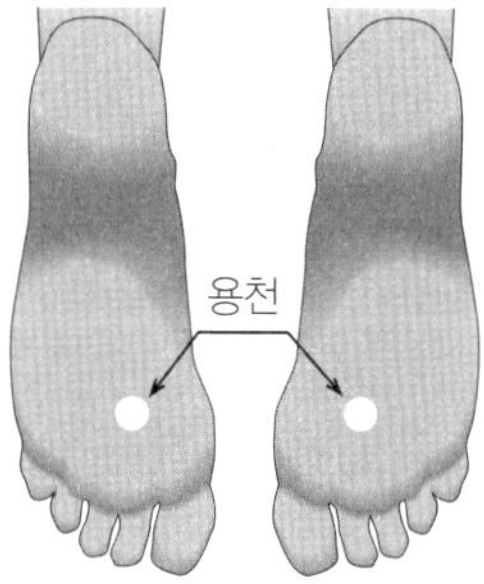

그림 7-3. 용천혈

각 참가자를 전기장치에 연결하여 20군데 이상의 경혈에서 미세한 전기적 반응을 측정했다. 어싱하는 동안 염증 완화, 내장 기관 활성화를 의미하는 측정결과를 얻었다. 이 같은 사실은 앞선 연구에서 밝혀진 염증 및 내장기관 긴장 완화와 부교감신경 활성화 효과를 다시 한 번 뒷받침한다.

이 연구는 땅에서 몸으로 전자의 이동 통로가 물을 관리해서 전도성이 큰 경맥(신경, 방광경)과 여러 기관과 신체 부위를 지나는 용천-방광경 '라인'이라는 것을 시사한다. 이 연구는 2007년 『미세 에너지와 에너지의학Subtle Energy and Energy Medicine』지에 발표되었다.

심혈관계, 호흡계, 신경계 기능 향상

우리 몸을 대지에 연결한다고 해서 다된 건전지가 다시 충전되는 것과 같은 효과는 없지만 통증 완화나 피로회복에 무척 빠른 효과가 있는 것만은 분명하다. 대개 어싱 시작 20~30분 안에 치유반응이 느껴지기 시작하며 통증 완화는 그보다 훨씬 빨리 느낄 수 있다.

어싱 속도를 알아보기 위해 셰발리에 박사는 접지 전과 40분간 접지해있을 동안, 그리고 접지 후에 각각 실험참가자들의 생리적 반응을 측정했다. 18세에서 80세 사이의 건강한 남녀 28명이 실험에 참가했다. 발바닥과 손바닥에 전극패치를 붙여서 접지시켰다. 또 비교를 위해 비슷한 시간 동안 가짜 접지를 하면서 생리반응을 측정했다.

실제로 접지됐을 때 나타난 결과는 다음과 같다.

- 피부의 전기전도성 즉각 감소(몇 초 만에). 이는 부교감신경이 즉시 활성화됐음을 의미한다. 피부 전도성 측정은 신경계 기능을 검사할 때 널리 쓰이는 방법이다. 이 결과는 접지가 스트레스를 감소시키고 수면을 돕는다는 우리의 해석을 뒷받침한다.
- 호흡수 증가, 혈중 산소포화도 안정, 심박수 다소 증가. 이러한 변화는 접지 시작 후 약 20분 경과했을 때 나타났으며 치유반응이 시작되면서 산소요구량이 많아지기 때문으로 사료된다. 효율적인 산소소비 징후는 접지 상태 내내 지속되었으며 접지 중단 후에도 최소 10분 이상 유지되었다. 이 결과는 놀랍게도 어싱과 그 치유 반응이 대사 작용과 관련 있음을 뜻한다. 우리는 상처부위나 급성 염증 부위처럼 재생작용이 일어나는 곳에서 대사 작용이 가장 많이 증가하며 대사 작용 증가는 치유반응의 출발점이라고 가정한다. 흥미롭게도 접지를 중단하는 즉시 혈중 산소포화도가 불규칙해지고 호흡수는 약간

더 증가했다. 이 반응은 우리 몸이 대지에서 '플러그를 뽑는' 것을 싫어한다는 것으로 해석된다.

40분간 접지상태에서 나타난 긍정적인 측정치는 접지를 중단하자(약 10~20분 후) 다시 접지 전 수준으로 돌아갔다. 이 연구는 2010년 〈대체보완의학저널〉에 발표되었다.

강력한 외상 치유 효과 : 염증 감소, 신속한 회복

누구나 한 번쯤은 평상시보다 운동이나 일을 많이 한 뒤 근육이 단단히 뭉치고 아팠던 경험이 있다. 흔히 '알뱄다'고 하는 이 증상은 정확하게는 지연발생근육통Delayed onset muscle soreness, DOMS이라고 하며 평소에 하지 않던 운동을 갑자기 과도하게 한 결과 발생하는 것으로 잘 알려져 있다. 쉽게 말해서 무리했기 때문이다.

회복 기간을 단축하는 방법은 아직까지 없으나 마사지, 수水치료법, 침술로 통증 완화는 가능하다고 알려져 있다. 이 근육통은 강도 높은 운동으로 근육에 무리가 가서(즉 근섬유에 미세한 손상이 누적되어) 조직에 급성 염증이 생기는 현상이며 24~48시간 동안 나타난다. 간혹 98시간 넘게 지속되기도 한다.

어싱이 급성 염증에 어떤 영향을 미치는지 알아보기 위해 이 근육통을 중심으로 연구가 이뤄졌다. 20~23세의 건강한 남성 8명에게 각자 체중의 1/3에 상당하는 바벨을 어깨에 올린 상태에서 발꿈치를 들었다 내리기를 반복하게 했다. 종아리의 근육 조직을 손상시키고 확실히 근육통을 유발하기 위해 이처럼 강도 높은 운동이 계획되었다. 각 참가자들은 월요일 아침에 개별적으로 이같이 운동한 뒤 그 주 동안 호텔에서 비슷한 수면 · 생활 패턴에 따라 생활하고 비슷한 식단을 유지하면서 신체 상태를 측정 받았다. 비교를 위해 실험참가자를 두 그룹으로 나눠 한 그룹은 한 주 내내 밤낮으로 실제 접지시켰고 다른 그룹은 가짜로 접지시켰다.

손상 조직 부분에 대한 MRI 및 MRS(자기공명분광법) 검사, 채혈, 적외선 체열 이미지 등 다양한 검사법을 이용해 객관적으로 실험대상자들을 분석했다. 또 근육통 부위인 종아리에서 통증을 어느 수준까지 견디는지 매일 측정했다. 혈압측정 밴드를 오른쪽 다리의 비복근(종아리에 있는 큰 근육) 주변에 두른 뒤 통증이 느껴질 때까지 서서히 압력을 올렸다. 또한 수면, 기분, 통증에 대한 주관적인 반응도 수집했다.

염증이 생기면 백혈구는 즉각 대응태세에 나선다. 백혈구 수가 증가하는 것이다. 접지되지 않은 그룹은 근육통과 통증 정도가 최고조에 달했을 시점에 해당 부위에 예상대로 백혈구 수가 대폭 증가했다(그림 7-4 참조). 이는 전형적인 염증반응이다. 반면 접지된 그룹은 백혈구 수가 약간 감소했는데 이는 염증이 거의 없고, 입증된 바로는 최초로, 회복시간도 단축되었음을 가리킨다. 운동 후 24시간, 48시간, 72시간이 지난 시점에서 두 그룹 간 백혈구 수의 차이는 각각 10%, 17%, 18%였다.

연구자들은 급성 염증, 지연발생근육통, 통증을 의미하는 일반적 지표 48가지를 관찰했다. 그 가운데 30가지 지표에서 실험 기간 내내 지속적으로 차이가 있었다.

이 연구 또한 2010년 〈대체보완의학저널〉에 발표되었다. 이 연구를 이끈 오리건 주의 저명한 운동생리학자이자 선수 트레이너인 딕 브라운 박사는 이렇게 말했다.

"한 가지 대단한 것은 통증 정도에 뚜렷한 차이가 있었다는 사실입니다. 접지된 사람들은 주관적인 느낌상 통증이 덜했을 뿐 아니라 혈압측정 밴드로 종아리에 압력을 가했을 때에도 실제로 더 높은 수준까지 통증을 견뎠습니다. 접지된 그룹은 종아리 통증이 덜한 것 같습니다.”

“그뿐만 아니라 백혈구 및 특정 성분에서도 뚜렷한 차이가 있었습니다. 이러한 결과는 분명 더 깊이 연구해볼 필요가 있으며, 현재 더 큰 실험집단을 대상으로 실험을 계획하고 있습니다.”

“이제는 제가 훈련시키는 선수들에게 무슨 수를 써서라도 접지하라

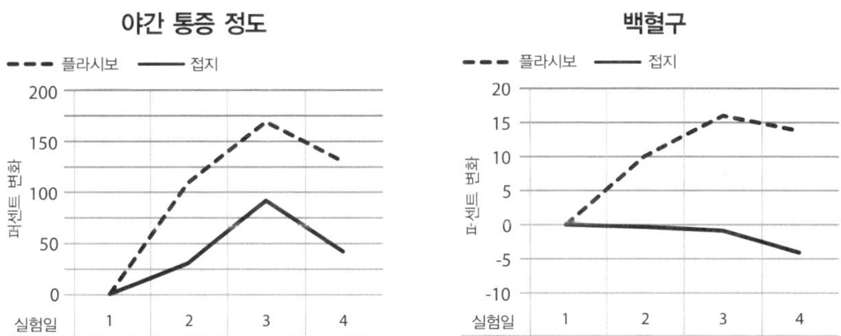

실험일	1	2	3	4
플라시보	0.00	113.79	172.41	127.59
접지	0.00	28.26	89.13	41.30

실험일	1	2	3	4
플라시보	0.00	9.66	15.97	13.87
접지	0.00	-0.45	-1.35	-4.05

그림 7-4. 지연발생근육통

비접지 그룹은 모든 측정요소에서 일관되게 높은 통증 수준을 보였다. 두 그룹은 매일 평균 85%의 차이를 보였다(왼쪽 그래프). 이를 뒷받침하는 현상이 백혈구 반응 감소이며, 이는 인체를 접지하면 염증이 감소함을 의미한다(오른쪽 그래프).

고 합니다. 선수들도 효과가 있다는 것을 알기 때문에 기꺼이 따릅니다. 우선 통증이 덜해지니까 훈련을 꾸준히 할 수 있게 되고 회복도 빠릅니다. 이건 사소한 문제가 아닙니다. 기량을 높이려면 꾸준한 연습이 무엇보다 중요하니까요.”

“제가 접지의 효과를 개인적으로 경험한 것은 2009년 오른쪽 무릎에 인공관절 수술을 받았을 때였습니다. 몇 년 동안 강도 높은 신체활동을 계속하다보니 그렇게 됐지요. 이번이 두 번째 수술이었고, 첫 번째 수술은 10년 전에 받았습니다. 주관적으로 느끼기에 이번에는 회복이 좀 빨

랐던 것 같습니다. 수술 후 5주째에 검사차 병원에 갔을 때에도 의사가 제 다리와 동작을 보고는 '수술 5주째인데 회복 수준으로 보면 3개월은 지난 것 같습니다.' 라고 했습니다. 의사는 움직임이나 상처 치유, 붓기 등을 보고 말한 겁니다. 제가 재활치료에 대한 지식이 있어서 그런 것도 있지만, 접지도 분명 도움이 됐다고 생각합니다. 긍정적인 효과가 있었어요."

"저는 수면 접지를 하고 국소적으로 접지 전극패치도 사용합니다. 수술받기 전에는 아픈 무릎에 패치를 붙이면 확실히 통증이 덜했습니다. 일정이 빠듯해서 일 년 가까이 수술을 미루고 있었는데 밤이면 통증이 무척 심했습니다. 그래서 접지 시트에서 잤더니, 숙면에도 좋았습니다. 통증은 전극패치로 한결 더 가라앉았고요."

브라운 박사의 연구에서 면밀한 과학 실험을 통해 염증 감소 효과가 입증됐고, 염증과 부상이 일상화된 스포츠 세계에서 어싱이 각광받는 까닭이 밝혀졌다. 한마디로 땅에 연결되면 몸이 달라진다(그리고 빨리 낫는다). 어싱은 곧 강력한 치유다.

대사증후군 위험 감소

대사증후군은 비만, 당뇨, 심혈관 질환에 앞서 나타나는 위험신호와 같으며 현재 가파른 증가 추세에 있다. 현재 진행 중인 동물 연구의 초기결과에 따르면 어싱은 인간의 대사증후군과 관련된 각종 생화학 요소를 뚜렷이 개선시킨다. 이 동물연구에서 관찰한 물질은 염기성 인산분해효소alkaline phosphatase, 중성지방triglycerides, 혈당, CRP(앞 장에서 설명했듯 일반적인 만성 염증 지표)이다.

이들 물질의 수치가 접지된 동물에서는 현저히 낮았다. 이는 곧 대사증후군의 위험이 낮아졌음을 가리킨다. 지연발생근육통 연구에서처럼 백혈구 수도 낮았다.

이 실험은 건강한 쥐 30마리씩 두 그룹을 대상으로 했다. 한 그룹은 접지 매트를 깐 우리 안에 넣고 다른 그룹은 접지 매트를 깔지 않은 우리에 넣었다. 그런 다음 혈액샘플을 매달에 한 번씩 6개월간 채취하여 분석했다. 접지를 계속할수록 결과가 꾸준히 향상되었다. 이 연구결과는 2012년에 발표될 예정이다.

앞서 인간을 대상으로 한 실험에서 어싱이 심혈관계, 호흡기계, 신경계 기능 향상과 관련 있는 것으로 관찰된 바 있는데 그 연구에서 증명된 대사 작용 증가와 이번 동물실험의 결과는 일맥상통한다. 대사 작용이 활발해지면 대사증후군 발병 위험이 줄어든다는 것은 일리가 있다.

이 연구결과와 수년 동안 쌓아온 다른 연구결과들을 미루어 봤을 때, 비접지 상태에서의 생활이 대사증후군의 또 다른 중요한 원인이라고 추론할 수 있다. 오늘날 청소년들만 봐도 당장 알 수 있다. 감미료와 칼로리 함량이 높은 음료수와 저질 가공식품을 일상적으로 섭취하고, 앉아서 지내는 시간이 갈수록 많아지며, 아침부터 저녁까지 부도체인 운동화를 신고 있다. 따라서 청소년이나 성인에게 대사증후군을 일으키는 3대 요인은 아마도 부적절한 식단, 운동 부족, 접지 부족일 것이다. 생각해볼 문제다.

미국심장협회에 따르면 대사증후군은 다음과 같은 대사 장애를 특징으로 한다.

- 복부 지방 조직 과다
- 고지혈증—중성지방과 몸에 해로운 LDL 콜레스테롤 수치는 높고, 몸에 좋은 HDL 콜레스테롤 수치는 낮은 상태—혈관 벽에 침착물 축적을 유발한다.

어싱과 체중 감량? 어쩌면!

복부비만은 대사증후군을 특징짓는 주요 요소 가운데 하나다. 앞서 언급한 쥐 실험에서 복부비만은 측정된 바 없으나 예비시험 첫날과 그 후로 매달 한 번씩 혈액을 채취할 때 체중도 측정했다. '중년' 암컷 쥐로 구성된 두 실험그룹의 평균 체중 차이는 연구 시작시 1.2%에 불과했으나(우연하게도 처음부터 비접지 그룹이 접지 그룹보다 체중이 약간 더 나갔다) 그 후로 매달 꾸준히 증가하여 마지막으로 데이터를 얻었던 6개월째에는 3.7%까지 벌어졌다.

이는 비접지 그룹이 접지 그룹보다 6개월 후 체중이 2.6% 더 증가했음을 의미한다. 두 그룹에게 지급되는 먹이의 종류와 양은 같았다. 사소한 차이처럼 보이지만 이는 90kg인 사람이 2.3kg 증가한 것과 같다. 이 비율로 평생을 놓고 본다면 체중 차이는 더욱 크게 벌어질 것이다.

이 결과는 연구에서 나타난 생화학적 차이와 더불어 접지된 쥐가 접지되지 않은 쥐보다 대사 효율이 높음을 시사한다.

이러한 결과는 어싱이 인간에게도 체중 감소 효과가 있음을 의미할까? 알 수 없다. 그러나 더없이 설레는 전망이 아닐 수 없다. 아무 것도 하지 않고도 살이 빠진다고 상상해보라. 다이어트를 하는 사람들에게는 꿈같은 일이다.

- 고혈압
- 인슐린 저항성 혹은 당불내성glucose intolerance—인슐린이나 혈당을 적절히 사용하지 못하는 상태
- 혈전 형성
- 염증 직전 단계, 즉 체내에 염증 관련 화학물질(이를테면 높은 CRP 수치)이 존재하는 상태

어싱은 생리작용을 크게 개선한다

2010년에 영어로 어싱 단행본이 출간된 이후 두 명의 폴란드인 의사가 자연적인 대지 전위가 인체의 생리 작용을 조절하는 데 영향을 미치는지 알아보기 위해 일련의 실험을 실시했다. 심혈관 전문의인 카롤 소카우Karol Sokał 와 그녀의 아들인 신경외과의사 파베우 소카우는 폴란드의 어느 군병원에서 근무 중이다. 그들의 연구에서도 우리가 연구한 바와 마찬가지로 무척 흥미로운 결과가 나왔으며 2011년 『대체보완의학저널』을 통해 발표되었다.

연구자들은 12세에서 84세 사이의 피험자들을 대상으로 신체활동, 식단, 음료 섭취 등을 비슷하게 유지하는 가운데 이중맹검 실험을 실시했다. 다리 아래 부위에 구리판(30×80mm)을 위치시킨 뒤 자는 동안 떨어지지 않도록 붕대로 묶어서 고정했다. 그 구리판은 대지 위에 올려놓은 큰 구리판(60×250mm)과 도선으로 연결되어 있었다.

아무런 약을 복용하지 않은 피험자들을 하룻밤 동안 접지한 결과 혈청 내 미네랄과 전해질의 농도—철분, 칼슘이온, 무기인, 나트륨, 칼륨, 마그네슘—에 통계적으로 뚜렷한 변화가 있었다. 또 소변으로 배설되는 칼슘과 무기인의 양도 뚜렷하게 감소했다. 혈액과 소변 내 칼슘과 무기인 함량 감소는 골다공증과 직접적인 관련이 있다. 따라서 이 실험결과는 단 하룻밤 접지로도 골다공증의 주요 인자가 감소함을 의미한다.

또 다른 실험에서는 인슐린비의존형당뇨병 환자들을 일상적인 활동을 그대로 유지시키면서 72시간 동안 연속으로 어싱한 결과 공복 시 혈당이 낮아졌다. 이 환자들은 앞서 약 6개월 동안 항당뇨병제로 잘 관리되고 있었으나, 연구 기간 중에는 약을 그대로 복용하고 식단 및 운동관리를 했음에도 불구하고 혈당 조절이 만족스럽지 못했다.

세 번째 실험에서는 갑상선 병력이 없는 성인남녀 6명씩으로부터 혈액 샘플을 채취했는데, 단 하룻밤 접지로 갑상선 호르몬 T3의 수치가 뚜렷이 감소하고 티록신과 갑상선 자극 호르몬이 증가했다. 이 현상의 의미는 아직 명확하지 않으나 어싱이 갑상선 대사에 영향을 준다는 것은 분명해 보인다. 갑상선 약을 복용중인 많은 이들이 접지 시작 후 심계 항진과 같은 갑상선 항진증상을 보고했으나 이런 증상은 의사의 지시 하에 약 복용량을 줄이자 대부분 사라졌다. 일련의 되먹임조절을 통해 갑상선 호르몬은 성장, 발육, 신진대사, 체온, 심장박동 등 거의 모든 생리작용에 영향을 미친다. 어싱이 갑상선 기능에 미치는 영향에 대해서는 후속 연구가 필요하다.

또 다른 한 실험에서는 어싱이 백신 접종 후 기본적인 면역 반응에 미치는 효과를 관찰했다. 그 결과 감마 글로불린(혈장 단백질의 일종) 농도가 증가하는 것으로 나타남으로써 어싱은 면역 반응을 촉진시켰다. 이는 앞서 지연발생근육통 연구결과처럼 어싱과 면역 반응 간 상관관계를 확인한다.

폴란드 연구자들은 인체 접지가 인체의 생리작용에 영향을 미치며, '내분비계와 신경계를 조절하는 주요 인자' 일 수 있다고 시사함으로써 보고서를 마무리했다.

어싱 가설

지금껏 설명한 연구를 통해 단순하지만 중요한 사실이 밝혀졌다. 바로, 접지된 사람이 접지되지 않은 사람보다 신체기능이 향상된다는 것이다. 접지된 사람은 사실 완전히 다르다. 어싱을 집중적으로 연구하고 관련 논문을 발표해오던 두 명의 과학자가 흥미로운 어싱 가설을 제시했다. 바로 제임스 오슈만 박사와 전기생리학자 가에탕 셰발리에 박사다.

그들의 가설을 요약하면 이러하다.

수명 연장, 건강 증진

항노화의학은 적절한 에너지원과 전신을 순환하는 생명에너지를 복원 · 유지시키는 요인을 찾는 것이다. 이런 노력은 유사 이래로 계속되어왔으며 전혀 새로운 것이 아니다.

연구에 따르면 접지는 분명 건강과 질병 사이에서 미묘하게 균형을 유지하는 데 강력한 영향력을 발휘하고, 그 점에서 수명 연장과 건강 증진의 가능성을 내비치고 있다. 노화방지 가능성은 어싱의 가장 매력적인 장점 중에 하나다.

지배적인 노화 이론—자유라디칼에 의한 산화작용이라는 개념—은 1956년 네브래스카 대학교 데넘 하만Denham Harman 박사가 최초로 제안했다. 여기서 핵심은 자유라디칼에 의한 체내 손상이 축적된 결과 노화가 일어난다는 것이다. 자유라디칼은 DNA를 손상시켜 돌연변이와 질병을 야기한다. 자유라디칼은, 세포 안에 있는 일종의 '발전소'인 미토콘드리아의 대사과정에서 생겨나 미토콘드리아의 기능을 손상시키고 에너지 생산을 저해한다. 자유라디칼은 또 정상적인 효소 작용을 방해하는 화학 반응인 단백질 교차결합을 야기한다. 이것이 이를테면 피부 주름 등의 원인이 된다. 자유라디칼의 생성을 막을 길은 없다. 우리가 매 순간 들이마시는 공기, 먹는 음식 부스러기 하나하나가 모두 미토콘드리아의 에너지 생산에 이용되고, 그 과정에서 생기는 부산물이 자유라디칼이기 때문이다. 항산화물질이 풍부한 음식을 권장하는 까닭도 자유라디칼의 끊임없는 위협 때문이다.

주요 생물학적 기능 중 하나인 생체 매트릭스는 자유라디칼로부터 조직을 보호하도록 설계되어 있다. 인체에 내장된 자연적인 항산화 시스템인 것이다. 생체 매트릭스는 신체 곳곳으로 이어져 있고 어디에나 있다. 생체 매트릭스가 제대로 기능한다면, 그리고 인체가 땅에 접지되어 있다면 몸 안에 생성된 자유라디칼은 땅에서 유입된 전자로 중성화된다. 이 사실만으로도 누구나 되도록 오래, 밤낮으로 땅에 연결해 있어야 할 이유는 충분하다.

생체 매트릭스는 전신에 퍼져있는 전도성 섬유이며, 접지는 이 매트릭스와 무한한 자유전자의 보고인 땅을 하나로 연결한다는 점을 이해한다면 어싱에 막대한 항노화, 항산화, 항 '염증성노화' 효과가 있다는 것이 증명되리란 것을 알 수 있다. 장기간에 걸친 동물 실험을 통해 우리는 이 가설의 옳고 그름을 가릴 수 있을 것이다.

독일에서 이뤄진 한 연구에서는 생체 매트릭스를, 염증 반응 시 전자를 공급해서 전기적 균형을 유지하도록 설계된 체계적인 전자 저장고라는 관점에서 설명했다. 어싱은 생체 매트릭스를 다시 충전시키고 저장고를 최대한으로 유지한다. 땅에서 분리되면 그 저장고는 고갈된다.

'정상적'인 면역 반응의 새로운 정의

접지되지 않은 사람에게서 일반적인 전자 결핍은 면역기능을 약화·교란시키는 듯하다. 그러나 어싱으로 쉽게 정상 기능을 회복할 수 있다. 어싱 연구로 말미암아 '정상' 적인 면역 반응에 대한 정의를 사실상 완전히 새로 써야 할지도 모른다.

2장과 6장에서 설명한 바와 같이 질병에서 기초가 되는 염증은 생의학 연구의 초점이다. 만성 염증과 만성 질환은(소위 노화라는 질병도 포함해서) 밀접하게 관련되어 있다. 전형적인 염증반응은 쉽게 접근가능한 자유전자의 보고인 땅에서 분리된 결과 발생한 이상 상태일 수 있다. 인체가 대지에 연결되어 있으면 일반적인 염증 증상이 대폭 감소하거나 없어진다. 그중에서도 특히 통증이.

상처 치유 촉진

조직이 손상되면 그 주변으로 '염증 바리케이드'가 형성되어 그 안에서 면역계가 병원균과 손상된 조직을 제거한다. 그러나 이 면역 과정에서 생긴 자유라디칼은 그 부위 밖으로 퍼져나가 주변의 건강한 조직을 공격해 만성 염증을 초래할 수 있다.

어싱 연구를 보면 자유전자는 그 바리케이드를 뚫고 들어가 염증 '주머니' 속에 축적된 자유라디칼을 중화시키는 것으로 보인다. 이로 인해 치유가 촉진되는 듯하다.

'정상적'인 생리 작용의 새로운 정의

인체는 접지되는 즉시 생리적으로 유익한 변화가 일어난다. 발바닥과 손바닥에 전극패치를 붙여 실험한 여러 연구에서, 대지에 연결된 순간 각종 생리적 요소에서 급격한 차이가 나타남을 확인할 수 있었다.

앞으로 과학적 연구조사가 계속되면 다른 수많은 생리적 변화가 추가로 밝혀질 것이다. 그렇게 되면 정상적인 생리작용의 정의를 다시 써야 할지도 모른다.

체내 전기적 안정 회복

인체는 모든 자동조절·자가치유 시스템이 정상적으로 기능할 수 있도록 체내 전기적 안정을 유지하기 위해 지구의 전기 에너지(접지)를 활용하면서 진화해왔다. 그러나 현대적인 삶의 방식으로 인해 대다수

시간 동안 대지로부터 단절되어 생활하게 되면서 전기적 불안정 상태가 야기되었다. 그 결과 신체 시스템이 문제를 일으켜 염증, 염증성 노화, 질병이 초래되고 기존의 병이 더 악화된다.

땅은 인체에 에너지원으로 작용한다. 마치 전력선을 통해 전기장치와 가전제품에 전기에너지가 공급되는 것과 비슷하다. 잘 알다시피 기계는 접지되지 않으면 제대로 작동하지 않는다. 최근 우리는 최신 기술로 전기 신호를 그래프화하기 위해 매우 정교한 오실로스코프를 대여한 바 있는데, 오실로스코프도 제대로 접지되지 않으면 잘 작동하지 않았다. 안정적인 기준점이 필요하기 때문이다. 대지는 인간을 비롯해 모든 생명체에도 그런 역할을 한다. 접지의 전기적 효과에 대한 구체적인 정보는 부록 A와 B를 참조하라.

생체시계 조정

생체시계는 인간과 포유류뿐 아니라 어류나 곤충 같은 하등 유기체에도 존재한다. 인체에는 여러 개의 생체시계(소위 말초시계)가 있으며 모두 뇌 시상하부의 시신경 교차상핵suprachiasmatic nucleus에 있는 중추 생체시계의 통제를 받는다.

시상하부는 우리 몸에서 중추적인 내분비기관인 뇌하수체를 매개체로 신경계와 내분비계를 연결한다. 뇌하수체는 호르몬을 분비하여 전신의 각종 복잡한 작용을 규율한다. 시상하부는 또한 뇌하수체 전엽에서 부신피질자극호르몬 분비를 조절하고, 이는 다시 부신피질에 의한 코르티솔(스트레스 호르몬) 분비를 자극한다. 이 시스템은 시상하부-뇌하수체-부신 축으로 알려진 스트레스 반응을 이해하는 데 매우 중요하다.

중추 생체시계는 망막에 있는 특수세포로부터 주변의 빛에 대한 정보를 받는다. 빛에 대한 신호가 다시 시상하부에서 송과체로 전달되면 그 빛 정보에 따라 송과체에서 멜라토닌 분비를 조절한다. 멜라토닌은 어두운 조건에서만 분비된다.

생체시계는 수면-각성 주기를 비롯하여 사실상 모든 신체 기능을 조절한다.

연구를 토대로 우리는 빛뿐 아니라 땅 에너지도 각종 생체시계를 조정하여 체내 호르몬 분비를 규율한다고 본다. 이들 생체시계가 정상적으로 유지되려면 느리고 부드러운 리듬의 지구 에너지장이 필수적이다. 그런 예 중에 하나가 접지를 통해 수면의 질이 향상되자 주야간 코르티솔 분비 패턴이 정상화된 경우다. 또 다른 예는 멜라토닌 분비다. 멜라토닌은 밤에 분비되어 숙면을 돕는 호르몬으로 잘 알려져 있다. 앞서 연구에서 접지된 사람들의 경우 수면의 질이 향상되었으므로 우리는 수면 접지 시 멜라토닌 리듬도 정상화된다고 가정한다. 그 같은 정상화 효과가 중요한 까닭은 멜라토닌이 강력한 항산화물질이자, 뇌세포 자멸로 인한 뇌세포 손상을 방지하는 뇌 보호자이기 때문이다. 알츠하이머병, 파킨슨병, 근육위축가쪽경화증(루게릭병)과 같은 각종 퇴행성 신경질환에 자유라디칼 요소가 있음을 고려한다면, 멜라토닌이 이런 심각한 질환을 미연에 방지하고 환자들의 심리적 건강 향상에도 이바지하는 것으로 추정된다. 연구자들은 또 멜라토닌의 여러 주기능이 정신 질환을 예방하는 데에도 기여한다고 상정하고 있다.

지표면 위 한 지점의 땅 에너지량은 태양과 달의 위치에 따라 변화하며, 그 같은 변화가 일일 리듬과 같은 주기를 만들어낸다. 장거리 비행 뒤 시차가 많이 나는 지역에 도착했을 때 맨발로 걷거나 접지를 하면 생체시계가 '그 지역 생체시계'에 맞춰져서 시차적응증을 빠르게 극복하게 되는 것도 그 때문이라고 설명할 수 있다.

결국 우리의 종합적인 작업가설[주)]은, 밤낮의 주기를 비롯하여 자연환경에 존재하는 모든 자연적인 리듬에 따라 각종 신체리듬이 조정되기 때문에 접지가 생리적 안정성을 크게 향상시킨다는 것이다.

주) 여러 가지 실험결과를 기초로 하여 다음의 실험계획을 세우기 위한 잠정적인 가설-옮긴이

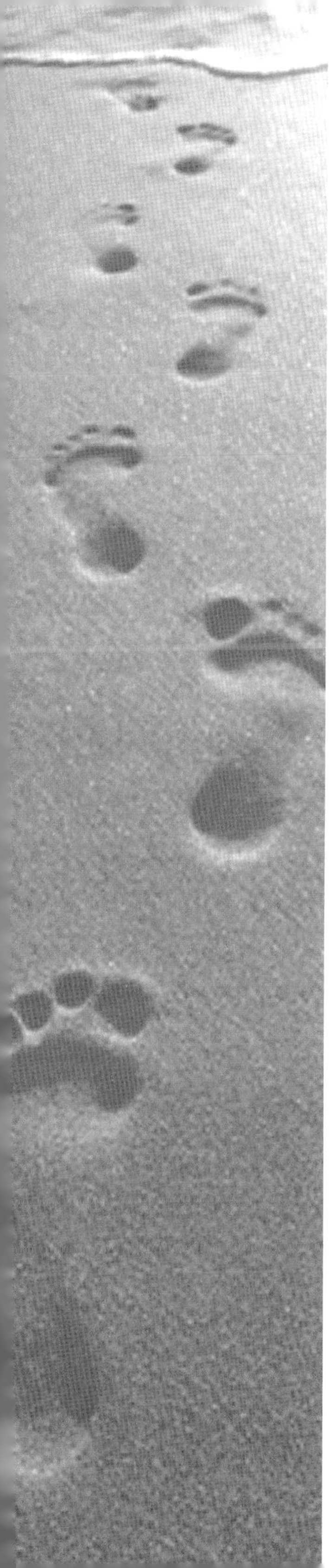

4부

어싱 연대기

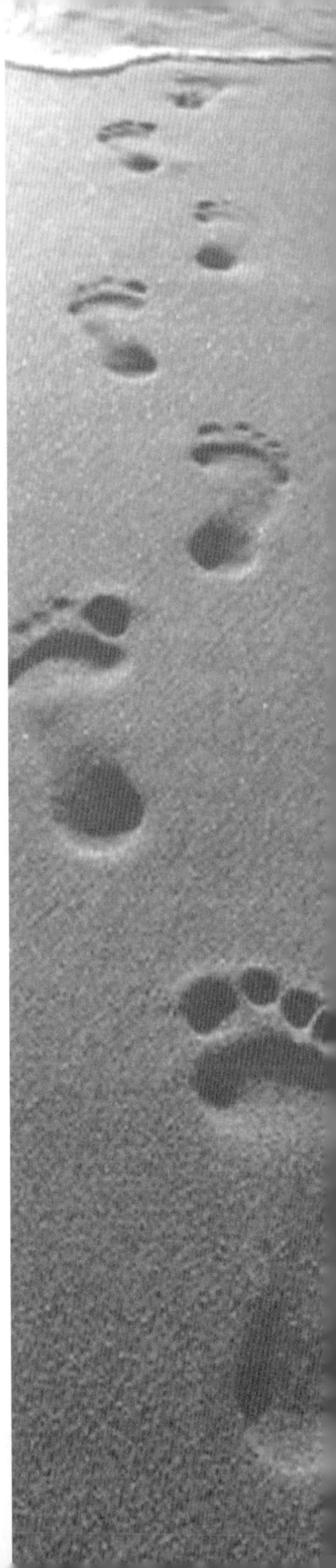

8장

어싱 입문: 연결하는 방법

우리는 마당이나 해변, 잔디공원, 콘크리트, 비포장 길 등 어디든 편하고 안전한 곳에서 날씨가 허락하는 한 맨발로 걸으라고 수없이 말해왔다.

그렇게 해본 사람들은 하나같이 놀랍고 기쁘다는 반응을 보였다.

"몸이 훨씬 좋아졌습니다."

"뭔지는 모르겠지만 달라졌어요. 좋은 쪽으로요."

걷기가 건강에 좋다는 사실은 누구나 알고 있다. 낮에 걸으면 비타민D도 얻을 수 있다. 위로는 햇빛에서 비타민D를 얻고 아래로는 땅에서 항염증 에너지를 얻는다.

운동도 하고 비타민D도 얻고 땅 에너지도 얻으니, 일석삼조다.

땅 에너지는 마음만 먹으면 밤이든 낮이든 언제든지 취할 수 있다. 차에 기름을 넣듯 인위적으로 몸에 땅 에너지를 채워 넣어야 하는 것도 아니다. 알약도 아니고 물약도 아니다. 바르는 연고도 아니다. 그냥 우리가 발 딛고 있는 땅 속에, 땅 위에 있는 것이고, 땅에서 나오는 것이다. 예나 지금이나 항상 존재했으며 앞으로도 계속 존재할 것이다. 게다가 원하는 만큼 얼마든지 얻을 수 있다. 한계가 없다.

오늘날 너나 할 것 없이 '친환경 그린 에너지'를 찾는다. 우리 몸과 웰빙을 생각한다면 이 땅 에너지야말로 그린 에너지의 원형이자 최고의 에너지가 아닐 수 없다.

발바닥에는 다른 신체부위보다 신경말단이 더 촘촘히 분포되어 있다.

또 족소음신경의 기시혈인 용천혈이 있고 거기에서 시작해 몸의 중심으로 경맥이 올라간다. 그러므로 발바닥은 땅에서 나오는 자유전자와 자연적인 에너지가 우리 몸과 만나는 최적의 접점이라고 볼 수 있다.

이뿐만이 아니다. 발바닥에는 해부학적으로 땀샘이 가장 많이 분포되어 있어서 손과 머리를 제외하고는 다른 어떤 부위보다도 땀 분비량이 많다. 땀으로 수분이 생기면 땅과 생체전기체인 우리 몸 사이에 전자의 흐름, 즉 전기전도가 더 쉬워진다. 이런 점을 보면 조물주의 인체 설계는 참으로 절묘하다. 나일론이나 면양말도 수분이 통과되므로 괜찮기는 하지만, 그래도 맨발이 가장 좋다.

맨발로 걸을 기회

맨발 걷기 외에 다른 방법으로도 우리 몸을 접지할 수 있다. 땅바닥에 앉거나, 땅에 발을 대고 의자에 앉아서 책을 읽거나 음악을 들을 수도 있고 그냥 쉬어도 좋다. 발이나 발목이 약하거나 문제가 있으면 편안한 의자에 앉아서 맨발을 땅에 대고 있기를 권한다.

좀 더 효과적인 어싱을 위해서는 발을 대고 있을 흙이나 잔디에 물을 좀 뿌려서 전도성을 높이는 방법도 있다. 두 발바닥을 반듯하게 땅에 대고 30~40분가량 앉아 있어라. 사실 꼭 발이 아니라도 손, 팔, 다리 등 어떤 부위든 땅에 접촉되어 있기만 하면 땅의 에너지를 얻을 수 있다.

여건이 허락한다면 하루에 두세 번 접지를 하라. 접지 시간이 길수록 좋다. 건강이 안 좋을수록 더 자주, 오랫동안 하는 것이 좋다. 그러나 단 30분 정도로도 가시적인 변화를 느낄 수 있을 것이다. 우리는 이미 30~40분 접지만으로 생리적으로 상당한 효과를 측정한 바 있고, 연구가 계속되면서 더 많은 점이 밝혀질 것이다.

야외에 나가서 접지하기 힘든 경우, 집에 지하실이 있다면 지하실의 콘크리트 바닥도 접지하기에 알맞다. 발을 대고 있을 지하실 바닥에 마찬가지로 물을 조금 뿌려서 전도성을 높여준다. 콘크리트는 물과 광물로 만들어진 전도성 물질이다. 지하이므로 콘크리트가 땅에 맞닿아있고 물을 뿌려서 적셨기 때문에 습기도 있으므로, 땅바닥이나 풀에 앉거나 서있을 때와 같이 자유전자가 이동할 수 있다. 단, 콘크리트에 페인트칠이 되어있거나 다른 물질이 덮여있으면 안 된다. 반면에 아스팔트는 석유화합물로 만들어져서 전도성이 없다. 그러므로 페인트칠이 되어있거나 카펫이 깔린 콘크리트 또는 아스팔트에서는 접지효과를 기대할 수 없다. 나무나 비닐도 마찬가지다.

물을 활용한다면, 바닷물에 발을 담그고 걷거나 바다에서 수영하는 것은 여가활동을 즐기면서 접지까지 할 수 있는 좋은 방법이다. 소금물에는 광물이 많이 포함되어 있어서 민물보다 전도성이 훨씬 높다. 전도성은 물속의 광물함량에 달려있다. 그래서 호수 물은 소금물보다 전도성이 훨씬 낮다. 수영장 물도 그럴 것이다. 플라스틱으로 된 소형 풀에서는 플라스틱이 물과 땅 사이에 절연체로 작용하여 전도성이 없다.

어싱의 놀라운 점은 무척 간단하면서도 지극히 근본적이라는 것이다. 에너지의학 전문가인 제임스 오슈만은 매일같이 등장하는 신기술을 소개하고 있으며 그런 신기술들에 대해 설명해달라는 부탁을 종종 받는다. 그는 이렇게 말했다. "어싱의 최대 장점은 간단하다는 것입니다. 언젠가 동부 연안에서 열린 회의에 참석한 적이 있었는데, 서부 연안에서 온 동료가 비행기 멀미 때문에 힘들어했어요. 그래서 그 사람한테 신발과 양말을 벗고 15분 동안 잔디 위를 걸어보라고 했습니다. 그렇게 하고 나니 확연히 다르다고 말하더군요. 시차 피로가 없어진 거지요. 접지효과는 이렇게 빠릅니다. 또 누구든지 할 수 있습니다. 몸이 안 좋으면 원인이 무엇이 됐든 일단 맨발로 몇 분 정도 걸어보고 어떤지 한번 보십시오. 물론 병이 있으면 병원에 가야하지만, 쑤시고 아프거나 속이 더부룩하거나 호흡기 문제, 근육통처럼 흔히 겪는 증상에는 접지만큼 빨리 효과를 볼 수 있는 것도 별로 없습니다. 땅에 몸을 접촉해서 통증이 사그라지는 것을 바로 느낄 수 있어요."

막상 땅에서 맨발로 걸어보려 해도 여건이 안 되는 경우가 많다. 사나운 바깥 날씨에 발가락에 동상이라도 걸린다면 달가울 리 없다. 날씨가 좋더라도 바쁜 현대인들로서는 한가하게 맨발로 산책할 짬을 내기가 쉽지 않을 것이다. 아니면 맨발로 다니는 것 자체가 내키지 않을 수도 있다.

그러나 놀랍게도 현재, 일종의 '맨발 운동'이 진행 중이다. 많은 이들이 관습을 무시하고 일상생활에서 상당한 시간을 신발 없이 생활한다.

2009년 캐나다 일간지 〈글로브 앤드 메일Globe and Mail〉에 맨발이 대유행이라는 기사가 실렸다. "'맨발로 살기Being Barefoot'라는 페이스북 페이지는 팬의 수가 2백만 명이 넘으며…, 가장 빠르게 성장 중인 페이스북 페이지 중에 하나다. 인터넷 상에서 맨발의 라이프스타일이 붐을 일으키면서 '맨발생활을 추구하는 모임Society for Barefoot Living'과 같은 웹사이트에는 가입자가 1,200명을 넘어섰다."고 제니퍼 양은 썼다.

겨울이 걱정된다면 제니퍼 양이 인터뷰한 어느 맨발인의 이야기를 들어보자. 그는 캐나다 온타리오 주 남부에 사는 64세의 퇴직한 자동차업체 근로자로, 맨발로 생활한 지 15년째라고 했다. "그는 겨울에도 맨발로 다닌다. 그래도 영하 18도(화씨 0도)에서 선을 긋는다. 기온이 그 밑으로 떨어지면 어쩔 수 없이 신발을 신지만 그나마 플립 플랍(엄지와 검지 발가락 사이에 끼워 신는 샌들)이 고작이다." 다른 맨발인들처럼 그도 신발을 안 신는 것이 더 자연스럽고 건강에도 좋다고 생각한다.

편안함과 자연스러움은 둘째치고 현재의 맨발 붐에서 흥미로운 점은 신발을 벗어던진 이들이 땅에서 치유에너지를 얻고 있으면서도 아무래도 그 사실을 모르는 것 같다는 점이다.

옛날에는 누구나 맨발로 걷고 땅바닥에 앉고 땅에서 잤다. 그것은 고생이 아니라 그저 삶의 방식이었다. 그러나 오늘날 산업화된 사회에서는 군인, 야영객, 스카우트 단원 등이 아닌 이상 아무도 땅에서 자지 않는다.

물리적으로 땅과 분리된 데에서 비롯된 개인적인 에너지 문제를 다루기 위해서는 장시간 앉아있거나 잠을 자는 동안 사용할 수 있는 장치를 개발해야 한다.

맨발 대용품

클린턴 오버는 십년 이상 연구와 실험을 해오면서 의료용 전극패치를 사용했고 침대 시트, 바닥 · 책상용 패드, 여행용 · 운동선수용 침낭 등 다양한 시제품을 개발했다. 심지어 실내 반려동물을 위한 쿠션형 패드까지 제작했다.

이 장치들은 원래 연구 목적으로 설계되었다가 차츰, 대지에서 걷는 것과 같은 효과를 실내에서도 얻게 해주는 '맨발 대용품'으로 빛을 발하게 되었다. 이 장치들은 땅에 접지봉을 박고 선으로 연결하거나 콘센트의 접지구에 플러그를 꽂아서 땅에 연결하게 된다(미국은 접지구가 있는 3핀 콘센트지만 우리나라는 접지구가 없는 2핀 콘센트이며 양쪽 가장자리에 접지핀이 2개 나와 있다–옮긴이). 이 어싱 장치들은 잠자거나 일하거나 TV를 보면서 사용가능하다. 어싱 장치 이용 및 개발에 대한 정보는 부록 C '어싱 홈페이지'를 참고하라(국내에서는 히어나우시스템에 문의하라–옮긴이).

이 장치들은 대지에 연결되어 있지 않은 상태에서 제품 단독으로는 전혀 회복력이 없다. 접지장치는 야외에서 맨발로 다니기 어렵거나 실내에 있을 때 자연적인 땅 에너지를 몸으로 전도시켜주는 전도체에 불과하다. 핵심은 땅이다. 접지 장치는 단지 대지 위에 눕거나 맨발로 서 있는 것을 모방하기 위한 도구에 불과하다. 땅과 몸을 연결하는 연장선이라고 봐도 좋다. 이런 장치를 사용하는 즉시 우리 몸은 대지와 같은 전위가 된다.

어싱 신발

이것은 전혀 새로운 것이 아니다. 특수 접지 신발은 이미 정전기 방전업체에서 작업자의 몸에서 정전기를 제거해서 민감한 전자부품과 칩에 불량이 생기는 것을 방지하기 위해 사용하고 있다.

그에 비해 어싱 신발은 흔히 볼 수 있는 플립 플랍이나 샌들 바닥에 전도체를 삽입하여 접지 상태를 유지하면서 지표면의 살충제, 쓰레기, 동물 배설물 등으로부터 발을 보호하도록 설계되었다. 이렇게 어싱 상태에서 걸으면 걷기운동의 이점뿐 아니라 치유적인 자유전자까지 얻을 수 있다.

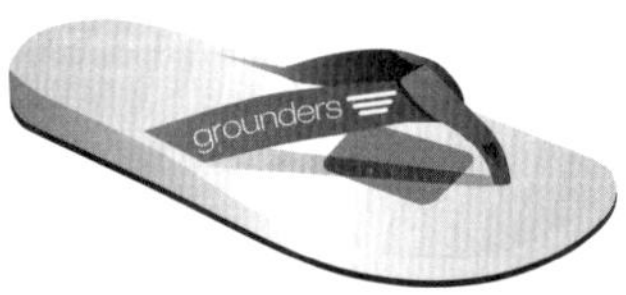

그림 8-1. 전도성 신발

추운 겨울, 선뜻 맨발로 나서기 어려울 때에도 어싱 신발이 있다면 야외에서 접지가 가능할 것이다.

범용 어싱 패드

범용 어싱 패드는 각자 필요에 따라 의자, 책상, 침대, 바닥 등에 깔

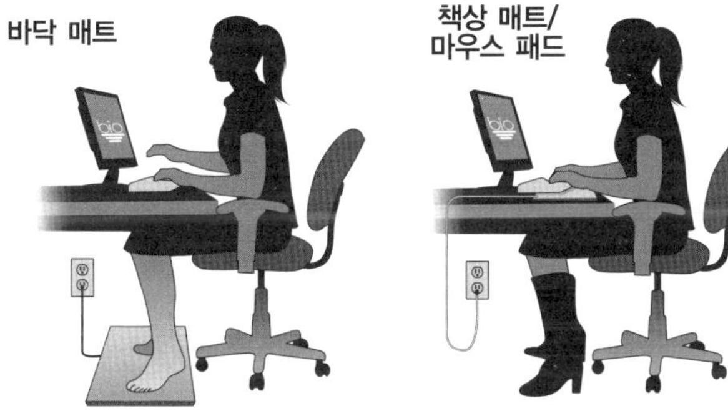

그림 8-2. 범용 패드

아서 쓰면 된다. 패드를 책상 위에 깔면 손목이나 팔로, 의자에 깔면 엉덩이로 전기 전도가 이뤄진다. 침대에 깔면 접지패드와 닿는 부위로 전도가 된다. 바지, 양말 등 옷에 땀이 흡수되면 전도성도 달라진다. 접지패드는 금속섬유메쉬와 전도체로 되어있으며 콘센트의 접지구(우리나라에는 콘센트에 접지구 대신 접지핀이 나와 있기 때문에 국내용 플러그 어댑터가 필요하다. 히어나우시스템에 문의하라-옮긴이)나 외부 접지봉에 연결해서 사용한다.

어싱 시트

가장 실용적이고 일반적인 어싱 방법은 접지시킨 어싱 시트에서 쉬거나 잠자는 것이다. 어싱 기술은 장차 침구업계에서도 관심을 보이리라 생각한다. 업계에서 앞장서서 다양한 접지 제품을 선보이기를 기대한다. 그림 8-3에 절반크기 전도 시트의 사용례가 나와 있다.

전 생애의 3분의 1에 이를 만큼 긴 수면 시간동안 땅과 접촉해 있다면 앞 장에서 논의했던 커다란 이점을 누릴 수 있을 것이다. 지금까지의 연구에 의하면 잠자는 동안 어싱하는 것이 전신의 염증과 산화 스트레스를 줄이는 데에 가장 이상적인 방법이었다. 수면 시간은 인체가 일상

어싱 시트

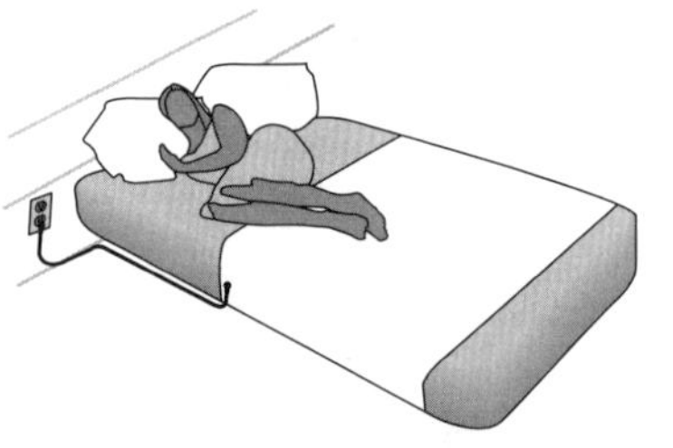

그림 8-3. 절반크기의 전도성 시트를 이용한 수면 접지

생활에서 받은 스트레스에서 회복하고 쉬는 시간이다. 잠을 잘 자지 못하면 회복 또한 부분적인 수준에 그칠 수밖에 없고 따라서 스트레스로 인한 각종 질병에 취약해진다. 그리하여 병이 생기고 악화되면 그 병 때문에 더욱 잠을 이루지 못하게 되면서 악순환이 이어진다.

가벼운 통증, 스트레스, 불면증의 악순환은 대부분 수면 접지로 완화하거나 해결할 수 있다. 개중에는 접지 수면을 시작한 이후 수면제가 필요 없어진 사람들도 있다.

한 여성은 수면 접지했던 경험을 다음과 같이 표현했다. "푸른 잔디, 꽃, 동물들과 함께 땅 자체가 통째로 연결선을 따라서 침대까지 옮겨온 것만 같았습니다. 꼭 자연에 둘러싸여서 숲 속에 누워있는 기분이었어요."

어싱 매트리스

어싱 매트리스는 자연적인 수면보조제이자 건강보조제다. '어싱 침대' 라고 생각해보라. 사람들은 보통 7, 8년마다 한 번씩 매트리스를 바꾼다. 기왕이면 매트리스 천에 전도성 물질이 들어간 침대가 어떠한가? 일반 매트리스를 접지 매트리스로 개조하는 데 드는 추가비용도 매우 낮다. 어싱 매트리스에서는 편안한 휴식만이 아니라 건강 증진과 진통 효과까지 얻을 수 있다. 잠자는 동안에 말이다! 그저 누워 자기만 하면 치료효과가 생기고 상쾌한 기분으로 일어나 활기차게 하루를 시작할 수 있다.

전도성 시트나 다른 맨발 대용품처럼 어싱 매트리스도 외부의 접지봉에 연결하거나 침실에 있는 접지콘센트에 플러그를 꽂아서 쓰면 된다. 접지 시트와 접지선을 연결하는 똑딱단추가 없어서 전도성 시트를 접지시키지 못했더라도 그 시트를 어싱 매트리스에 깔면 매트리스의 전도성 섬유와 접촉되어 접지시트처럼 사용할 수 있다. 또 매트리스는 구입처에서 집으로 배달되므로 배달기사가 매트리스를 집안에 들여놓은 뒤 적절한 접지방법을 선택해서 연결까지 마쳐주면 간단할 것이다. 우리는 접지침대가 매트리스 제조업체에 획기적인 아이템이 될 것으로 기대한다. 어싱 매트리스는 분명히 매트리스의 새로운 기준이 될 것이다.

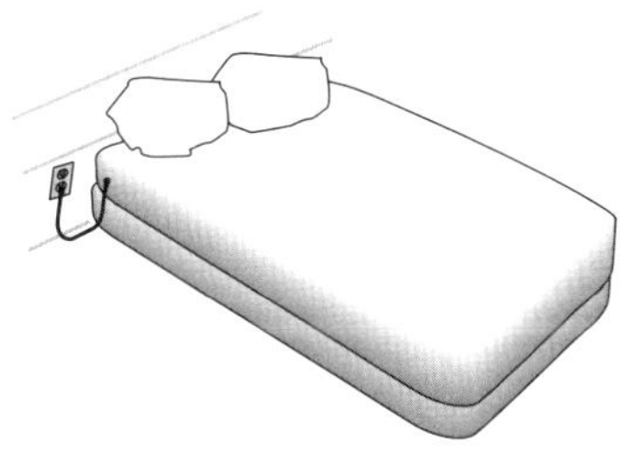

그림 8-4. '어싱 침대'

어싱 침낭

이 전도성 침낭은 특별히 투르 드 프랑스 사이클팀 및 다른 운동선수들을 위해 강도 높은 신체 활동 후 회복력을 높일 목적으로 개발되었다. 쉬거나 잠잘 때, 위에 덮는 시트와 밑에 까는 시트 사이에 들어가서 침낭처럼 사용하면 된다. 사용 후에는 돌돌 말아서 작은 천주머니에 넣을 수 있게 되어있다. 어싱 침낭은 여행자와 운동선수 사

피로회복 침낭

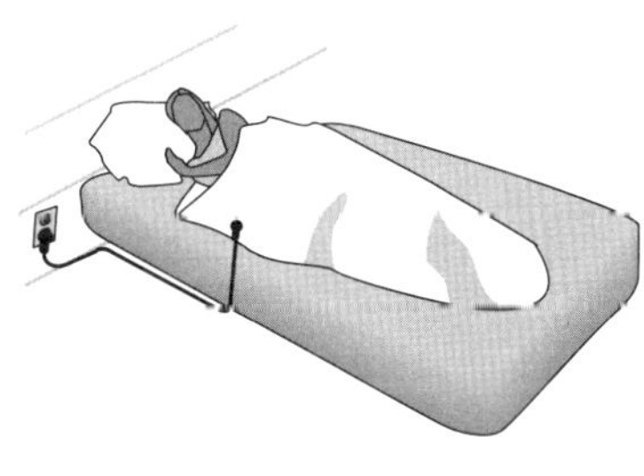

그림 8-5. 운동선수와 여행자를 위한 피로회복 침낭

이에서 아주 인기가 높다. 운동선수들이 경험한 놀라운 접지효과에 대해서는 13장에서 자세히 다룬다.

전극패치와 밴드

우리는 어싱 연구를 위한 과학 실험에서 전극패치를 많이 활용했다. 접지 전극패치는 병원에서 심전도, 뇌전도 등 인체의 전기적 활동을 검사할 때 몸에 붙이는 패치와 흡사하다. 다치거나 상처 난 부위 또는 통증 부위 근처에 전극패치를 붙여서 치유를 앞당기고 국소적 염증과 불편감을 완화할 수 있다. 운동선수들은 접지 전극패치가 부상 회복과 근육긴장 해소에 매우 효과적임을 발견했다.

전도성 패치

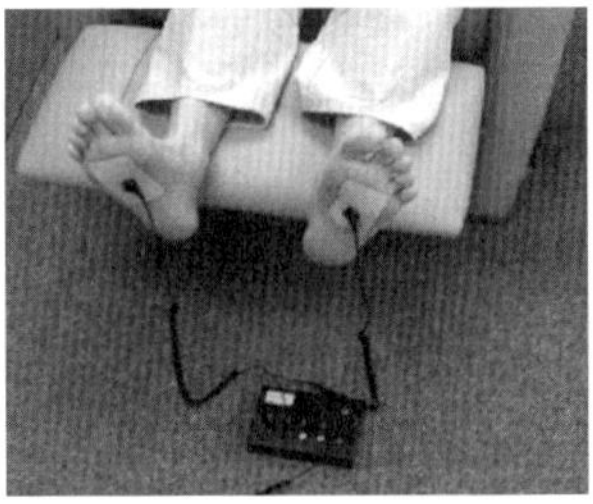

그림 8-6. 전극패치

접지 연구 초기에 실험 참가자들은 통증이 빠르게 완화되는 것을 경험하고는 전극패치를 두고 '마술 진통패치' 라고 하기도 했다.

어떤 사람은 어깨, 무릎 등 국소적 통증을 집중적으로 완화하기 위해 아픈 부위에 접지패드나 접지 시트를 감고 있었다고 한다. 이는 그 부위에 접지 전극패치를 붙이는 것과 비슷하다.

무릎 밴드, 허리 밴드

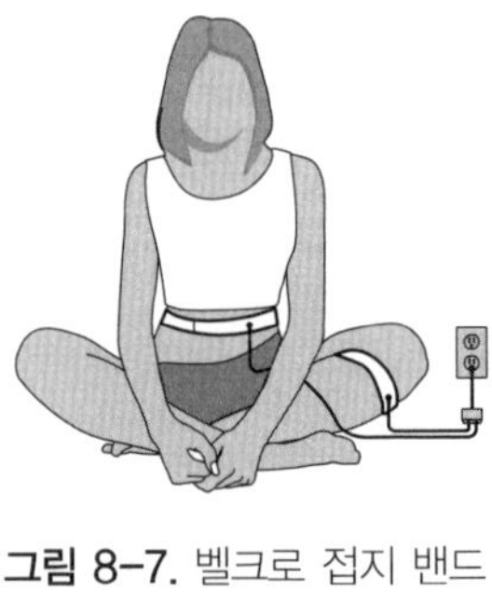

그림 8-7. 벨크로 접지 밴드

접지 전극패치는 연구용이나 임상용으로 적합하다. 가정용으로는 허리, 손목, 무릎 등에 감아서 쓰는 벨크로(일명 '찍찍이') 형태의 접지 밴드가 훨씬 실용적일 것이다.

반려동물용 접지패드

반려동물용 패드 시제품을 테스트한 결과 통증, 스트레스 감소, 에너지, 활력, 유연성 증가, 오래된 상처 회복과 같은 효과가 있었다. 자세한 사항은 15장을 참고하라.

반려동물용 패드

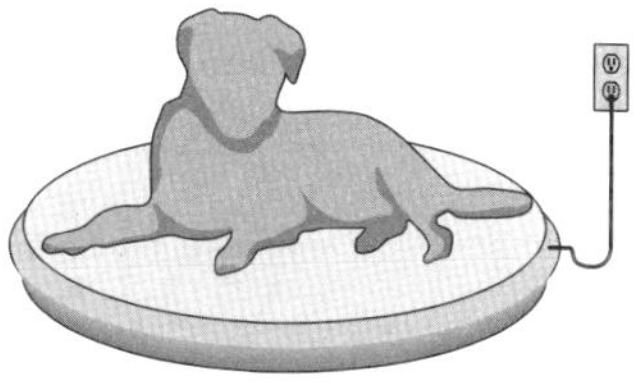

그림 8-8. 전도성 패드 위에 엎드려 있는 개

카시트 패드

이 같은 카시트 패드는 운전자의 긴장과 피로를 푸는 데 도움이 된다. 어쩌면 '난폭 운전'의 해결책이 될 수도 있지 않을까? 이 패드는 자동차의 금속 프레임에 연결되어 반 접지 상태를 제공한다. 자세한 사항은 14장을 참고하라.

카시트 패드

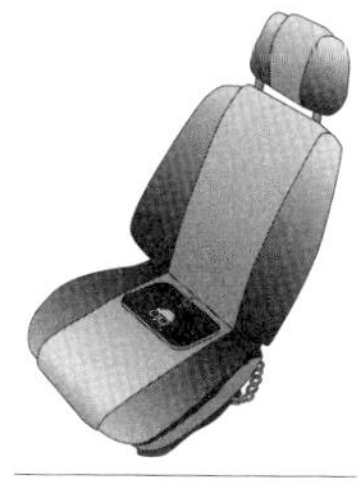

그림 8-9. 전도성 카시트

9장

십여 년의 어싱: 클린턴 오버의 관찰

1998년 이후 지금까지 접지해달라는 부탁을 받고 방문했던 집이 아마 수천 곳은 될 것이다. 내가 이때까지 접지해준 사람은 신생아에서부터 어린이, 젊은이, 중장년, 노인뿐 아니라, 100세 이상 고령자와 병원에서 치료를 포기한 말기 환자에 이르기까지 다양했다. 내가 무엇을 하는지 이해하는 사람도 있었지만 대다수는 아니었다. 사람들은 그저 컨디션이 좋아지고 통증이 줄어든다는 사실만 나중에서야 몸으로 깨달았다.

어싱은 사람들의 입소문을 타고 놀라우리만치 번졌다. "저희 어머니/아버지/동생/친구에게도 좀 해주시면 안 될까요?"

이 말을 나는 몇 년째 심한 고통에 시달리는 사람들로부터 수도 없이 들었다. 통증이 줄거나 아예 없어지고, 피곤에 절어 있다가 기운이 나고, 거동을 못하다가 움직일 수 있게 되면서 사람들은 저마다 사랑하는 이와 친구들에게 똑같은 경험을 선사하고 싶어 한다.

그들은 이렇게 말할 것이다. "정말이지, 아무것도 할 필요가 없어. 음식을 가려야 하는 것도 아니고 운동을 해야 하는 것도, 약을 먹어야 하는 것도 아니야. 그냥 잠만 자면 돼."

이런 입소문으로 어싱이 알려졌다. 다발성 경화증을 앓던 중에 접지를 한 뒤로 완전히 새 사람이 된 듯하다는 한 여성은 '맨발 혁명'을 시작해서 모든 사람을 접지해주고 싶다고 말했다.

예전에 내가 접지해줬던 한 여성의 부탁을 받고 그녀의 어머니인 한 할머니를 접지해드린 적이 있다. 그 할머니는 십여 년간 고관절에 만성 통증을 겪고 있었다. 나는 할머니의 양발에 접지된 전극패치를 붙였다. 20분 정도 지난 뒤 할머니가 화장실에 가야 한다며 그만 일어나야겠다고 하시기에 전극 패치를 떼어드렸다. 그런데 할머니가 의자에서 몸을 일으키다가 별안간 비명을 지르셨다. 나는 덜컥 겁이 났다. 뭔가 잘못된 줄 알았다.

"아니, 그게 아니라" 할머니가 말했다. "아픈 게 없어졌어."

잘 믿기지 않겠지만 나는 이런 말을 수년째 수도 없이 들어왔다. 일평생 가까이 땅과 단전되어 살았던 사람들이 땅과 다시 결합하면서 마치 약속이나 한 듯 똑같은 말을 한다.

사람들이 통증에서 벗어나 몸 상태가 좋아지는 것을 보면서 느끼는 희열은 이루 표현할 길이 없다. 이것이야말로 힘들고 때로는 외로운 모험을 날마다 계속하게 하는 원동력이다. 그 기쁨 덕분에 피곤한 줄도 몰랐고 사람들에게 어싱을 이해시키려고 했던 시간도 아깝지 않았다. 땅에 연결된 지 단 몇 분 만에 아파서 창백했던 얼굴에 발그스레하게 혈색이 돌아오는 모습을 몇 번이고 목격했다.

수년간 이 모든 일을 겪으면서, 어싱이 안전하다는 것과 자연적인 땅에너지가 많은 질병과 증상에 긍정적으로 작용한다는 것이 확실해졌다. 땅과의 연결이야말로 최근 우리 사회에서 찾아보기 힘든 혈기왕성함, 강인함, 건강을 회복하는 데 꼭 필요한 연결고리라는 것도 분명해졌다

종종 사람들은 자신이 겪고 있는 특정 증상에도 어싱이 도움이 될지 묻는다.

그러나 우리가 섭취한 음식, 공기, 물 등이 자신이 원하는 대로 몸의 특정 부위나 기능에만 국한해서 쓰이지 않듯, 땅에서 얻은 자연적인 에

너지 또한 자신이 원하는 대로가 아니라 몸이 필요로 하는 대로 쓰인다. 그래서 뜻밖에 기대하지 않았던 효과가 나타나 놀랐다는 말도 종종 듣게 된다.

나는 어싱이 이미 발생한 건강 문제를 치료할 뿐만 아니라 현재의 건강을 유지하는 데에도 도움이 된다고 굳게 믿는다. 어싱은 인간이 구할 수 있는 것 중에 가장 자연스러운 형태의 예방약이자 항노화제라고 생각한다.

나를 비롯해 수년간 함께 연구한 연구원과 의사들도 어싱에 의한 생리학적 변화를 완전히 이해하지는 못했다. 어싱 연구는 이제 겨우 10년이 되었다. 나는 우리가 밝혀낸 것이 아직까지는 위대한 신 패러다임의 껍데기에 불과하다고 생각한다.

하지만 이것만은 분명하다. 땅과의 지속적인 연결은 지금껏 결핍된 채로 살아왔던 자연적인 에너지원을 우리 몸에 되찾아준다. 이 에너지 결여가 어쩌면 만성 염증과 통증, 신경계 기능 부전, 원인 불명의 개인적인 건강 문제 등의 핵심 원인일 수도 있다. 땅으로 다시 돌아가고 땅에 계속 머물러 있다보면 온갖 놀라운 일이 벌어진다.

수년에 걸쳐 관찰한 결과, 일반적인 질병뿐 아니라 희귀 질환까지도 어싱으로 호전시키고 예방할 가능성이 그야말로 무궁무진해보였다.

잘 개선되는 일반적인 증상

일반적으로 사람들은 접지되어 있을 때 웰빙의 느낌을 강하게 받는다. 많이 아팠을수록 효과도 더욱 두드러진다. 나이 든 사람들은 혈액순환이 좋아지고 힘이 생기는 것을 금세 느낀다. 관절 부종과 하지정맥류가 자취를 감춘다. 여러 가지 질환을 앓던 사람들은 종종 어싱 1,2주 만에 사람이 달라진다. 완쾌되지는 않더라도 호전되는 것은 분명하다. 여기저기 아팠던 데가 하나둘 없어지고 신체기능이 원활해진다. 그래서 '삶을 되찾았다.' 라는 말을 자주 듣는다.

월경 문제를 겪는 많은 여성들이 나에게, 그러니까 한 낯선 남자에게 어싱한 뒤로 생리가 원활해졌다고 털어놓는다. 언젠가 어느 건강강좌에서 발표를 한 뒤 어떤 의사와 그의 부인과 이야기를 나누고 있었다. 그런데 부인의 안색이 좋지 않아서 괜찮은지 물어봤더니 부인이 월경전증후군이라고 말했다. 나는 접지가 도움이 될지 한번 해보겠냐고 물어봤다. 시연하는 곳에 부인을 앉히고 손바닥에 전극패치를 15분간 붙여놓았다. 전극패치를 뗄 때쯤에는 안색이 한결 좋았고 본인도 불편했던 증상이 거의 사라졌다고 말했다. 다음 날 의사 남편이 전화를 걸어와 부인이 집에서 미니 트램펄린trampolin으로 운동도 할 만큼 좋아졌다고 말했다. 원래대로라면 보통 일주일 정도는 고생한다고 말했다.

중년 여성은 접지하면 호르몬 급변으로 인한 증상이 완화된다고 종종 말한다.

한편 아이들한테서 주로 관찰한 현상은 빠른 진정효과다. 아이들을 한 번 접지하고 나면 부모들은 그때부터 애들을 뒷마당에서 맨발로 놀게 하려고 열을 올린다. 요즘 아이들은 아침에 눈을 떠서 가장 먼저 하는 일이 신발 신는 것이고 밤에 잠들기 전에 가장 마지막으로 하는 일이 신발 벗기다. 그래서 아이들은 거의 항상 접지되지 않은 상태에 있고, 이 점이 나는 오늘날 새롭게 아이들에게 생기는 각종 건강 문제와 정서적 문제와 관련 있다고 생각한다. 그 밖에 불량식품, 운동 부족과 TV, 컴퓨터, 비디오 게임 등 전자파 공해에 장시간 노출되는 것도 원인으로 꼽을 수 있다.

많은 전문가들이 아이들이—물론 어른도—좀더 자연으로 나가야 하며, 그렇게 해야 더 건강해지고 적응력도 좋아진다고 말한다.

푸른 공간을 보면 몇 분 내에 스트레스 수준이 떨어진다고 한 전문가는 말한다. 나도 그에 동의한다. 하나만 덧붙이자면, 시골에 가든 자기 집 뒷마당에 나가든 안전하고 여건만 허락된다면 맨발로 나가보라. 스트레스 수준이 더욱 떨어질 것이다.

어싱은 혈액 순환을 돕는다. 혈액 순환이 좋아지면서 잿빛 얼굴에 핏기가 돌고 안색이 밝아지는 것을 수없이 봐온 나는 이 점을 잘 알고 있다. 많은 사람들을 접지해주면서 가장 먼저—몇 분 안에—눈에 띄는 것이 피부빛의 변화다. 얼굴과 손발의 피부빛이 살아난다. 손발이 찼다면 다시 따뜻해질 것이다. 사람들은 10분에서 15분 뒤에 "뭔가 다르긴 달라요."라고 종종 말한다.

접지를 하고 자면 차분해지고 기운이 생기고 스트레스를 덜 받는다. 아침에 일어나면 뻣뻣하고 아픈 것도 덜하다.

천식, 기관지염, 폐기종과 같은 호흡기 질환이 있는 사람은 숨 쉬기가 편안해진다. 나는 천식이 있는 어린이에게서 이런 현상을 자주 보았다.

두통이 약화되고 발생 빈도가 줄며 완전히 없어지는 경우도 있다.

속쓰림 증상이 있다면 밖에 나가 땅바닥에 발을 묻고 20분 뒤 어떻게 되는지 보라. 속 쓰림과 위산 역류에는 접지가 효과적이다.

어싱은 신경계를 안정시키는 효과가 있다. 신경계 치유 가능성을 엿볼 수 있는 놀라운 사례를 나는 한 침술가에게서 들었다. 그녀는 1년 동안 수면 접지를 한 뒤 15년 동안 간헐적으로 발생하던 경미한 부분발작이 없어진 것 같다고 말했다.

만약 변비가 있다면 접지로 고쳐질 수도 있다. 많은 사람들이 그러했다. 몇몇은 변비약 복용을 중단할 수 있었다고 말했다.

관절염이 있는 사람들이 급격히 호전되는 경우도 많이 접했다. 이런 경우는 특히 아주 초창기부터 봐왔다.

하루 종일 병상에 누워있는 환자라면 접지된 침대시트로 욕창을 완화하거나 고칠 수 있다. 병원부터 환자들을 접지시켜야 한다!

습진과 건선이 개선된다. 피부건조증도 마찬가지다. 안구건조증도 그러하다.

음식이나 꽃가루 알레르기가 완화되고 간혹 완치되기도 한다. 면역계 이상도 개선되는 듯하다. 땅으로 돌아가는 것은 면역계라는 장치의 전원을 눌러 고장 모드에서 작동 모드로 전환시키는 것과 같다. 나는 이것을 직접 경험으로 안다. 수년 전에 애들이 아직 어렸을 때 아이들은 학교에서 온갖 바이러스와 박테리아를 다 묻혀서 집에 왔고, 나는 꼭 그중 하나에 걸리곤 했다. 그러나 접지한 후로는 12년 동안 감기 몇 번이 전부였다. 원래는 꽃가루 알레르기도 있었고 향나무에 특히 예민했다. 향나무 꽃이 필 때면 몇 주씩 숨쉬기가 힘들었다. 또 특정 음식을 먹으면 목에 빨간 반점이 생겼다. 딸기를 먹으면 벌집처럼 온몸이 알레르기로 뒤덮였고 오렌지를 먹으면 구내염이 생겼다. 그저 조금이나마 편해지려고 약국에서 파는 알레르기 약에 의존했던 세월이 참으로 길었다. 한 의사는 내게 밀가루 음식과 글루텐이 든 곡물을 먹지 말라고 했다. 그러나 이제는 일절 가리는 음식이 없다. 뭐든지 다 먹는다. 향나무나 꽃가루도 끄떡없다.

효과가 나타나기까지 얼마나 걸릴까?

곧 읽게 될 사례에서처럼 당신도 하룻밤 사이에 낫는다고 보장할 수는 없다. 시간이 걸릴 수도 있다. 그것은 직접, 그리고 꾸준히 해봐야 안다. 그러나 이것만은 말할 수 있다. 죽음을 목전에 둔 사람들이 건강을 회복해서 의사를 놀라게 하거나 혹은 더 나은 삶을 영위하다가 세상을 뜰 수 있었던 경우가 많았다. 꾸준히 접지하는 사람은 아프지 않다. 또는 원래보다 덜 아프다. 병이 낫고 기운도 빨리 회복된다.

접지하는 사람들은 보통 맨발로 앉아 있거나 걷기 또는 침대/바닥 패드, 침대 시트, 전극패치, 접지신발 등으로 접지한 지 한 시간 안에, 많은 경우 20분 만에 상태가 좋아진다고 말한다. 연구에서는 30~40분 안에 몸의 전기적 활동이 뚜렷이 향상되고 생리작용에 즉각적인 변화가 나타났다.

긴장성 두통이 5분 안에 빠르게 완화되는 경우도 몇 차례 있었다. 관절염과 같은 만성 질환이 있는 사람들은 어느 정도 통증 완화를 감지하기까지 반시간 정도 걸릴 수도 있다. 대개들 통증과 증상이 완화되지만 관계된 질환에 따라 정도의 차이는 있다. 반응 속도도 사람마다 다양하다. 뚜렷이 완화될 수도 있고 하룻밤 만에 혹은 서서히 완화될 수도 있으며, 전체적으로 혹은 부분적으로 완화될 수도 있다.

또 장시간 꾸준히 접지하면 스트레스, 수면, 통증, 신체 리듬의 개선효과가 꾸준히 지속되는 것을 발견했다. 신체 치유작용이 가장 활발한 때인 야간 수면 시간은 어싱하기에 이상적인 시간이다. 전혀 힘들이지 않고 그저 누워 자는 사이에 '치유'가 일어나는데 이보다 더 좋은 때가 또 있을까?

중단하면 효과도 없어진다

만성 염증이 있는 상태에서 몇 주 또는 몇 개월 정도 접지를 하다가 그만두면 대개 예전에 접지하기 전의 상태로 조만간 돌아간다. 나는 이렇게 퇴행하는 경우를 사람과 동물에서 똑같이 보아왔다.

많은 사람들이 어싱 시간을 늘리면 효과 지속 시간도 길어진다고 보고한다. 너무 일찍 포기하지 않는 것이 중요하다. 당신은 인류가 수백만 년에 걸쳐 진화해온 에너지원에 자신의 몸을 연결하고 있는 것이다. 그렇게 하는 것이 자연의 이치다. 모든 세포 기능을 제어하는 우리 몸의 전기 시스템은 인류를 진화시킨 에너지를 일상적으로 재충전해줄 때 더욱 원활히 기능할 것이다.

어싱과 약

어싱은 무척 다양한 방면에서 신체 기능을 향상시키고 그 결과 약 복용량에 영향을 줄 수 있다. 수많은 이들이 약 복용량을 줄일 수 있었다고 말했다. 나는 그런 사람들에게 현재 어떤 치료를 받고 있다면 주치의에게 접지에 대해 알리는 것이 좋다고 충고했다. 의사는 어싱에 대한 지식이 없을 공산이 크다. 어싱은 아직 상대적으로 매우 새로운 개념이다.

상황이 그러하다면 의사에게 이 책을 보여줄 수도 있을 것이다. 어찌됐든 약 과다복용으로 인한 듯한 증상이 생기지 않는지 잘 살펴야 한다. 어싱은 복용하는 약에 아무런 영향을 미치지 않는다. 그러나 의사가 당신의 몸 상태에 따라 투약량을 조정해야 할 수는 있다. 정기검진 시 결과가 놀라울 정도로 좋게 나올 수도 있다는 것을 유념해둬라. 어싱으로 생긴 변화를 반드시 의사에게 알리고 그가 필요한 조치를 취할 수 있도록 해야 한다. 경우에 따라서는 어싱으로 신체 기능이 향상되면서 약 복용량을 줄이거나 복용을 아예 중단해야 할 수도 있을 것이다.

내 경험상 접지는 갑상선 기능에 영향을 줄 수 있다. 갑상선 약을 복용 중인 사람은 어싱을 하면서 약물 과다복용 징후가 나타나지 않는지 주의해서 살펴봐야 한다. 갑상선 약을 복용 중인 많은 여성들이 갑상선 항진 징후인 가슴 두근거림 증상이 나타났다고 내게 말했다. 의사가 투약량을 줄이자 그 증상은 사라졌다. 이러한 상황에서 내가 얻은 메시지는 어싱이 갑상선 기능에 도움이 된다는 것이다.

또 다른 예는 심혈관 질환 환자를 치료할 때 흔히 사용되는 항응고제인 쿠마딘Coumadin이다. 어싱은 혈관 내 염증을 비롯해 각종 염증을 줄인다. 염관에 염증이 있으면 혈액이 걸쭉해지고, 그렇게 되면 혈전이 생기고 심혈관 계통에 문제가 발생할 수 있다. 나는 심장 질환이 있는 사람들이 접지로 효과를 보는 경우를 많이 봐왔다. 우리 연구에서도 어싱은 혈액의 점도를 낮추고 혈액의 생체전기적 동태를 긍정적으로 변화시킴으로서 심장과 혈류에 커다란 도움이 된다고 나왔다. 접지를 해서는 안 되는 경우가 과연 있을지 의문이다. 이 모든 것이 결국은 땅바닥에서 맨발로 걷기에 불과한 일이기 때문이다. 그러나 쿠마딘처럼 중요한 사항에 대해서는 우리도 직접적으로 연구한 바가 없다. 그러므로 당신이 만약 쿠마딘을 복용 중이라면 접지 전에 의사의 허락을 받아야 한다. 접지하기로 결정했다면 처음에는 비교적 짧은 시간만 하는 게 좋다. 이를테면 공원에서 맨발로 걷거나 저녁에 TV를 보면서 한두 시간 접지하는 식이다. 그렇게 시작하여 접지시간을 서서히 늘리고, 혹시 약 복용량을 줄어야 되지 않는지 몸 상태와 혈액 상태를 잘 살펴야 한다. 신중하게 접지하라. 그리고 혈액 상태를 정기적으로, 주의 깊게 점검 받으라.

어싱과 해독작용

만성 염증, 섬유근육통, 피로, 불안, 우울증이 있거나 약을 다량 복용하는 사람은 밤에 처음으로 접지를 할 때 불쾌감이나 감기 같은 증상을 느낄 수 있다. 물론 어싱의 효과와 상관없이 실제로 감기에 걸렸을 수도 있다. 하지만 그게 아니라면, 접지로 인해 체내에 디톡스 반응이 촉발되어 독소 배출이 활발해졌을 가능성이 크다. 독소가 몸에서 빠져나가면서(긍정적인 과정) 마치 감기에 걸린 듯한 증상이 있거나 메스껍고 심하면 설사까지 할 수 있다. 그럴 때는 접지 시간을 줄여 하루에 한 시간 정도에서 시작해서 서서히 시간을 늘려가는 것이 바람직하다.

짜릿짜릿한 느낌

밤에 접지하기 시작하면서 처음 며칠 동안 짜릿짜릿한 느낌이 들었다는 사람들이 간혹 있다. 그건 나쁜 것이 아니다. 걱정 마시라, 감전되는 일은 결코 없다! 그저 땅속에 있는 자연적인 치유 에너지가 몸 안으로 유입되는 것이 몸으로 느껴지는 데에 불과하다. 짜릿한 느낌은, 치유 에너지가 유입되어 정상화 작용, 재동기화 작용, 재활성화 작용이 시작되는 것과 관련 있다. 그 느낌은 보통 몇 차례 어싱을 하고나면 줄어들다가 없어진다. 한동안 어싱을 중단했다가 다시 시작했을 때에도 이런 느낌이 생길 수 있다. 때로는 병이 있거나 문제가 있는 신체 부위, 예컨대 혈액 순환이 나쁜 당뇨병 환자라면 다리와 발 부위에 에너지가 유입되면서 통증이 생길 수도 있다. 사지 말단에 에너지가 유입되면서 처음에는 아프거나 잠시 쥐가 나는 것처럼 느껴질 수 있다.

남성 관련

많은 남성들이 수면 접지를 한 결과 발기가 좋아졌다고 한다. 이는 혈액순환 개선에 따른 부수적인 효과일 것이다. 나이든 남성들은 전립선 염증의 감소로 밤중에 소변보러 가는 횟수가 적어질 수 있다.

어싱의 효과는 시간에 비례한다

일상생활에서 접지하는 시간이 길수록 신체기능이 더 안정되고 튼튼해지며 치유능력도 커진다. 어떤 사람은 수면 접지한 지 단 며칠 만에 증상이 없어지거나 극적으로 호전되었다고 말했다. 또 어떤 이들은 증상이 서서히 없어지고 차츰 기운이 나다가 어느 정도까지 좋아지고 나서는, 접지를 계속 하는 한 그 상태가 계속 유지된다고 말한다. 한편 밤새 접지 상태로 잠을 자고 난 뒤 아침에 일어날 때는 컨디션이 좋고 아픔도 덜하지만, 낮이 되면 아침때보다 못하다는 사람도 있다.

적어도 마지막 경우만큼은, 나의 경험에 비추어볼 때, 낮에도 접지를 해서 접지 시간을 더 늘리면 된다. 오래 할수록 좋은 것이다.

이 점은 루푸스라는 자가면역 질환을 앓는 한 젊은 여성의 사례에서 잘 드러났다. 그 여성은 하루에 최고 여덟 시간씩 수면 접지를 하면서 증상이 뚜렷이 개선되었다. 하지만 그녀는 그 정도로 만족할 수 없었다. 그래서 사무실 책상과 바닥에도 접지패드를 깔아서 여덟 시간을 추가로 확보했다. 책상 앞에 앉아 일하면서 아래팔은 데스크 패드에 대고 신발은 벗고 있었다. 접지 시간을 늘리자 커다란 차이가 있었다. 이 여성의 경우 밤에 자는 동안 접지하는 것도 좋았으나 밤낮으로 총 16시간을 접지하는 것은 훨씬 더 좋았다.

이 모든 것은 우리 몸이 원래 설계된 대로, 자연으로 돌아가는 것이다. 원래 인간은 거의 하루 24시간 내내 접지된 상태에서 진화해왔다. 접지된 상태에서 잠을 자는 것도 좋지만 이는 여전히 하루 중 16시간은 접지되지 않은 상태임을 의미한다. 어싱 시간을 늘리면 그만큼 더 많은 효과를 볼 수 있다. 건강에 심각한 문제가 있는 경우라면 더욱 그러하다.

많은 사람들이 낮에도 접지를 하여 접지 시간을 늘린 뒤 건강이 비약적으로 향상되었다고 말했다. 어싱의 효과는 어싱하는 시간과 관계 깊다. 오래 할수록 좋다.

나와 함께 여러 연구를 수행했던 건강 연구가이자 많은 이에게 어싱을 소개한 데일 테플리츠는 이 점을 음식에 비유해 설명한다.

"평생 불량식품을 먹은 사람은 여러 가지 필수 영양소가 결핍되어 있습니다. 그 결과 건강을 위협받게 됩니다. 갑자기 몸에 좋은 음식을 한 가지 먹는다고 해서 지속적인 효과를 기대할 수는 없습니다. 그러나 건강한 식습관을 계속한다면 시간이 지나면서 몸에 필요한 영양소가 섭취되어 건강한 사람으로 거듭납니다. 사람들은 평생토록 땅과 단절되어 있었습니다. 현재 우리에게는 건강을 유지시켜주는 땅 에너지가 결핍되어 있습니다. 땅에 접촉하는 시간이 길면 길수록 우리 몸이 땅과 반응한 결과인 건강 증진 효과 또한 더욱 커질 것입니다."

어쩌다 한 번 모래사장에서 걷거나 뒷마당에서 잠시 맨발로 앉아있으면 잠깐은 좋을지 모르나 그 효과는 오래 지속되지 않는다. 매일 일상적으로 이런 활동이 가능한 생활환경인지는 별개의 문제다. 물론 하룻밤 접지하고 잠을 자면 그날 밤에는 잠을 잘 자고 다음 날 아침에도 몸이 가볍게 느껴질 것이다. 그러나 규칙적으로 접지 수면을 한다면 우리 몸이 건강을 유지하고 질병에 맞서 싸우는 데 굳건한 토대를 형성하도록 큰 힘을 보태주는 것이 된다. 그 외에도 어떤 이들은, 특히 만성 염증 질환이 있는 사람들은 접지 시간을 늘리면 더 많은 효능을 볼 것이다.

접지를 하면서 땅의 에너지를 '너무 많이' 받으면 해롭지 않은지 해마다 많은 사람들이 물어온다. 질문은 이해하지만 인체에 땅의 에너지가 과다해질 수 있다는 증거는 없다. 내게는 마치 나무가 땅속으로 뿌리를 너무 깊게 내리면 문제되지 않느냐는 질문과도 비슷하게 들린다. 인간은 이 땅에서 진화했고 우리 조상들은 사시사철 밤낮으로 땅과 접촉하면서 살았다. 땅과 연결되는 것은 더없이 자연스러운 일이다. 오히려 땅에서 단절되는 것이 부자연스럽고 몸에도 좋지 않다고 생각한다. 땅과 연결되면 우리 몸은 생체전기적 균형을 이루는 데 필요한 만큼 전자를 흡수하여 활용한다. 언제나 꼭 알맞은 양이 흡수된다. 그렇게 해서 우리 몸은 가장 자연스러운 상태로 돌아간다.

나는 밤낮으로 24시간 내내 접지 상태에서 생활하는 것이 가장 좋다고 생각한다. 하지만 현대적인 세상은 폭넓게 플라스틱화되고 절연되어 있어서 땅속 치유 에너지로부터 인간을 단절시키고 있다. 과거에 인류가 맨발로 땅 위에서 진화했듯 가까운 미래에는 전도성 집 · 학교 · 사무실, 전도성 침구 · 가구, 전도성 신발 등을 통해 접지된 사회에서 거듭 진화하는 날이 오기를 바란다.

만성 스트레스, 몸에 해로운 음식, 신체 활동 부족으로 점철된 현대적 생활방식은 병든 사회를 낳는다. 어느새 삶의 기쁨이 사라졌다. 개인적인 '자원'과 정부 '자원'이 바닥을 드러내고 있다. 어싱이라는 자연치유법으로 나쁜 습관까지 없앨 수는 없으나 부분적인 부족분과 어려움은 해결할 수 있다. 이것은 단번에 고치는 약도, 모든 병을 고치는 약도 아니다. 이것은 기본적인 건강유지 수단이자 치유 수단으로서 철저히 연구하고 활용할 가치가 있는 안전하고, 효과적이며, 새롭고도 오래된 패러다임이다.

10장

피드백: 어싱 경험자들의 이야기

지금까지 수천 명이 어싱을 경험했다. 우리는 그중 몇 명에게 부탁하여 어싱 체험자들로부터 직접 개인적인 이야기를 들을 수 있었다. 그들의 이야기 속에서 어싱의 다양하고 극적인 효과를 엿볼 수 있다.

어싱 홍보대사

오래 전부터 어싱을 열렬히 지지해왔던 사람들 가운데 짐 힐리라는 사람이 있다. 그는 병원에서 쓰이는 최첨단 모니터링 · 진단 · 치료 기술을 연구 · 개발하고 보급하는 선구자적인 인물이다. 또 수년 전에 최초로 911 구급차와 구급 헬리콥터가 설계될 당시 그 설계 작업에 참여했으며, 지금은 아이다호 주 샌드포인트에 본사를 둔 국제 의료기기 제조회사인 리드록Lead-Lok Corp.의 회장이다. 자신의 몸을 접지한 뒤 이런 저런 병에서 회복되는 것을 경험한 많은 이들이 '어싱 홍보대사'로 변신하여 주변인들에게 어싱을 권하는데, 짐도 그중 한 명이다. 그의 이야기를 들어보자.

"저는 50년 가까이 의료기기 분야에 몸담고 있습니다. 1960년대 후반에 저는 병원에서 쓰는 의료용 전기 기기가 적절히 접지되었는지를 검사하고 개량하는 일을 전문으로 하는 회사를 설립했습니다. 의료기기가 접지불량이면 전류 방해나 스파크가 일어났을 때 그 의료기기에 연결된 환자에게 치명적인 충격을 줄 수 있습니다. 그런 사고를 방지하려면 의료기기를 잘 접지해야 합니다. 하지만 환자를 직접 접지해서 효과를 볼 것이라고는 아무도 생각하지 못했지요."

"처음으로 어싱에 대해 들었을 때 그 개념은 저 같은 사람에게는 무척 설득력 있게 들렸습니다. 클린턴 오버는 제 다리에 접지 전극 패치를 붙여서 어싱을 시연해보였죠. 원래 다리가 늘 아팠는데 단 20분 만에 아픔이 훨씬 가시더군요. 그때부터 저는 침대에 접지 시트를 깔고 자기 시작했습니다. 잠을 잘 자고, 나이 들면서 쑤시고 아픈 것도 좋아지는 것을 금방 알 수 있었습니다."

"제가 좋아지니까 주변에 있는 가까운 사람들도 도와주고 싶었지요. 일단 생각나는 사람이 다발성 경화증을 앓고 있는 친구의 딸이었습니다. 그 애한테 접지수면을 해보라고 했는데 결과는 믿을 수 없을 정도였습니다. 아침에 일어나면 보통 쑤시고 아팠다는데 이제는 그런 게 없대요."

"그 후 얼마 지나서 그 애가 저를 보러 왔습니다. 한 달간 휴가 중이라더군요. 그런데 접지시트를 못 챙겨왔는데도 그때까지 몸 상태가 괜찮대요. '접지시트를 깔고 잘 때와 똑같거나 오히려 더 좋다'라고 했습니다. 그러고는 휴가가 끝나고 집에 돌아가서 다시 접지시트에서 자는데 별 차이를 못 느끼겠다고 합니다. 시트가 제대로 접지된 건지 모르겠다는군요."

"저도 궁금했습니다. 그 애한테 휴가를 어디로 갔었는지 물어봤더니 바자 캘리포니아로 갔었다고 합니다. 해변에 있는 오두막을 빌려서 남자친구와 지냈대요. 몇 가지 더 물어본 끝에 알고 봤더니 휴가 한 달 내내 거의 맨발로 다녔더라고요. 모래사장에서 걷고, 바다에서 수영하고 스노클링도 했고요."

"제가 그 애한테 말했죠. '바로 그거야. 넌 사실 날마다 접지하고 있었던 거야. 땅바닥에서 맨발로 걷고 짠 바닷물에서 수영하고. 그거야말로 슈퍼 접지지.'"

"'그거랑 그게 서로 같은 거예요?' 하고 그 애가 묻더군요."

"'당연하지. 접지봉이나 벽 콘센트에 연결한 접지 시트는 사실 별 거 없어. 자연으로 돌아가서 땅과 다시 접촉하자는 게 전부지. 해변이나 공원, 뒷마당에서 맨발로 걷는 것이나 접지된 침대 패드를 깔고 자는 것이나 효과는 같아. 접지 시간이 길수록 좋고.'"

"그 애가 궁금해 하더군요. 자기 어머니가 류머티스 관절염 때문에 고생하는데 어머니한테도, 특히 무릎에도 어싱이 효과가 있을지. 그 애 말로는 자기 어머니는 매일 저녁 침대 옆 탁자에 애드빌Advil(소염진통제) 2정을 놔둔대요. 아침에 눈 떴을 때 그 약을 먹은 뒤, 한 시간쯤 있다가 약기운이 돌 때쯤 잠자리에서 일어난다는군요. 안 그러면 다리가 너무 아파서 견딜 수 없을 정도라면서."

"며칠 정도 접지 상태로 잠을 잔 뒤로는 그 애 어머니가 진통제를 끊었다고 합니다. 아침에 일어나도 아프지 않아서 무척이나 좋아한대요. 그녀의 남편, 그러니까 제 친구는 의료업에 몸담고 있고 어싱에 대해서는 정말 회의적이었습니다. 하지만 친구도 이 모든 걸 지켜봤고 자기 아내와 딸이 얼마나 달라졌는지 봤지요. 무척이나 놀라면서 그제야 자기 이야기를 털어놓더군요. 사실 왼쪽 어깨가 몇 년째 안 좋았고, 통증 때문에 잘 때 오른쪽으로만 잤었는데 아내가 침대에 접지시트를 까는 바람에 자신도 덩달아 수면 접지하면서부터는 왼쪽으로 자도 아프지 않대요."

"우리 동네에 있는 침술가한테는 이런 일이 있었습니다. 하루는 그 침술가와 이야기를 하는데, 발이 아파서 자전거를 못 타고 있다고 해요. 스스로 치료도 해봤지만 차도가 없었답니다. 그래서 제가 전극패치와 연결선을 주고 한 번 해보라고 했습니다. 바로 다음 날 그녀가 전화를 걸어와 들뜬 목소리로 이야기하더군요. 자신도 안 믿기지만, 아픈 게 없어졌다고. 그래서 자기 환자들에게도 접지를 권해보고 통증이 있는 부위에 전극패치를 붙이고 30분 동안 앉아있게 했답니다. 비용은 따로 받지 않고요. 그 환자들은 일주일에 3번 침술원에 가서 가만히 앉아서 통증완화 효과를 얻습니다. 제가 침술가한테 말했어요. 정원에서 맨발로 걸어도 침술원에서 접지하는 것과 똑같은 결과를 얻을 거라고요. 콘센트에 꽂은 연결선에서 어떤 특별한 전류가 나오는 게 아니에요. 하지만 대다수는 접지의 단순성을 이해하지 못합니다."

"다발성 경화증을 앓고 계시는 회사 이사님께도 침대 패드를 하나 드렸습니다. 이사님도 회의적이셨죠. 몇 주 뒤에 여쭤봤더니 대수롭지 않다는 듯, 딸애가 좀 아프대서 딸애한테 줬다고 하셨어요. 자신은 이미 병이 너무 많이 진행되어서 낫기 힘들다면서요. 하지만 일주일 뒤에 딸애가 접지패드를 다시 돌려주길래 이참에 자신도 한번 해보기로 하고 사나흘 간 접지를 하고 잤대요. 그런데 효과가 믿을 수 없을 정도라며, 그렇게도 아팠던 것이 싹 없어졌다고 합니다. 걷는 것도 편해졌고요. 다리에 마비가 와서 주저앉는 일도 적어졌대요. 다발성 경화증이 나은 건 아니지만 증상은 상당히 좋아졌다고 해요. 걸어도 예전만큼 아프지 않고 훨씬 편하다고 합니다."

"접지시트 없이는 아무 데도 안 가요." : 또 다른 접지 홍보대사는 도나 티스데일이라는 잘나가는 부동산 중개인이다.

"뭐부터 시작할까요?" 어싱 경험에 대한 질문을 받았을 때 그녀는 이렇게 말했다.

"알레르기부터 해보죠. 전 어릴 때부터 계절성 알레르기가 무척 심했어요. 부동산 중개를 하다 보니 손님들에게 매물을 보여주러 밖에 나가 있으면 연달아 열댓번 정도 재채기를 하기도 합니다. 무안한 나머지 웃으면서 5월과 9월에는 알레르기가 심하다고 양해를 구합니다. 그런데 접지한 뒤로 5월도 지나가고 9월이 다 되었는데 세상에, 어땠는지 아세요? 봄, 여름이 가도록 단 한 번도 알레르기 약을 먹지 않았어요! 재채기는 한두 번 한 것 같지만 그게 다였죠. 코가 막혀서 한밤중에 일어나 코를 풀어야 했던 적이 단 한 번도 없었어요! 믿을 수 없었습니다."

"15년 전부터 저는 환상육아종이라는 이상한 자가면역성 피부병을 앓고 있어요. 팔, 다리, 몸통에 보기 흉한 발진이 생기지요. 하지만 이제 팔 쪽은 완전히 깨끗해졌고, 다리도 거의 다 나았어요. 놀라운 일이죠. 안 다녀본 피부과가 없을 정도인데 아무도 원인을 모르고 고치지도 못했거든요."

"여든여덟 살 되신 저희 어머니는 15년 전부터 요실금이 있으세요. 방광 수술을 받으셨지만 효과가 없었습니다. 그래서 하루에 생리대를 15~20개쯤 쓰셨어요. 그러다가 수면 접지를 시작하셨고, 시작한 지 6주 지났을 때 저희 집에 한 달간 놀러오셨는데, 이제는 생리대를 하루에 1~2개 밖에 안 쓰시는 거예요. '그 침대시트 때문인 것 같아.' 라고 어머니가 말씀하시더군요."

"어머니는 3년 전에 다친 후로 어깨가 아파서 오른쪽 손을 어깨높이 이상 올리지 못하셨어요. 그런데 한 달간 저희 집에 계실 때 우연히 어머니가 머리 빗는 모습을 봤는데 오른손으로 하시는 거예요. 그래서 물어봤더니, '이제는 어깨가 안 아파.' 라고 말씀하세요. 전 침대시트 때문이라고 생각했죠."

"3년 동안 남편 빌은 무릎에 주사를 맞으면서 무릎 수술을 생각하고 있었습니다. 그런데 이제는 주사를 안 맞아요. 예전만큼 심하게 아프지 않아서요. 2009년 근로자의 날 연휴 때 집안 결혼식에서 오랜만에 남편과 춤도 췄어요. 무릎이 무척 좋아진 거죠. 족저근막염까지 완전히 없어졌어요. 언니도 족저근막염이 있었고 나빠졌다가 좋아졌다가 했는데 수면 접지를 하면서부터는 몇 달 동안 아직 심해진 적이 없대요."

"다른 언니는 심한 류마티스 관절염을 앓고 있어요. 그 언니도 잠 잘 때 접지를 하고 있는데, 염증이 거의 다 나았다고 했습니다."

"라임병을 앓는 친구 한 명은 한 달에 15번씩이나 편두통이 생기곤 했는데 지금은 한두 번 정도라고 합니다. 한번은, 애리조나에 있는 자기 어머니 집에 일주일 동안 가있었는데 깜빡하고 침대 시트를 안 가져갔대요. 그래서인지 거기 있는 동안만 편두통이 4번이나 생겼대요. 친구더러 제정신이냐고 했어요. 저는 시트 없이는 아무데도 안 가거든요."

"접지 시트를 사용한 첫날부터 저와 남편 둘 다 잠자는 게 훨씬 좋아졌어요. 또 남편은 나이가 70이라 화장실도 자주 가야했었는데 이제는 밤마다 세 번씩 일어나던 것도 없어졌습니다. 한번은, 수면 접지를 시작한 지 몇 주 뒤에 친척집을 방문하러 주말여행을 가게 되었어요. 저는 시트를 가져가려고 했는데 남편이 그냥 가자고 해서 제가 포기했죠. 그런데 글쎄 남편이 밤새 뒤척이지 뭐에요. 일어나 앉았다가 다시 누웠다가 하면서 밤새 잠을 설치더라고요. 그러고 나서 크리스마스 때 손자들을 보러 오스틴에 갔을 때는 어땠는지 아세요? 시트를 가져갔어요! 물론 잘 잤죠. 이제는 시트 없이는 아무데도 안 가요."

"요즘은 보는 사람마다 접지해주고 싶어서 큰일이에요!"

영적 연결

가브리엘 쿠센스, 의학박사, 67세, 애리조나 주 팬타고니아, 생명의 나무 재활센터 Tree of Life Rejuvenation Center **이사** : "나 자신과 아내부터 먼저 어싱을 해봤습니다. 우리 둘 다 뭔가 다른 걸 느꼈어요. 잠도 깊이 자게 됐고요. 우리는 예전에도 가끔씩 맨발로 다녔었지만 지금은 늘 맨발로 다닙니다."

"저는 직업상 하루 종일 움직입니다. 이제는 아침에 전보다 일찍 눈이 떠져서 원래보다 30분에서 한 시간 가량 잠을 덜 자는데도 옛날보다 더 환기차게 지냅니다. 원래도 활동적인 편이었지만 지금은 더 그렇지요."

"제 임상소견으로는 어싱이 자가면역 질환을 앓는 사람들의 염증을 줄이는 데 효과가 있었고, 우울증과 불안초조 증세가 있는 사람들에게도 효능이 있었습니다. 저희 생명의 나무 재활 센터는 치료차 이곳에 오시는 모든 분들께 수면 시 접지 시트 사용을 권하고 있고, 모든 분들이 이런 저런 면에서 효과를 보십니다. 긴장이 완화되고 숙면을 취하고 기운이 생기는 등의 효과가 있지요."

"비단 이런 차원을 넘어서 어싱에는 어떤 사고방식이 녹아있습니다. 지구상에 사는 인간이 더 이상 땅에 접촉하지 않고 지구로부터 등을 돌리고 있다는 요즘의 문제를 정확히 지적하고 있는 겁니다. 인간이 점점 땅에서 멀어지고 있어요. 성경의 관점에서 보자면 땅, 지구와 접촉을 잃어버린 사람은 하느님과의 접촉도 잃게 됩니다. 여기에는 무척 깊은 의미가 있어요. 어싱은 인간을 지구와 재결합시킬 뿐 아니라 나아가 다른 세계, 어떤 의미에서는 하느님과도 연결시켜줍니다."

최소의 노력으로 최대의 효과를 얻다

데이비드 울프, 39세, 샌디에이고, 건강강좌 강사 : "개인적으로 2년 전에 어싱을 시작한 뒤로 세 가지 놀라운 변화가 있었습니다. 먼저, 좀처럼 없어지지 않던 감염 자국이 말끔히 나았습니다. 항생제 내성이 있는 포도상구균의 일종인 듯한데 8년 전에 엄지발가락에 처음 생겼고 1~2년 정도 치료해서 흉터처럼 보이는 혹 하나만 남아 있었습니다. 가끔씩 덧나곤 해서 제가 사용할 수 있는 모든 치료 수단을 사용해봤고, 의료 쪽에 계시는 아는 분께도 부탁드려봤습니다. 그래도 없어지지가 않았어요. 그러던 중에 접지패드를 사용해서 컴퓨터 작업이나 전화 업무를 볼 때 접지를 하기 시작했습니다. 그러자 단 이틀 만에 혹이 없어졌어요. 마술 같죠."

"또 제가 원래 이가 많이 시렸습니다. 한 25년쯤 되었지요. 14살 때 이에 금이 간 이후로 차가운 물이나 설탕, 단 것에 무척 민감하고 씨앗처럼 작고 단단한 것을 씹으면 깜짝 놀랄 정도로 아픕니다. 그런데 한두 달 어싱한 뒤로는 그것도 없어졌어요."

"무엇보다 가장 큰 변화는 알레르기입니다. 어렸을 때부터 알레르기 때문에 무척 고생했습니다. 고양이나 꽃가루, 특히 돼지풀에 굉장히 예민해서 거기에 노출되면 2~3일 정도 정상 생활이 불가능할 정도였습니다. 꽃가루가 날릴 때가 되면 폐 속에 점액이 꽉 들어찬 것 같고 눈, 귀, 목 뒤가 무척 가렵습니다. 눈에선 눈물이 줄줄 흐르고요. 음식에 주의하면서부터 몇 년에 걸쳐서 차츰 좋아지긴 했습니다만 어싱은 그야말로 결정타였어요. 이제는 꽃가루가 날리는 봄 · 가을 알레르기 계절도 아무 문제없이 지나갑니다. 전혀 증상이 없어요. 이제는 고양이를 키우는 집에 들어가도 한 시간 가량은 괜찮습니다. 예전 같았으면 집안에 들어가지도 못했어요."

"제 몸에 생긴 변화 말고도, 접지 해본 다른 사람들에게서 꽤 놀라운 일을 보고 들었습니다. 제 건강 강좌에 참석한 한 여자분이 어딘가 많이 불편해 보였어요. 첫줄에 앉아계셨는데 아프다고 얼굴에 쓰여 있었습니다. 다가가서 물어봤더니 20년 동안 요통으로 고생하고 있다고 해요. 마침 제가 갖고 있던 접지패드를 콘센트에 꽂아 연결해드리자 그분이 직접 블라우스 안에 넣어서 허리에 대셨어요. 한 시간 20분 뒤 강좌가 끝났을 때 그 여자분의 얼굴은 완전히 달라져 있었습니다. 본인도 믿기지 않지만 아픈 게 말끔히 없어졌다고 했어요. 저도 놀랐고 그 방에 있던 다른 사람들도 전부 놀랐지요."

"수면 접지하는 사람들은 대부분 일단 전보다 잠을 잘 잔다고들 하세요. 많이 들었던 피드백 중에 한 가지 재미있었던 게 뭐냐면, 컴퓨터 작업을 할 때도 접지를 하면 확실히 다르다고 하는 겁니다. '편하다', '든든하다', '안심이 된다' 고들 표현하십니다. 어떤 사람들은 접지하지 않은 상태에서는 컴퓨터 작업도 하기 싫다고 하더군요."

"건강 강좌를 하면서 저는 자연적이고 치유 효과가 있고 일반인들이 쓰기 좋은 것에 초점을 맞춥니다. 또 최소한의 노력으로 최대의 효과를 얻을 수 있는 것에 상당히 중점을 두고 있어요. 이런 것이 제가 최우선으로 고려하는 사항입니다. 그런데 어싱한 지 약 한 달 만에 바로 이거라는 것을 확신하게 되었습니다. 어싱은 이제껏 제가 본 것 중에서 가장 최소한의 노력으로 최대의 효과를 안겨줍니다. 그냥 갖다 대고만 있으면 되니 아무것도 할 게 없잖아요!"

의사와 환자의 삶을 개선하다

데이비드 거스튼, 의학박사, 60세, 캘리포니아 주 엔시니타스, 영양요법 및 통합정신과 의사 : "몇 년 전에 저는 사람들이 만성질환에 걸리고 또 좀처럼 거기서 회복되지 못하는 원인을 도표화해서 '원인과 결과' 라는 건강지도를 개발했습니다. 그리고 세 단계 과정으로 단순화 했습니다. 모든 만성 질환에는 주요 원인이 있고(1단계) 그 원인으로는 유전, 감염, 독소, 소화 장애, 흡수 장애, 정신적 스트레스 등을 들 수 있습니다. 2단계는 이러한 주된 원인에 신체가 대응하는 방식, 말하자면 염증과 스트레스 반응입니다. 3단계는 전신의 생화학적 불균형 또는 대사 불균형과 관계있습니다. 시간이 지나면서 어싱은 2단계에서 탁월한 치유 효과가 있음이 분명해졌습니다."

"저는 접지한 지 3년쯤 되었고 지금은 임상에서도 십분 활용하고 있습니다. 저 같은 의사를 찾아오는 환자들은 이것저것 다 해보고도 병을 못 고치고 마지막 수단으로 저를 찾아오는 경우가 많습니다. 어떤 환자가 어싱을 시작하고서는 다음 날 아침에 "이렇게 잘 자기는 20년 만에 처음입니다."라고 이메일을 보냈더군요. 보통 이런 말을 많이들 하십니다."

"저는 25년째 골관절염을 앓고 있는, 올해 아흔 여섯인 한 지인에게 접지 장비를 줬습니다. 그 사람은 원래 수십 년 동안 샌디에이고에서 유명한 민족의술가였는데 본인한테는 아무런 말도 안 했고 그 집 아들에게만 접지가 어떤 거라고 설명을 해줬어요. 며칠 뒤 어떻게 하고 있는지 확인 차 전화해봤더니 아들한테 통증이 4분의 3 이상 줄었다고 말했다는군요. 하지만 정말 놀라운 일은 그 사람이 삶에 대한 열정을 되찾았다는 점이었습니다. 6개월 전에 뇌졸중이 온 뒤 신체적인 면에서는 회복

했지만 삶에 대한 애착을 잃었거든요. 여행도 다니고 강의도 하던 활발한 여자였는데 말이죠. 그런데 이제는 다시 예전 같아졌다고 아들이 말했습니다."

"저를 찾아오는 사람들 중에는 만성피로증후군을 호소하는 경우가 자주 있습니다. 그 경우 종종 기억, 집중력 저하, 인지기능 장애와 같은 인지적 문제를 동반하기도 합니다. 그런 환자 중에 65세 여성이 한 명 있었어요. 그 환자는 무척 오랫동안 만성피로증후군과 고혈압 증상이 있었는데 제가 접지를 권했습니다. 시작한 지 31일째 되는 날에 이메일을 보냈더군요. 어싱한 이후로 활력이 생기고 인지능력도 돌아왔대요. 게다가 혈압수치도 빠르게 정상화되기 시작했답니다. 저는 환자에게 혈압을 매일 주의해서 관찰하라고 했습니다. 그 환자는 다른 의사에게서도 혈압약을 2가지 처방받아서 복용하고 있었는데 혈압이 무척 빨리 정상으로 내려와서 환자가 저와 상의도 없이 혈압약 하나를 끊었습니다. 그리고 자신이 다니던 다른 의사한테 가서 약효가 훨씬 약한 약을 처방받았답니다. 어싱을 계속하면서 이제 혈압은 정상수준으로 유지할 수 있을 겁니다. 피로감이나 다른 만성피로증후군 증상도 대부분 좋아졌습니다."

"제 개인적인 경험 상 기적적인 것은 없었습니다. 적어도 한동안은 말이죠. 저는 수십 년째 원추각막증을 앓고 있습니다. 각막이 차츰 얇아지면서 시력을 상당 부분 잃게 되는 병이지요. 대략 2천 명 중에 한 명 정도로 발생합니다. 마치 풍선이 부풀 때처럼 각막이 얇아지다가 결국 터져버리고, 그렇게 되면 눈을 보호하는 외부막이 없어집니다. 그래서 지난 몇 년 사이에 각막이식수술을 5번이나 받았습니다. 그중에서 오른쪽 눈 수술 세 번은 거부반응이 일어나 심한 염증이 생겼고 각막 표면에 깨알 같은 작은 점이 수백 개 생겼지요. 거부반응 후반에 들어서는 정말 너무나 고통스러웠습니다. 2004년에 각막이식수술을 받고나서 거부반응에 시달린 지 1년하고도 반년이 더 지났을 때 접지를 시작했습니다. 원래 끔찍한 통증에다가 아침이면 늘 눈물이 줄줄 나왔었는데 어싱한 지 4개월 정도 지났을 무렵 어느 날 아침에는 눈물이 안 나오더니 그 날부터 그 증상이 완전히 없어졌습니다. 통증도 많이 줄어서 이제는 거의 다 참을 만해요. 요즘도 간혹 통증이 심해서 강한 진통제가 필요할 때가 있습니다만, 접지를 하지 않았다면 거부반응이 생긴 지 3년째 접어드는 지금까지 견뎌내기 정말 힘들었을 겁니다. 다시 각막이식수술을 받으려면 줄기세포 연구가 나올 때까지 기다려야 하기 때문에 앞으로 기다리는 동안에도 제게 큰 도움이 될 겁니다."

"어찌 됐든 오른쪽 눈은 이미 시력을 잃었습니다. 왼쪽 눈에는 아직 각막이식 거부반응이 없었지만 왼쪽 눈의 시력도 뚜렷이 저하되고 있어서 상당히 걱정스러운 상황입니다. 지난 15년가량 점점 나빠지기만 하던 중에 어싱을 시작하게 되었습니다. 그러면서부터 시력 저하가 멈추고 다시 좋아지기 시작했습니다. 갑자기 시력이 회복되니까 검안사가 놀라더군요. 퇴행성 안질환이 몇 십 년 지나서 갑자기 낫는 경우를 본 적 있냐고 검안사에게 물어봤습니다. 그런 경우는 한 번도 본 적 없다고 했어요. 제 경우는 상당히 기적적인 셈이지요."

"어싱의 힘을 각인시켜준 개인적인 경험이 또 있습니다. 한 병원에서 야간 근무를 하다가 잠깐 쉬러 바깥에 나갔습니다. 밖에서 좀 걷다가 저는 그만 금속으로 된 '주차금지' 표지판을 정면으로 들이받고 말았어요. 철제 표지판의 모서리가 무딘 칼날과 같아서 이마가 뼈 깊이까지 1.5cm 정도 찢어졌습니다. 출혈이 심했어요. 저는 병원으로 달려가서 간호사에게 상처를 소독하고 붕대를 감아달라고 했습니다. 만약에 환자가 그 정도로 자상을 입고 병원에 왔다면 저는 바로 응급실에 보냈을 겁니다. 하지만 저는 봐야할 환자가 있어서 그럴 수 없었지요. 다음 날 붕대를 풀었더니 외과 수술의 절개자국처럼 작은 줄만 남아있었습니다. 빨갛지도 않고 열감도 없고 붓거나 아프지도 않았어요. 염증이 안 생긴 것이죠. 이틀째에는 찢어진 부분이 간신히 알아볼 정도로 희미해졌습니다. 상처가 아물고 낫기 시작한 것이지요. 6일째에는 베인 자국이 흔적도 없이 말끔히 나았습니다."

"또 만성피로증후군과 불안 증상을 겪고 있는 환자의 경우도 인상적이었습니다. 그 환자는 접지하고 난 즉시 불안 증상이 상당히 줄었어요. 전반적인 건강 상태도 좋아지고 활기도 생겼습니다. 가장 충격적이었던 점은 그녀가 땅에, 자기 주변의 다른 사람들에게, 그리고 자기 자신의 핵심에 다시금 연결되는 느낌이라고 표현한 것이었어요. 그녀는 접지할 때 드는 이런 연결감이 무척이나 강렬해서 회사에 갈 때도 침대 패드를 가져간답니다. 밤에는 침대에 깔고 자고 낮에는 책상에 깔고 쓰는 것이죠. 그녀는 자신이 더 깊은 자신을 경험하고 있다고 말하더군요. 걱정도 없고 두려움도, 불안감도, 마음의 동요도 없는 '새로운 나'라고 표현했어요. '저는 근본부터 바뀌고 있어요.'라고 하면서요."

"환자로부터 받은 피드백들이 너무나 강렬해서 제가 의사로서 예상컨대 이것은 분명 한 사람의 인생을 바꿀 것입니다. 접지를 하고도 별다른 점을 못 느꼈다는 사람은 백 명에 3명 정도밖에 되지 않았습니다."

항노화 연관성

시간이 흐르면 인간의 몸도 변화를 비켜가지 못한다. 노화의 조짐은 눈에 보이는 것(체중 증가, 신장 감소, 근육 약화)에서부터 드러나지 않는 것(혈관 탄력성 저하, 호르몬 분비 감소, 자유라디칼의 작용으로 인한 세포손상)에 이르기까지 다양하다. 의사들은 노화의 양상을 다양하게 접한다. 80세인데도 신체적으로는 50~60대처럼 보이는 사람이 있는가하면 반대로 40~50대 중년인데도 은퇴할 때가 다 된 듯한 사람도 있다. 실제보다 더 나이 들어 보이는 데에는 여러 가지 원인이 있다. 어싱이 노화를 늦추는 요인으로 작용할 수 있을까?

나이 드는 것은 피할 수 없는 일이다. 항노화 전략은 100세, 120세까지 살자는 것이 아니라 활기를 유지하면서 기품 있게 나이 들자는 것이다. 목표는 만족스럽고 활기찬 삶을 살기 위해 신체적 · 정신적 가능성을 계발하고 질병을 예방하는 것이다.

아보드 벨덴, 박사, 90세, 캘리포니아 주 욘트빌, 전직 임상심리학자 : "저는 8년 넘게 상당히 규칙적으로 수면 접지를 하고 있습니다. 접지한 지 일 년도 안 돼서 병원에 가는 일이 전보다 뜸해졌고 손과 고관절에 관절염 통증도 가벼워졌습니다. 정신도 좀 또렷해지고 기운도 나는 것 같아요."

"일 년 뒤에 정기검진을 받으러 갔더니 제가 나이에 비해 건강상태가 매우 좋아서 의사가 놀랐다고 합니다."

"그 후로 지금까지 몇 년 넘게 어싱을 계속 하고 있습니다. 그동안 나이를 거꾸로 먹었다고는 할 수 없지요. 관절염도 여전하고요. 하지만 관절염 약은 필요 없게 되었습니다. 사실 저는 아무런 약도 안 먹고 있어요. 나이 아흔인데도 정정하고 힘이 있습니다."

"아직도 마당에 나가서 가지치기도 하고 정원 일을 많이 합니다. 일하다보면 베이기도 하고 긁히기도 하고, 심지어는 떨어진 적도 있습니다. 몇 주 전에 누워서 타는 세발짜리 리컴번트 자전거를 타다가 넘어졌거든요. 세게 부딪혔는데도 부러진 데 없이 금방 나았습니다. 마당일도 똑같아요. 베여서 상처가 나도 감염된 적은 한 번도 없었습니다. 약을 바르지도 않았는데도요."

"이걸 시작하면서 잠자는 것은 정말 확실히 좋아졌습니다. 간혹 밤중에 깨더라도 1~2분 만에 금방 다시 잠들어요."

캐서린 반 해튼, 71세, 캘리포니아 주 브렌트우드, 마사지 치료사, 지압사 : "5년 전부터 잠잘 때와 일할 때 접지를 하고 있습니다. 저는 아직도 풀타임으로 일하는데, 제 나이에 그렇게 일하고도 집에 가서 녹초가 안 되는 데에는 방법이 딱 하나 있어요. 손님들에게 마사지를 할 때 바닥에 접지패드를 깔고 그 위에서 맨발로 서서 일하는 거지요. 그게 없으면 아마 손님을 하루에 한두 명밖에 받지 못 할 겁니다. 접지패드를 쓰면 하루 종일 일할 수 있으니까 네다섯 명, 많으면 여섯 명까지 마사지합니다. 제가 접지를 하면 손님들에게도 이점이 있어요. 저한테 마사지를 받는 내내 접지패드, 제 몸, 제 손을 통해 손님 몸으로 자유전자가 이동하니까요. 그러니까 손님들도 접지하는 거지요."

"어떤 신규 손님이 마사지를 받고 난 뒤 그날 밤 난생 처음으로 무척이나 달게 잤다고 했습니다. 접지 상태에서 일하면서부터는 손님들한테서 몸이 가뿐하고 활기찬 상태가 마사지 끝난 후에 오랫동안 지속된다는 말을 많이 듣습니다."

"저는 지압 치료도 하고 있는데요, 마사지에 지압까지 하다 보니 아무래도 손과 손목을 많이 쓰게 됩니다. 접지하기 전에는 피로감이나 근육통이 꽤 자주 있었는데 접지를 하고 잠을 자면 몸이 회복되는 게 느껴져요. 또 일할 때 접지패드를 사용하면서부터 몇 년은 더 일할 수 있게 되었고요."

"직업상 체력 소모가 많아서 무척 피곤합니다. 에너지를 많이 쓰지요. 24년째 이 일을 하고 있고 지금도 퇴근할 때는 피곤하지만 잠자리에 들어 침대 패드에서 자고 일어나면 다시 생생해져요. 남편도 효과를 봤습니다. 접지패드를 처음 사용한 그날 당장 코골이가 멎었거든요. 잠도 깊이, 숙면을 취하고 있고요."

관절염

관절염 중에서 가장 흔한 종류는 골관절염이며, 보통 퇴행성 관절 질환 혹은 소모성 관절염 또는 그냥 일반적인 관절염이라고 알려져 있다. 나이가 들수록 발병이 증가한다. 반면에 류머티스 관절염은 골관절염과 달리 인체 면역계가 스스로를 공격하는 자가면역 질환이다. 류머티스 관절염은 관절뿐 아니라 눈, 입, 폐 등 다른 신체부위에도 영향을 준다. 흔히 발생하는 이 두 가지 관절염 중에서 류머티스 관절염이 가장 염증이 심하다. 그리고 두 경우 모두 경직되고 아프며 관절운동 장애를 불러일으킨다.

쉴라 커티스, 63세, 샌디에이고, 영업 : "전 태어날 때부터 몸이 약했어요. 아직도 살아있는 게 놀랍죠. 어싱이 없었다면 어떻게 됐을지 몰라요."

"저는 심장 세동 때문에 몇 차례 두려운 일을 겪었어요. 하지만 접지를 시작하고 얼마 안 돼서 그 증상이 없어졌고 지금까지 재발하지 않았습니다. 또 갑자기 얼굴이 화끈거리거나 전신에 열감이 퍼지는 증상이 몇 년째 계속 있었는데 접지 한 달 만에 없어졌습니다."

"하지만 가장 크고 빠른 효과를 본 것은 류머티스 관절염이었어요. 양쪽 무릎이 굉장히 아프고 부어있었고, 왼쪽은 특히 심해서 늘 절뚝거리며 걸었어요. 가끔씩 염증이 더 심해지기도 했고 그럴 때마다 점점 더 나빠지는 것 같았지요. 너무 심하게 부어서 바지에 다리가 잘 안 들어간 적도 있었고, 차를 탈 때는 무릎을 손으로 잡고 들어 올려야 돼요. 또 팔꿈치, 손목, 어깨 할 것 없이 관절마다 전부 딱딱 소리가 나요. 관절에서 딱딱 소리가 나면 어, 왜 이러지? 뭘 좀 부셔야 되나? 싶죠. 하하."

"제가 아는 어떤 뛰어난 정형외과 의사선생님께 상담을 받았는데, 6~8주 안에 무릎 수술을 받아야 하니 그때까지 조심하라고 말씀하셨어요. 무릎을 못 쓰게 될 수도 있기 때문이래요. 넘어지거나 다칠지도 모르니까요. 의사선생님은 몇 가지 검사를 좀 더 해보자고 하시지만 전 절대 안 했어요. 옛날에 안 좋은 경험이 있어서 검사를 많이 받는 게 꺼림칙했거든요."

"바로 그 주 주말에 어떤 건강 강좌에서 클린턴 오버의 설명을 들었습니다. 그의 아이디어에 흥미를 느껴서 당장 따라해 보기로 마음먹었죠. 접지를 했습니다. 그리고 3주 만에 통증과 붓기가 없어졌어요. 어디로 간지는 몰라요. 아무튼 없어진 건 확실해요. 관절에서 딱딱 소리 나는 증상도 시간이 지나면서 차츰 멈췄고요."

"저는 2000년부터 접지를 했고, 그 덕분에 건강이 무척이나 좋아져서 항상 접지를 하고 있어요. 사람들은 절 맨발의 여인이라고 불러요. 지금 당신과 통화하는 와중에도 사실 잔디밭에서 맨발로 서있어요. 컴퓨터를 쓸 때는 바닥에 깔린 접지패드를 쓰고, 앉아서 TV를 볼 때도 접지패드를 써요. 잘 때도 접지하고요. 제가 접지를 하지 않을 때는 어디로 걸어갈 때뿐인데 접지 신발이 나오면 이동 중에도 접지할 수 있게 되겠지요."

"몇 년이 지난 지금 저는 나이에 비해서 정말 건강합니다. 하이킹도 하고 산책도 하고, 운동도 해요. 운동량이 적은지는 모르겠지만 그런 활동을 하는 데 전혀 문제가 없어요. 제 마음대로 자유롭게 몸을 움직일 수 있으니까요. 접지에 중독된 것 같아요. 저는 그 느낌이 정말 좋고, 느낌만으로도 접지가 되어있는지 아닌지를 알아차릴 수 있어요."

하웰 루니언, 박사, 76세, 캘리포니아 주 스톡튼, 전직 신경생리학 교수 : "저는 손, 어깨, 허리 그리고 무릎 밑으로 류머티스 관절염이 있습니다. 이 병은 고칠 방법이 없습니다. 퇴행성이고 진행성 질환이에요. 이 병에 걸린 지 8년 정도 되었고 조금씩 계속 진행되고 있습니다. 이 관절염 외에 다른 문제도 있어서, 복용 중인 약이 한두 가지가 아닙니다."

"제가 무척 존경하는 친구 한 명이 잘 때 어싱을 해보라고 하기에 한 번 해봤더니 엄청난 차이가 있었습니다. 처음에는 제가 착각한 줄 알았어요. 그래서 접지패드 사용을 중단했습니다. 그러니까 상태가 다시 나빠지는 겁니다. 다시 접지를 했더니 좋아지더군요. 그런데도 전 계속 그럴 리가 없다고 생각했어요. 하지만 아니었습니다. 접지는 정말 효과가 있었습니다. 불편한 증상이 뚜렷하게 감소해요. 접지하지 않고 자면 접지할 때만 못하다는 것을 깨달았지요. 접지된 상태에서 잠을 자면 다음 날 아침에 일어났을 때 몸이 가볍고 상쾌합니다. 며칠씩 거르면 차이가 많이 납니다. 몸이 안 좋아져요."

"1부터 10 사이에서 차라리 죽는 게 나을 만큼 아픈 정도를 10이라고 합시다. 수면 접지를 하지 않았을 때는 통증이 대략 8정도입니다. 수면 접지를 하면 5정도예요. 이건 치료가 아닙니다. 하지만 확실히 도움은 되기 때문에 효과 면에서는 할 만한 가치가 있습니다. 악화되는 속도도 느려지는 것 같고요."

"류머티스 관절염으로 고생하는 사람에게 간단하고 효과적인 수면 접지 치료를 권해드립니다. 접지 시트에서 잠을 자면 통증이 상당히 감소됩니다. 효과가 있어요!"

스티브 가너, 52세, 유타 주 웨스트밸리 시티, 자동차 기술자 : "직업적으로 자동차 수리일을 하다 보면 손과 몸에 무리가 많이 갑니다. 그래도 몇 년째 이 일을 해왔고, 결국 류머티스 관절염에 걸렸죠."

"저는 손, 발목, 무릎 통증이 심해지다가 1993년에 류머티스 관절염 진단을 받았습니다. 그 후 12년 동안 석 달마다 한 번씩 대학병원 류머티스 클리닉에 가서 검사와 치료를 받았습니다. 처방약이 여섯 가지나 되더군요. 약마다 각각 부작용이 있어서 정말 견디기 힘들었습니다."

"제가 받은 약 중에 디클로페낙diclofenac이라는 약이 있습니다. 부작용이 정말 끔찍했죠. 머리가 아프고 어지럽고 속이 뒤집힐 정도로 메슥거려요. 도저히 못 먹겠다고 했더니 의사가 메토트렉세이트methotrexate로 바꿔주었지만 이 약도 부작용을 일으킬 수 있다고 경고했습니다. 정말 그랬어요. 일주일 뒤 통증이 상당히 가라앉고 염증이 약간 좋아지긴 했지만 계속 감기에 걸린 것처럼 콧물이 흐르고 코막힘, 두통에 시달렸습니다. 이런 것은 그나마 부작용의 일부에 불과해요."

"아파서 잠을 제대로 못 잔 탓에 낮에 근무할 때도 지장이 있었습니다. 병은 삶의 재미와 목적을 앗아갔습니다. 엄청난 양의 이부프로펜ibuprofen을 복용하기 시작했어요. 200밀리그램에서 시작해 500밀리그램까지 늘어났죠. 그래도 그 정도로는 통증만 간신히 가라앉을 뿐 염증은 별로 줄지 않았습니다. 일일 복용량이 3,000밀리그램까지 늘어났고 5년을 그렇게 살았습니다."

"2005년에 저는 손에 지속적인 통증과 염증 때문에 퇴직할 수밖에 없었습니다. 일을 계속 하는 것이 불가능했어요."

"몇 년 전에 접지 침대패드를 선물로 받긴 했지만 회의적이었습니다. 너무 이상한 소리 같더라고요. 그래서 그냥 옷장 안에 넣어두었죠. 하지만 아파서 일을 그만둘 수밖에 없게 되자 물불 가리지 않게 되었습니다. 옷장에서 침대 패드를 발견하고는 잘 때 접지를 하기 시작했습니다."

"이걸 좀 더 일찍 시작했더라면 얼마나 좋았을까요. 접지 첫날에 바로 변화를 느꼈습니다. 수년 들어 이렇게 깊게 잔 적이 없었어요! 또 염증과 통증이 단 며칠 만에 확 줄더니 4주 후에는 통증이 아예 없어졌습니다!"

"얼마 후에 병원에 갔습니다. 건강이 전반적으로 좋아져서 의사가 놀라더군요. 몸이 좋아진 게 얼굴에도 나타나있다고 말해요. 새 사람처럼 보인대요. 손 엑스레이 사진을 찍어보니 염증이 없어졌다고 했습니다. 새로 처방한 약이 효과가 좋았던 게 틀림없다고 의사가 말하더군요. 그래서 제가 요즘에 아무 약도 안 먹고 잠잘 때 접지만 하고 있다고 하니 의사가 어리둥절해하더군요. 의사한테 앞으로도 계속 그럴 거라고 했습니다. 실제로 그렇게 하고 있고요."

"4년이 지난 아직까지도 아픈 데가 없고, 아스피린 한 알도 먹은 게 없습니다. 이건 정말 제 삶을 바꿔놓았어요! 몸이 좋아져서 일도 할 수 있게 되었지요. 이제 다시 공구를 잡고 있습니다."

자폐증

자폐증은 복합적인 발달 장애로, 타인과 의사소통하고 교류하는 능력에 영향을 미치며 증상과 정도는 개인마다 차이가 있다. 보통 3세 이전에 나타나고 성장 후에도 증세가 계속되므로 수십 년간 가족들에게 큰 정신적 · 경제적 부담이 된다. 최근 몇 년 사이에 급격히 증가하고 있으나 원인은 아직 알려지지 않았다. 미국 질병통제예방센터는 미국아동 150명당 한 명 정도로 발병하는 것으로 추산한다. 미국자폐증협회는 자폐증 환자 한 명을 돌보는 데 평생 350만에서 500만 달러가 든다고 한다. 일반적인 자폐증 증상은 구어발달이 지연되거나 결핍되고, 같은 단어를 반복적으로 사용하고, 반복적이고 기이한 행동(예컨대 손 흔들기, 물건 비틀기, 눈 마주치지 않기, 또래관계에 무관심, 자유분방한 사회모방놀이의 부재, 물건의 특정 부분에 대한 집착)을 한다. 자폐아의 수면장애는 정상적인 가정생활에 심각한 지장을 주기 때문에 주요 문제로 대두되는 경우가 많다.

어싱이 자폐증의 치료책은 아니지만 수년간 관찰한 바에 의하면 진정시키는 효과가 있고 수면 패턴을 개선하며 말하기와 사회성을 증진시켰다. 접지처럼 자연스럽고 간단한 방법으로도 아동의 자폐증 증상이 감소된다면 전 가족이 감내해야 하는 스트레스 수준도 그만큼 적어진다. 어싱이 희망의 실마리가 될 수도 있다.

론 페트루치오니, 44세, 캘리포니아 주 애너하임, 사업가 : "딸 로잔나는 14살이고 중간 정도의 자폐증 진단을 받았습니다. 대개 표현 및 수용 언어장애라고 하지요. 단어가 빨리 떠오르지 않아서 종종 말을 더 듣고 제 편에서 가끔 '뭐라고 했니? 천천히 말해봐!' 라고 진정시켜야 할 때도 있습니다. 새로운 상황이나 사회적인 환경에 처하면 불안해져서, 시제를 혼동하거나 자기 자신을 다른 사람처럼 3인칭으로 표현하기도 합니다."

"로잔나는 2008년 초부터 침대 패드를 이용해서 수면 접지를 하고 있습니다. 컴퓨터 책상에도 접지패드를 깔아놨습니다. 컴퓨터를 매일 한두 시간씩 하기 때문에 그런 식으로 낮에도 접지를 좀 더 하고 있습니다."

"접지한 지 한 달 내에 딸애가 좀 차분해진 게 보이기 시작했습니다. 딸애가 하는 말도 좀 이해하기 쉬워졌고요. 이것만으로도 대단한 발전이라 저나 나나 스트레스가 한결 덜해졌지요. 짜증내는 일도 줄었습니다. 불안 증상은 없어졌고요. 천천히 하라고 말해야 될 때가 가끔 있기는 하지만 예전만큼은 아닙니다."

"잠자는 것도 전보다 좋아졌습니다. 아침에 깨워도 잘 일어나고요."

"몇 년째 학교에서는 교사 보조나 조수 한 명을 지정해서 딸애를 살펴보게 하고 있습니다. 딸애가 접지한 지 얼마 지나지 않아서 그 조수가 관찰일지에 딸애가 수업에 좀 더 적극적으로 참여한다고 기록했습니다. 친구들과 점심시간을 보내는 것을 좀 더 즐거워하고, 다른 아이들도 딸애와 좀 더 어울렸고요."

"제가 얼마나 기뻤는지 모릅니다. 이런 것은 미묘한 것이라 실험실 테스트로는 측정할 수 없습니다. 딸애가 이제 8학년인데, 학교에서 딸애를 관찰하는 사람이 따로 배정되지 않기는 올해가 처음입니다. 이건 대단한 거예요. 딸애도 전보다 행복해하고 자신감도 생기고 자긍심도 좀 높아진 것 같습니다. 느리지만 꾸준히 또 확실히 좋아지고 있습니다."

"이 질환과 관련 있는 사람이라면 모두 자폐증은 마라톤이지 100미터 단거리가 아니라는 것을 압니다. 하지만 요 몇 달 사이의 변화는 저로선 기적이나 다름없었습니다. 먹구름이 약간 걷히고 이제는 고등학교까지도 내다보게 되었습니다. 잘하면 대학도? 그래서 생산적인 사회구성원으로서 자기 몫을 하게 될지도? 가능성은 있다고 봅니다. 일단 고등학교는 기정사실이 되었어요. 희망이 보입니다. 그것도 커다란 희망이요."

"어싱의 좋은 점이 뭐냐면 사용하기 쉽다는 거예요. 사실 자폐증에 효과적인 것은 굉장히 찾기 어렵습니다. 하지만 이건, 싫다고 버티는 아이에게 힘들게 약을 먹여야 하거나 피부에 억지로 뭘 발라야 하는 게 아닙니다. 그냥 침대에 접지패드를 깔아놓기만 하면 치료 효과가 있고, 비용이 거의 안 들어요. 자폐아 부모들은 정신적으로, 신체적으로, 경제적으로 쪼들립니다. 이건 정말 특별해요."

론 페트루치오니의 어싱 설문조사

자폐증을 앓는 십대 딸을 둔 론 페트루치오니는 2009년에 어싱과 관련된 비공식적인 연구를 진행하기 위해 미국 전역의 자폐아 부모들과 접촉했다. 관심 있는 부모들에게 접지패드를 제공하고 2개월 동안 자폐아동을 수면 접지하게 했다. 실험에 앞서 부모들에게 20가지 질문사항이 있는 설문지를 작성케 한 뒤, 실험이 끝날 때까지 일주일 간격으로 같은 설문지에 답하게 했다. 설문지는 페트루치오니 씨가 서던 캘리포니아의 어느 정신건강 전문가와 공동으로 작성했다. 총 28쌍의 부모가 참여했으며 대상 자폐아동은 2세에서 13세 사이였다. 성별 평균 연령은 여아 6세, 남아 7세다. 결과는 다음과 같다.

	전(%)	후(%)
헤어질 때 인사한다		
거의 항상 그렇다	17.9	27.9
거의 안 그렇다	46.4	23.4
친한 사람들에게 반응을 보인다		
거의 항상 그렇다	17.9	24.4
거의 안 그렇다	32.1	15.7
다른 아이들에게 관심을 보인다		
거의 항상 그렇다	17.9	33.0
거의 안 그렇다	53.6	22.8
화가 나면 울기보다 소리를 지른다		
거의 항상 그렇다	35.7	21.8
거의 안 그렇다	7.1	4.1
주변에 다른 아이들이 있으면 관심 있게 지켜본다		
거의 항상 그렇다	10.7	10.2
거의 안 그렇다	42.9	18.3
행동이 충동적이다		
거의 항상 그렇다	35.7	17.8
거의 안 그렇다	10.7	21.3
각종 알레르기가 있다		
거의 항상 그렇다	50.0	21.8
거의 안 그렇다	21.4	21.3
돌봐주는 사람이 자신을 만지는 것을 좋아한다		
거의 항상 그렇다	17.9	13.2
대개 그렇다	21.4	33.0
거의 안 그렇다	39.3	16.2
원하는 것이 있으면 이상한 소리를 내거나 소리를 지른다		
거의 항상 그렇다	17.9	18.8
가끔씩 그렇다	21.4	39.1
거의 안 그렇다	39.3	17.3
잠을 깊이 잔다		
거의 항상 그렇다	3.6	14.2
거의 안 그렇다	53.6	21.8
스케줄에 유동적이고 태평하다		
거의 항상 그렇다	3.6	11.7
거의 안 그렇다	39.3	18.3
화를 잘 낸다		
거의 항상 그렇다	32.1	17.3
거의 안 그렇다	7.1	16.8

자폐증 : 무기력, 까탈스러움이 많이 개선되다

캘리포니아의 한 어머니는 5살짜리 아들이 2년 전에 자폐증 진단을 받았다고 한다. 그녀는 자신의 상황을 다음과 같이 설명했다. "우리 아들은 새벽 5:30쯤이면 벌써 일어나서 눈이 말똥말똥해집니다. 그러고는 잠이 부족해서 오후 늦게나 초저녁부터 피곤해하고 짜증을 내지요. 울고 기운 없어 하고 까탈부리고…."

"일곱 달 동안 접지 침대패드에서 재웠는데, 11시간이나 자면서도 중간에 깨지 않고 깊이 잡니다. 이제 보니까 우리 아들은 그냥 잠이 부족했던 것이었어요. 누구나 알다시피 수면 부족은 그 자체로도 문제가 되는 거잖아요. 그런 면에서 접지패드는 참 훌륭해요. 우리 아이가 좋아진 데에는, 저희가 음식 조절과 환경 변화에 신경 쓴 것도 있지만 접지패드의 영향도 컸어요."

"우리 아이에게 자폐증이 있다는 걸 알아보는 사람은 거의 없을 겁니다. 이제 문제는 말하기 지연(또래보다 1~2년 정도 늦음)과 알레르기 증상뿐이에요."

"잘 때도 접지하지만 우리 아들은 낮에도 항상 맨발로 다녀요. 그걸 무척 좋아합니다. 정원에 있는 바위 위로 마구 뛰어다니는 걸 직접 보셔야 해요. 발바닥이 강철 같다니까요."

요통

메리 메이슨, 66세, 캘리포니아 주 콜팩스, 전직 종양학과 간호사 : "저는 25년 전부터 심한 요통 때문에 고생했습니다. 하지만 참고 살 수 밖에 없었죠. 마약성 진통제를 먹고 의식이 또렷하지 않은 상태에서 환자를 볼 수는 없었으니까요. 제가 선택할 수 있는 건 타이레놀이 전부였죠."

"이 어싱이라는 것을 처음 들었을 때 간호사로서 저는 좀 회의적이었습니다. 그래도 한번 해보기로 했고 지금은 그렇게 하길 정말 잘했다는 생각이 듭니다. 저는 4년 동안 수면 접지를 해왔고 다르게 자는 것은 생각도 안 해요. 처음 접지했을 때 2~3일 만에 차이를 느꼈습니다. 접지한 지 일주일 되는 날 딸한테 전화해서 허리가 이제 안 아프다고 말했던 게 기억나네요."

"침대에 접지패드를 깔고 자는 한, 허리는 아프지 않습니다. 그 사실은 2주 동안 플로리다에 있는 딸네 집에 가있었을 때 제 몸으로 생생하게 증명되었지요. 그때 제가 접지패드를 안 챙겨갔다가 집에 돌아오는 비행기 안에서 얼마나 괴로웠는지 모릅니다. 집에 오자마자 패드 위에 누웠고 통증이 잠잠해졌죠."

"한번은 패드를 세탁하고 나서 자기 전에 침대에 까는 것을 깜빡했어요. 아프지 않으면 아픈 것에 대한 생각도 안 하는 법이잖아요. 테라스 의자 위에 널어둔 채로 잊고 있었는데 다음 날 아침에 눈을 뜨니 허리가 아프더군요. 그래서 다시 패드를 깔고 낮잠을 자고 나니 아픈 게 없어졌어요."

"저는 이제 그걸 거의 신봉하다시피 하고 어디를 가든 꼭 챙겨갑니다. 여태껏 이 정도로 효과적인 것은 없었어요. 이건 정말 제 삶의 질을 향상시켰습니다."

"25년 넘게 아픈 환자들을 돌봤던 사람으로서 저는 어싱이 수많은 환자들에게 도움이 될 거라고 생각합니다. 여러 가지 증상을 없애고 치유 과정을 앞당길 거예요. 요즘 병원에 가면 어느 한 증상에 약 하나를 주고, 그 약의 부작용을 다스리는 약을 또 하나 줍니다. 새로 받은 그 약에도 부작용이 있으니 또 약이 추가되고 이렇게 지겹도록 반복되는 거예요. 어싱은 이런 부분을 다 없앨 수 있을 겁니다. 수술 후 회복기와 만성 통증 클리닉에서 정말 큰 도움이 될 겁니다."

아니타 포인터, 61세, 캘리포니아 주 베벌리힐즈, 가수 : "성인이 된 이후로 가끔씩 허리가 아프곤 했어요. 가수라는 직업상 여행을 많이 다니는데 오랫동안 비행기를 타고 여행 가방을 끌다보면 요통이 심해져요. 최근에 여행을 다녀왔을 때에도 집에 올 때 또 허리가 아프더군요. 피곤하고 힘이 빠지기도 했고요. 그날 밤 접지시트를 깔고 잤는데 다음 날 아픈 게 없어지고 힘도 나고 기분도 한결 가벼워졌습니다. 접지하고 잠을 자면 배변도 좋아져요. 저한테는 정말 도움이 되는 것 같아요."

짐 벨라체라, 51세, 캘리포니아 주 로클린, 사업체 동기부여 강사 : "저는 6년 전에 처음으로 수면 접지에 대해 들었습니다. 들어보니 제가 실험대상으로 적격인 것 같았습니다. 건설공사일과 가구제작 일을 하면서 생긴 만성 통증이 이십 몇 년간 계속 저를 괴롭혀왔거든요. 저 같은 경우 통증 문제는 26살쯤부터 시작되었습니다. 허리, 목이 아프고 손목터널증후군 때문에 손목도 아팠습니다. 일하던 중 가구를 짊어지고 트레일러에서 내려오다가 허리를 다쳤어요. 그때부터 허리가 너무 아프고 좀처럼 낫지도 않았습니다."

"병원에도 가보고 하루에 두세 번씩 이부프로펜 800mg을 복용하면서 정기적으로 허리 치료도 받아봤고, 다른 소염제도 먹어봤지만 소용이 없었습니다."

"그런데 세상에, 처음으로 수면 접지한 날 아침에 일어나보니 믿을 수가 없었습니다. '와, 이럴 수가. 허리가 안 아파.' 제가 이랬다니까요."

"통증이 없어졌을 뿐 아니라 매일 먹던 무지막지하게 큰 이부프로펜 알약도 접지 하루 이틀 뒤부터는 끊어버렸어요."

"옛날에는 아침에 눈을 뜨면 몸을 일으키는 것부터가 고역이었어요. 최대한 허리를 굽히지 않고 일어서기 위해, 침대 가장자리까지 몸을 굴려 나와서 발은 방바닥을 딛고, 팔로는 윗몸일으키기를 하듯 상체를 일으켜서 일어섰죠. 이랬던 것이 접지패드를 사용한 뒤로 바로 바뀌었어요. 아픈 데 없이 잠자리에서 일어날 수 있다는 게 어떤 의미인지 당신은 모르실 겁니다. 지금도 허리, 목, 손목이 아프지 않아요. 하늘이 도운 거죠."

"자영업을 하는 사람은 이것저것 스트레스 받을 일이 많습니다. 늘 머릿속에 여러 가지를 담고 있죠. 제대로 쉴 수가 없어요. 그래서 저 같은 경우에 가장 힘든 게 잠드는 것이었습니다. 계속 이리 뒤척, 저리 뒤척하고 머리를 꾸벅거리다가 어느 순간에 잠드는 식이었죠. 그런데 통증이 없어지는 것 말고도 접지 첫날부터 바로 느꼈던 점이 바로 잠이 빨리 들고 아침에 일어났을 때 상쾌하고 활기차다는 점이었습니다."

혈관 염증

베체트 증후군은 피부가 쓰리고 아픈 피부증상, 안구 일부가 붓거나 실명되는 안구증상, 관절이 아프고 붓고 경직되는 관절증상 외에도 뇌막염, 혈전, 소화계 염증 등을 일으키며 신체 여러 부위에서 문제를 일으킨다. 대부분 20대와 30대에 시작되고 치료제는 없다. 치료는 통증 완화와 증상 악화 방지에 초점을 둔다.

랜디 길레트, 55세, 캘리포니아 주 업랜드, 전직 침구제조업체 관리자 : "저는 1999년 12월에 베체트 증후군 진단을 받았습니다. 아프기 시작한 지 72시간 만에 청력을 완전히 잃었고 계속 어지러웠습니다. 염증 때문에 내이와 전정(평형)기관에 혈액이 공급되지 못했기 때문이지요."

"한쪽 눈에 시력을 잃었고 온몸의 관절이 죄다 아팠어요. 발도 붓고 물집이 생겨서 너무 아팠습니다. 입안이 헐고 몸 여기저기에서 병변이 생기면서 피로감도 무척 컸고요."

"몇 달간 약을 먹고 침상에 누워 지내다가 다시 출근할 수 있게 되었지만, 염증을 줄이고 면역계를 다스리는 약을 다량으로 복용해야 했습니다."

"금요일이 되면 너무나 피곤했고 주말 내내 거의 잠만 잤습니다. 발은 여전히 붓고 아프면서 계속 나빠졌죠. 일할 때는 샌들을 신어야했고 사무실에서는 책상 밑에 둔 슬리퍼를 신었습니다. 발에 생긴 염증과 통증 때문에 의사가 바이옥스Vioxx를 처방해줬어요. 전 언젠가는 걷지 못하게 될 거고 만성염증 또한 평생 견디고 살아야할 거라고 각오하고 있었습니다. 약 기운이 떨어지면 통증이 되살아나서 하룻밤에 3~6번은 깼고 아예 못 자기도 했지요."

"저는 2004년 2월부터 접지패드를 깔고 잤습니다. 3일째 수면 접지를 하고 일어나보니 발에 붓기가 가라앉아 있었습니다. 발가락도 움직여지고 통증도 없었습니다. 믿을 수 없었지요. 그날 이후로 매일 아침마다 새 발을 얻는 기분이었습니다. 프레드니손prednisone, 바이옥스, 항응고제 복용도 중단할 수 있었고요. 잠을 깊이 자고 밤중에 깨는 일도 거의 없었습니다. 주말에는 잠자는 게 아니라 여가 시간을 즐길 수 있게 되었습니다."

"한쪽 귀에 인공 달팽이관 이식 수술을 받고 귀 뒤에 소리 증폭기를 삽입해서 한쪽 귀의 청력이 나아지긴 했지만 원래 상태에는 턱없이 모자란 수준이었습니다. 저는 접지로 청력을 회복하고 어지럼증이 치료된다든가, 베체트병 때문에 생긴 병변이 완전히 고쳐질 거라고는 전혀 기대하지 않았습니다만 염증으로 인한 통증이 준 건 사실입니다. 실제로 아침마다 통증 없이 눈 뜨고 있으니까요."

"밤마다 수면 접지를 하고 있고 앞으로도 그럴 겁니다. 그게 염증을 억제하고 몸 상태를 가능한 한 최상으로 유지하는 데 도움이 되니까요. 접지 덕분에 몸의 기능이 꽤 좋아졌고 심한 염증도 거의 없어졌습니다."

"아직 넉 달마다 병원에 가고 일 년에 한 번씩 혈액검사를 합니다. 제 혈액검사 결과를 보고 의사가 마치 30대 혈액 같다고 말했습니다. 제 나이가 쉰다섯인데 대단한 거지요."

"몸이 좀 괜찮아지고 난 뒤 다시 일선에 복귀해서 5년 동안 자리를 잡아보려고 노력했지만 사람을 응대하는 것도, 장부 정리하는 것도, 전화업무도 못 하겠더군요. 일상 업무만으로도 스트레스가 너무 컸습니다. 귀에 들어오는 말을 이해하고 균형을 유지하기 위해 노력하고 집중하기가 무척 힘들었고, 운전도 위험했지요. 그래서 요즘은 집에서 일거리를 찾아 하고 있습니다. 연로하신 부모님을 보살펴드리고 가족과 친구들을 위해서 할 수 있는 일을 합니다. 정원에서 일하거나 집안일을 하다보면 가끔씩 발이 또 아파오기도 했지만 하루가 끝나면 잠 잘 준비가 되었고, 접지하고 잔 뒤 아침에 일어나면 다시 아픈 데 없이 몸이 괜찮아지곤 했어요."

"접지 덕분에 몸 상태가 전반적으로 얼마나 좋아졌는지 이루 다 설명할 수가 없습니다. 베체트병은 제 몸을 갉아먹고 있지만 접지는 제 삶을 훨씬 좋게 했어요. 감사한 마음이 들고, 살아있어서 행복합니다."

전자파 과민증

'전자공해'란 고압전선, 건물 내 벽 속에 있는 전선, 각종 가전제품 등에서 발생되는 무형무취의 비자연적인 전자기장을 가리킨다. 어떤 사람들은 전자파에 아주 민감하다. 두통, 관절통, 불면증, 심부 불편감, 부정맥, 불안감, 우울증 등이 생길 수 있다. 전자파 과민증으로 진단되는 경우는 매우 드물고, 약을 먹더라도 증상은 거의 사라지지 않는다. 유럽 연구자들은 인구의 3~6%가 전자파에 영향을 받는다고 말한다.

이번에 읽게 될 사례의 주인공인 스텝 시나트라는 이 책의 공동저자인 스티븐 시나트라의 장남이다. 시나트라 박사의 정성어린 보살핌에도 불구하고 박사와 그의 가족들은 스텝의 건강이 해가 갈수록 악화되는 모습을 걱정스럽게 지켜봐야 했다. "저는 전자공해의 해악을 바로 곁에서 지켜봤습니다. 스텝을 잃게 될까봐 무척 걱정했어요. 의사들이 내린 진단은 자가면역장애, 기생충, 수은 중독까지 종류도 다양했습니다. 그러나 저와 우리 가족은 지금, 우리 아들에게 내적 기능장애를 일으키고 타고난 자기치유력에 부정적인 영향을 준 것이 전자공해라고 굳게 믿고 있습니다. 스텝은 말 그대로 죽음의 문턱에서 걸어 나와, 놀랄 만큼 건강을 회복했습니다."

스텝 시나트라, 33세, 캘리포니아 주 엔시니타스, 사업가 : "1990

년대 후반 저는 월스트리트 증권거래소에서 일했습니다. 백여 명의 사람들이 수많은 컴퓨터, 전화, 전자장치에 둘러싸여 있는 곳이죠. 저는 1997년에 처음으로 휴대전화를 샀고 일 년 뒤에 하나를 더 사서 두 대를 같이 사용했습니다. 이런 환경에서 오전 9시부터 장마감 시간까지 일했습니다."

"저는 늘 지나칠 만큼 열심히 일했어요. 삶에 대한 열정이 넘쳤고 모든 걸 경험해보고 싶었습니다. 저는 젊고 힘 있고 건강했습니다. 열심히 일했고, 어마어마한 위험을 감수하면서 다 감당할 수 있다고 생각했죠. 맨해튼 생활방식대로 살았습니다. 제가 사는 43층 아파트는 다섯 블록 너머로 세계무역센터가 바로 보이는 곳에 있었습니다."

"그때는 몰랐지만 저는 하루 24시간 내내 전자기장과 휴대전화 전자파의 집중 공세를 받고 있었습니다. 4년 동안 월스트리트에서 일하면서 잠도 별로 안 잤습니다. 컴퓨터도 썼고요. 시간이 지나면서 결국 건강에 이상 조짐이 나타나기 시작했습니다. 직업상 스트레스가 심하기 때문이겠거니 했죠. 하지만 점점 나빠지더군요. 귀, 눈, 코에 문제가 생기고 늘 기침이 나고 코막힘이 심했어요. 증상이 점점 심해졌지만 저는 신경 쓰지 않았습니다. 건강은 나중에 챙겨도 괜찮다고 생각했죠. 저는 막대한 돈을 벌어들이면서 자기중심적이고 스트레스 많은 생활을 하고 있었습니다."

"하지만 어느 순간부터 가슴에 통증이 생겼고, 아버지께서 관상동맥 경련이나 심장마비 전조증상일 수도 있다고 하시더군요. 겨우 스물다섯이었는데 말이죠!"

"그 일이 있고서야 비로소 하던 일을 멈추었습니다. 몸이 망가지고 있다는 것을 깨달았고, 멈춰야 할 때란 걸 알았습니다. 2001년 세계무역센터 테러 이후 저는 콜로라도로 옮겨가 건강을 되찾기 위해 노력하기 시작했습니다. 하지만 점점 나빠지기만 했죠. 겁이 나기 시작했습니다."

"저는 보울더에 작은 사무실을 내고, 사무실 안에 무선 네트워크를 깔고 무선전화기를 들여놓았습니다. 그게 저한테 얼마나 해로울지는 생각도 못 했지요. 거기서 일도 하고 잠도 잤으니 밤낮으로 전자파에 노출되었던 셈입니다. 그때까지도 저는 뭐가 문제인지 몰랐어요. 확실한 것은 몸이 계속 나빠지고 있다는 것뿐이었습니다. 체중이 줄고 심하게 붓고 가스가 차고 특정 음식이 소화가 안 되고 근육통, 수면문제, 음식 알레르기 등이 생겼습니다."

"저는 예전에 주식거래에 그랬던 것처럼 이제는 건강 문제에 집요하게 매달리게 되었습니다. 정통의학 의사뿐 아니라 영양사, 침술가, 특이한 대체요법 치료사 등 안 찾아간 데가 없었어요. 아버지도 저를 도우려고 노력하셨고요. 첫 번째 혈액검사로 결정적인 것을 알아내지 못해서 혈액검사를 한 번 더 했지만 원인을 찾아내지 못했습니다. 한 달에 1~2kg씩 빠지고 갈수록 쇠약해졌어요. 뭘 해도 소용없었습니다."

"사무실은 결국 정리해야 했지만, 저 혼자서 일을 계속 했기 때문에 노트북과 휴대전화는 여전히 필요했습니다. 전자기장에 노출되면 몸이 더 나빠지길래 전자파를 강하게 의심하기 시작했습니다. 원래부터 전자파에 민감했는지 월스트리트에서 일하면서 극도로 민감해졌는지는 잘 모르겠어요."

"아버지께서 아시는 전국적으로 유명한 의사들한테도 진찰을 받아봤지만 아무도 알아내지 못하더군요. 수십만 달러가 들어갔고 제 수중에 들어오는 책도 거의 다 읽어봤지만 몸은 계속 나빠지기만 했습니다. 어느 유명한 클리닉에서는 (보험적용 없이) 전적으로 제 부담으로 2만 달러나 쓰고도 아무것도 알아내지 못했습니다. 그냥 내분비 문제라고만 해요. 뭔가 심각한 문제가 있는데 그 어떤 의사도 그 원인을 모른다는 건 상당히 두려운 일입니다. 다른 건 몰라도 이것만은 분명했습니다. 바로 제가 무방비 상태로 기생충과 중금속에 노출되어 있다는 것이지요."

"2007년에 기생충 감염으로 병원에 갔을 때 상황은 최악으로 치달았습니다. 몸속을 정화하기 위해 기생충 약과 생식으로 3주를 보냈어요. 몇 주 만에 16kg가 더 빠졌습니다. 몸이 전혀 말을 듣지 않았고 병원에 입원해야 했지요. 키가 183cm인데 체중은 38kg에 불과했어요. 간, 신장, 혈액검사 수치는 차트 범위를 아예 벗어났어요! 제가 있는 곳이 또 각종 전자기 모니터 장비가 즐비한 병원이 아닙니까. 전 아무것도 못 먹고 소화시키지도 못해서 정맥주사로 영양을 공급받아야 했습니다. 가족과 친구들의 사랑과 기도 말고는 정맥주사만으로 버틴 셈이죠."

"40일간 입원해 있었습니다. 처음에는 비관적이었어요. 의사가 제게 가능성이 1%라고 하더군요. 제가 산다고 해도 제 삶이 어떻게 될지 의사들도 몰랐어요. 제 몸이 스스로를 다 갉아먹었기 때문에요. 끔찍하게 고통스러웠어요. 거의 움직일 수가 없었기 때문에 화장실에도 못 갔어요. 너무나 약해진 상태였습니다. 문병 온 사람이 휴대전화로 통화하면서 병실 안으로 들어오기만 해도 속이 메스꺼웠어요. 저한테 사진을 보여주려고 누가 노트북을 갖고 오면 일 분 넘게 쳐다보질 못 했습니다. 그만큼 예민해졌고, 갈수록 더 그걸 자각하게 됐죠."

"어느 날 밤에 물을 한 모금 넘기다가 숨이 막혀서 죽을 뻔한 적이 있었어요. 곁에 있던 아버지도 제가 죽는 줄 아셨대요. 하지만 그 순간, 신적인 어떤 것이 나타났어요. 영적 자각이나 하늘의 개입 같은 것 말이에요. 두려움, 꿈, 그 밖에 모든 것들이 전부 우리가 만들어낸 것이라는 걸 홀연히 알게 되었습니다. 생애 최악의 순간이자 최고의 순간이었지요. 영적인 의도만 있으면 무엇이든 해낼 수 있다는 것을 깨달았습니다. 신에게 기적을 내려달라고 빌었고, 그런 제 기도가 이루어졌어요. 현실감이 돌아왔고 저는 몸이 회복되리란 걸 직관적으로 알았습니다. 남을 도우며 살고 싶은 마음뿐이었습니다. 그게 제 삶의 목적이고 제가 받은 메시지였어요."

"그 후로 몸이 회복되기 시작했고 2008년 봄에는 퇴원할 정도까지 되었습니다. 그래도 아직은 무척 쇠약한 상태였지만요. 이때쯤 아버지께서 어싱에 대해 말씀하셨어요. 날씨가 풀리면서 저는 맨발로 앉아 있거나 서 있거나 조금씩 걷기 시작했어요. 천천히 힘이 생기는 걸 느꼈습니다. 제 근처에 전자기 장치가 없는 것을 꼭 확인했죠."

"제가 회복중인 방에 무선 전화와 무선 인터넷이 설치되었을 때 한번 크게 나빠진 적이 있었어요. 방광에 살모넬라균이 침입해서 다시 입원했습니다. 그 뒤로는 전자파를 조심하려고 전자파 감지기를 구했어요. 제 주변 환경에 무척 주의를 기울이게 되었고 전기, 전자 장치는 싹 치워버렸습니다. 그러니까 다시 몸이 괜찮아지고 잠도 잘 오더군요. 퇴원한 뒤 아홉 달 동안은 컴퓨터를 안 썼어요. 쳐다보지도 않았습니다. 꼭 필요할 때가 아니면 휴대전화도 쓰지 않았으니 한 달에 한두 번 밖에 안 썼을 겁니다. 유선전화와 랜선으로 연결된 컴퓨터만 썼어요. 무선은 사절이었습니다."

"퇴원한 지 얼마 안 돼서 수면 접지를 시작했습니다. 놀랍더군요. 처음 며칠 동안 6, 7시간만 자고도 몸 상태는 날마다 좋아졌어요. 전에는 9, 10시간 자고 일어나도 컨디션이 별로였던 것과는 사뭇 달랐지요. 활력이 솟고 건강이 눈에 띄게 좋아져서 그 이후로 잘 때마다 접지를 했습니다. 여행할 때는 접지시트를 가져갔고요. 한번은 여행 중에 호텔에 좀 늦게 도착했어요. 시트를 펴고 잤는데도 그날 밤에는 제대로 못 잤어요. 다음 날 아침에 보니까 제가 선 연결하는 걸 깜빡했더라고요. 어싱이 제 치료에 무척 효과적이고 중요하다는 사실을 그렇게 해서 확실히 알게 됐습니다. 건강해지면서 전자파를 견디는 힘도 조금씩 생겼어요. 컴퓨터를 사용할 때는 바닥에 접지매트를 놓고 발로 접지를 해서, 컴퓨터 하는 시간도 좀 늘었습니다. 접지하지 않으면 10분쯤 지나면 열감이 들고 땀이 나고 불편해져요."

"지금은 68kg이 나가고 최근 몇년새 이만큼 건강했던 적이 없어요. 살아있어서 감사합니다. 다른 사람들도 저와 같은 길을 걷기 전에 전자파에 대한 인식을 높여서 풍요로운 삶을 살 수 있기를 기도합니다."

에디 밀러, 56세, 사우스캐롤라이나 주 인먼, 회계원 : "극심한 전자파 과민증 때문에 집 밖에서 일을 못합니다. 그 에너지가 몸에 들어와서 몸속을 교란시키는 것이 고스란히 느껴지니까요. 이 과민증 때문에 2000년에서 2005년 사이에 직장을 두 번이나 옮겨야 했습니다. 그만두고 집에 있으면 몸이 다시 괜찮아졌죠. 그때는 뭐가 문제인지 몰라서 병원을 전전하며 해결책을 찾았지만 의사들도 모르더군요. 결국 제 스스로 알아낼 수밖에 없었고, 그때까지는 몸이 좋아졌다가 다시 나빠지는 일이 반복되었습니다."

"잠자는 것이 큰 문제였어요. 제 몸에 있는 모든 세포가 진동하는 것 같았습니다. 시간이 지나면서 그 느낌은 갈수록 심해졌죠. 진동의 속도도 점점 더 빨라졌어요. 그게 대체 뭔지 알 길이 없었어요. 나중에서야 전자파 과민증과 집안 배선에서 나오는 전자파 때문이라는 것을 이해했습니다. 밤마다 그런 증상이 이어졌어요. 새벽 3, 4시까지도 잠 못 들 때가 많았고 아예 못 자기도 했습니다. 너무 피곤해서 쓰러질 지경이 되어서야 잠을 좀 잘 수 있었어요. 의사들도 손을 못 쓰더군요. 의사들은 수면제를 처방하려고 했지만 그걸로 문제가 해결되지는 않지요. 저는 늘 수면부족과 만성 피로에서 젖어 있었어요. TV를 보려고 앉았다가 잠들기도 했어요. 남편과 저는 규칙적으로 테니스를 치고 사이클도 했었는데 전부 그만두었습니다. 저는 원래 그런 사람이 아닌데 갈수록 신경질적이고 우울해졌어요. 잠을 충분히 못 자면 만사가 귀찮아지는 법이죠. 제가 10년 동안 그랬습니다."

"신체적인 문제도 있었어요. 저는 국내 최대 직물 공급업체의 구매담당이었습니다. 캔버스, 나일론 등 상업용, 산업용, 레크리에이션용, 의류용 직물을 취급했죠. 하루 종일 컴퓨터로 일했어요. 마우스 사용 때문에 오른쪽 어깨에 문제가 생겼습니다. 키보드보다 마우스가 저한테는 타격이 더 컸어요. 마우스에 손을 올려놓으면 팔로 에너지가 들어오는 게 느껴지면서 너무 불쾌했어요. 처음에는 어깨에 힘줄이 늘어난 줄 알았어요. 의사는 어깨 회전근개 수술을 하자고 했지만 너무 무서워서 못 하겠더라고요. 아버지가 그 수술을 받으셨는데 그 이후로 팔을 제대로 못 쓰셨거든요. 저는 바디워크 치료를 받고 많이 나아졌어요."

"물건을 들어올리기가 무척 힘들었어요. 다른 직장에서 계산원으로 일했을 때 퇴근할 때쯤 되면 오른쪽 팔 근육에 힘이 하나도 없었어요. 오른손으로 금전등록기를 썼거든요. 식빵 한 덩어리 들기도 어려웠지요. 계산대에서 몸 안으로 전기 에너지가 흘러들어오는 게 느껴졌습니다."

"금전등록기나 컴퓨터 등 전자기기 없이 근무할 수 있는 곳을 찾다가 체인형 대형서점에서 일자리를 구해서 책 정리하는 일을 시작했습니다. 거기서 2년 있었지요. 처음에는 괜찮았지만, 건전지로 작동되는 전기스캐너로 작업할 일이 갈수록 많아졌어요. 그걸 쓰면서 방아쇠수지 증상이 생겼습니다. 엄지나 다른 손가락이 독수리 발처럼 구부러진 상태에서 잘 움직여지지 않고 아픈 병이에요. 손가락을 쫙 펴면 딱 소리가 나요. 남자보다 여자한테 더 많이 생기고 저도 그 경우에요. 엄지는 양쪽 다 문제였고 오른쪽 검지와 중지, 왼쪽 검지에도 이상이 있었어요. 병원에 가봤지만 병원 치료는 받으나마나였어요. 테니스엘보도 생겼고요. 사실 오른쪽 무릎을 포함해서 전신에서 오른편에 있는 관절은 전부 이상이 있었어요. 책을 서가에 올리지 못하거나 아래쪽 서가에 책을 꽂으려고 쪼그려 앉았다가 다시 일어나지도 못할 지경이 되었습니다. 저는 무척 왜소한 편이라 체중 문제는 아니에요."

"2004년 인터넷에서 어싱을 알게 됐어요. 제 문제를 치료하는 데 도움이 될 것 같았어요. 어차피 무언가 조치를 취하긴 해야 했습니다. 그래서 접지패드를 구해서 침대 발치에 깔아놓고 발로 접촉을 했습니다. 차이가 바로 느껴지더군요. 첫날밤부터요. 제 몸속 세포들이 진동을 멈췄어요. 그 전까지는 밤새 뒤척이다가 보통 서너 시간 밖에 못 잤는데 접지패드를 쓰면 잠이 금방 들어요. 그러고는 오전 9시 30분이나 10시쯤 되어서 편안한 상태로 눈을 떠요. 세 달 정도 그렇게 늦잠을 잤어요. 그 전에는 절대 그런 적이 없었는데 말이죠. 그동안 못 잤던 잠을 보충하느라 그랬나 봐요. 그 후에는 다시 정상으로 돌아왔어요. 아침 7시가 되면 일어나서 하루를 시작합니다. 우울증이 사라지고 활력이 생겼죠. 규칙적인 운동도 다시 시작했고요. 방아쇠수지 증상도 수면 접지한 지 일주일 만에 좋아지기 시작해서 한 달 만에 손가락이 제 기능을 100% 회복했습니다."

"말할 필요도 없이 항상 접지를 하고 잡니다. 요즘은 집에서 컴퓨터로 일을 하는데 그때도 책상에서 접지패드를 씁니다. 이제는 하루 종일도 일할 수 있고 마우스를 써도 괜찮아요. 접지만 하고 있다면요. 하지만 접지를 안 하면 곧바로 문제가 다시 생겨요. 저는 여전히 전자파에 민감하고 날마다 그 점을 자각하고 있지만, 접지를 하는 한 그 문제에 잘 대처하면서 꽤 정상적으로 활동하며 살 수 있습니다."

섬유근육통

섬유근육통은 만성 통증 질환으로, 전 세계 인구의 약 3~6%에게서 나타날 정도로 흔한 편이다. 미국에서만 천만 명에 이르며 그중에서 4분의 3 이상이 여성이다. 미국 국립섬유근육통협회National Fibromyalgia Association에 따르면 원인은 '여전히 미스터리로 남아있다.' 주요 증상으로는 전신에 걸친 만성 통증, 약간의 또는 심한 피로감, 수면 장애 등이 있으며 종종 과민성 대장, 루푸스, 관절염과 같은 증상을 동반한다.

아미다 샴페인, 68세, 샌디에이고, 부동산 중개인 : "저는 1995년에 섬유근육통 진단을 받았습니다. 섬유근육통과 관절염 때문에 제 삶은 갈수록 비참해졌어요. 아파서 도무지 잠을 잘 수가 없었어요. 끙끙대면서 그냥 누워있는 거죠. 게다가 한 자리에 오랫동안 앉아있지도 못했어요. 아무 일도 못할 만큼 몸을 못 쓸 정도는 아니었지만 너무 아팠어요. 또 항상 피곤했고요. 늘 아프지만 저녁때가 되면 특히 더 심해집니다. 밤에 아픈 정도가 1부터 10 중에서 8쯤 될 거예요. 어깨부터 발끝까지 온 몸이 다 아파요. 그 때문에 자다가 깰 때도 종종 있죠."

"치료도 받아보고 연고도 발라보고 진통제도 먹어 봤지만 한두 시간 괜찮다가 말더군요. 강한 진통제는 안 먹지만, 슈퍼 계산대에서 볼 수 있는 비스테로이드성 소염제인 알리브Aleve는 가끔씩 복용했고, 그건 약효가 좀 더 오래 갔어요."

“저는 시제품 형태로 나온 초창기의 침대 패드로 2000년부터 수면 접지를 했습니다. 시작한 첫날부터 바로 잠이 빨리 들었고, 다음 날 아침에 아픈 데 없이 기분 좋게 일어났지요. 통증은 깨끗이 사라졌어요. 물론 그 이후로 계속 접지를 하고 잡니다. 소파에 누워 쉬거나 TV를 보는 동안에도 접지할 수 있도록 소파에도 접지패드를 깔아놓았어요.”

“가끔 가다 한 번씩 찌릿하게 아프기도 하지만 예전보다는 훨씬 덜합니다. 또 중간에 깨는 일 없이 8시간을 내리 잡니다. 어쩔 땐 9, 10시간씩 자기도 하고요. 컨디션이 무척 좋고 기운이 납니다. 이 패드가 없었다면 어떻게 됐을지 모르겠어요. 특히 지난 몇 년간 부동산 일을 하면서 받는 그 모든 스트레스를 어떻게 견뎠을지….”

“간혹 산타바바라에 사는 친척집을 방문할 때면 침대 패드도 가져가요. 친척집에서 패드를 처음으로 사용했을 때 저는 손님방에 있는 벽 콘센트가 접지되어 있는 줄 알고 거기다가 접지패드의 플러그를 꽂았습니다. 그런데 그날 밤도, 그 다음 날도 잠을 제대로 못 잤어요. 약간 아프기까지 했고요. 그래서 친척에게 그 집에 전기설비가 어떻게 돼있냐고 물어봤더니 침실은 접지가 안 되어 있고 부엌과 욕실만 접지시공이 되어있다고 하더군요. 그래서 접지 플러그가 달린 연장선을 가져다가 부엌에 있는 콘센트에 꽂았어요. 그날 밤은 바로 달라져서 푹 잤어요.”

“배우자한테도 수면 접지의 효과가 나타나는 것을 보고 깜짝 놀랐어요. 남편은 가벼운 수면무호흡 진단을 받았었습니다. 밤중에 숨을 헐떡이면서 깨곤 하는데 곧바로 다시 잠들기도 하고 안 그럴 때도 있어요. 또 코를 무척 심하게 골아서 옆에 있는 제가 잠을 잘 수가 없어요. 그래서 제가 먼저 잠자리에 들어가 잠들고 나면 그제야 남편이 침대에 들어오곤 했지요. 하지만 이런 것들도 접지 덕분에 달라졌어요. 한두 달 정도 지나니까 남편의 코골이가 점점 잦아들더니 완전히 멈춰버렸어요.

수면무호흡증은 시간이 좀 더 걸렸지만 그것도 점점 가벼워지다가 결국 없어졌고 지금까지 4년 넘도록 조용합니다."

"저희 어머니께서도 돌아가시기 전 5년 동안, 주무실 때 접지를 하셨어요. 2005년에 96세로 돌아가셨지요. 원래 어머니께서도 접지하기 전에는 끔찍하리만치 코를 고셨어요. 코골이도 없어지고 했으니, 접지 덕분에 어머니께서 마지막 몇 년을 조금이나마 더 편안하게 보내셨을 거라고 생각합니다."

시차 적응

짐 바그놀라, 60세, 텍사스 주 오스틴, 리더십 컨설턴트 및 기업체 교육 : "저는 직업상 전 세계를 돌아다니기 때문에 항상 시차 적응이 문제였습니다. 시차가 많이 나는 지역에서 빨리 적응하는 방법은 경험상 맨발 걷기와 수면 접지였습니다. 그러면 잠도 잘 자고 자각몽도 자주 꾸고 몸이 더 튼튼해진 느낌이 듭니다."

"과거에는 시차증을 다스리느라 별별 방법을 다 써봤습니다만 저한테는 잔디밭에서 걷기와 수면 접지가 가장 효과적이었습니다. 최근 프랑스, 영국, 루마니아에 갔다가 텍사스에 있는 집으로 돌아왔을 때는 단 며칠 만에 정상 컨디션을 회복했습니다. 접지하지 않았다면 그렇게 멀리 갔다 온 경우 보통 일주일 정도는 걸렸을 겁니다."

"목적지에 도착해서 호텔에 체크인 했을 때 잔디를 발견하면 꼭 맨발로 걷습니다. 그러다보면 가끔씩 재미있는 일도 생깁니다. 저는 루마니아에 꽤 자주 가는데, 부카레스트 시내에 인터콘티넨탈 호텔 옆 국립극장 앞에 근사한 잔디밭이 있어서 잘 이용합니다. 20분 동안 맨발로 잔디밭을 돌고 있으면 지나가던 사람들이 멈춰 서서 저를 구경해요. 어떤 사람은 저더러 뭘 하는지 묻기도 합니다. 접지와 시차 적응에 대해 나름대로 이야기하면 저를 미친 사람 보듯 합니다. 영어를 하는 사람이 별로 없어서 제 말을 이해하지 못하니 상황이 우스워진 것이지요. 한 번은 벌에 쏘인 적도 있는 만큼 걸을 장소를 잘 골라야 합니다. 하지만 그런 것만 빼고는 맨발 걷기는 효과만점입니다."

혼합 결합 조직병

혼합 결합 조직병Mixed connective tissue disease, MCTD은 자가면역 장애이며, 루푸스(피부, 관절, 폐, 신경 등 전신에 염증 반응이 일어나는 만성 자가면역질환-옮긴이), 경피증(피부나 혈관, 내부 장기가 두꺼워지거나 딱딱해지는 만성 자가면역질환-옮긴이), 다발성 근염(염증성 근육병증의 하나로 몸통 가까운 쪽의 사지 근력 저하 및 근육 효소 수치 증가, 근전도 이상 징후, 근육 조직 검사상 이상 징후 등이 나타남-옮긴이) 등 여러 가지 결합 조직 병증이 동시에 나타나기 때문에 중첩 증후군이라고도 한다. 대부분 여성에게 발생하며 증상으로는 피로감, 근력 감소, 관절 통증 및 붓기, 연하곤란 등이 있다. 흉막강의 내벽과 폐의 표면을 덮는 흉막에 염증이 생겨 호흡곤란을 겪는 환자도 많다.

린 코윈, 63세, 캘리포니아 주 헤밋 : "10년 전 저는 심하게 앓다가 각종 검사 끝에 혼합 결합 조직병이라는 진단을 받았습니다. 발병과 동시에 저는 일상을 잃어버렸습니다. 의사는 통계적으로 봤을 때 앞으로 남은 기간이 3년이라고 말하면서 집에 가서 주변을 정리하고 즐겁게 지내라고 했어요. 치료를 포기한 것이지요."

"수년 동안 병이 무척 심했어요. 한쪽으로 물러나 세상 돌아가는 것을 바라보면서 그저 아픔을 묵묵히 견뎠지요. 처방약이나 계속 타다 먹으면서요. 손주 녀석들 다섯한테 할머니 노릇도 제대로 못 했습니다."

"바닥을 친 어느 순간, 저는 남의 도움 없이 스스로의 힘으로 이 곤경에서 벗어나, 삶의 질을 높이는 일이라면 뭐든지 해보기로 마음먹었습니다. 어느 날 오전, 앞으로는 엄격하게 채식만 하고 기름진 음식과 가공식품을 멀리하겠다고 결심했어요. 그렇게 한 게 좀 도움이 되었고, 나중에 리처드 덜레이니 박사님에게서도 도움을 많이 받았습니다. 그분은 정통의학과 대체의학을 통합해서 임상에 적용하는 의사인데, 2009년 봄에 지금 개발 중인 치료기법의 하나라면서 접지 수면을 권해주셨어요. 그 후로 6개월 동안 제가 접지하지 않고 잔 날은 딱 하루 밖에 없어요. 여행 갈 때도 접지침낭을 가져갑니다."

"제가 받았던 갖가지 개별적인 치료들의 구체적인 효과를 정확히 꼬집어 말하기는 어렵습니다. 하지만 잠잘 때 접지한 뒤부터는 전반적으로 뚜렷하게 좋아졌어요. 특히나 숨이 가쁜 증상과 음식물을 삼키는 게 힘들었던 증상이 많이 좋아졌지요."

"저는 옛날에도 수면 문제는 없었습니다. 하지만 변한 것은 수면의 질이에요. 첫날밤에 바로 알겠더라고요. 푹 쉰다는 게 가장 적합한 표현이에요. 다음 날 밤도, 그 다음 날 밤도 그랬죠. 얼마 지나지 않아서 이런 양질의 수면에 중독되어버렸지요."

"저는 또 등을 대고 반듯하게 누우면 위장 속 내용물이 식도로 역류하는 증상이 있어서 잘 때에도 상체를 높이거나 의자에 앉아서 자야 돼요. 식도가 나빠졌기 때문이에요. 그래서 몸을 숙이거나 하면 위의 내용물이 식도로 올라오고, 그렇게 되면 목이 엄청나게 아프고 귀까지 아파요. 이 때문에 초고용량 위산 억제제를 몇 년째 복용해 왔는데, 덜레이니 박사의 도움으로 접지를 하면서부터 위산 억제제의 복용량을 상당히 줄일 수 있게 되었어요. 밤에 먹는 약 한 가지는 처방전에서 아예 뺐고 다른 약도 3분의 2로 줄였어요. 전 물론 무척 기뻤지요."

"옛날에는 몸이 안 좋으면 생각을 제대로 못 했어요. 정신적으로 혼란스럽고 우울했죠. 하지만 접지한 이후로는 사고과정이 명확해지고 생각이 또렷해졌어요. 몸의 기능이 제가 원하는 정도만큼 원활하지는 않지만 전보다는 활기차게 지내는 것 같아요. 기운도 많이 생겼고요. 접지하기 전에는 오후에 30분에서 2시간 정도 낮잠을 자야 하루를 버틸 수 있었는데 지금은 그럴 필요를 전혀 못 느껴요. 그 정도로 몸이 좋아진 거죠."

"옛날에는 손주 녀석들에게 이야기책도 못 읽어줬어요. 숨이 가빠서요. 숨 가쁜 증상이 없어진 것은 아니지만 전만큼 심하지는 않아서 중간에 한두 번씩 쉬면 이제는 이야기 하나를 다 읽어줄 수 있습니다."

다발성 경화증

다발성 경화증은 중추신경계 퇴행성 질환으로 젊은 연령층에 주로 발생하고 심각한 장애를 남길 수 있다. 증상으로는 보통 쑤시고 아픔, 균형 감각 상실, 근육 경련, 마비, 일반적인 피로 등이 있다. 전문가들은 전 세계적으로 대략 130만 명이 이 질환을 앓는 것으로 추정하고 있으나 이는 '너무 과소평가되었다'는 의견이 많다. 남성보다 여성에게 적어도 2배 정도 많이 발생한다. 적도에서 먼 국가에서 가장 빈번하게 발생하며, 전문가들은 그 원인이 일조량 부족, 환경적 요인, 식단 등에 있는 것으로 추정한다. 아직 인정받지는 못 했으나 땅으로부터의 단절 또한 환경적 요인이 될 수 있다. 우리는 다발성 경화증 환자가 접지 시 호전되는 것을 관찰한 바 있다.

신디 월시, 47세, 서던 캘리포니아 결혼 및 가족문제 치료사 : "저는 1999년 개인적으로 스트레스를 많이 받던 시기에 다발성 경화증 진단을 받았습니다. 좌반신에 30초정도 묵직한 느낌이 간헐적으로 있었고 오른손은 손바닥이 위를 향한 상태로 비틀어졌습니다. 세 가지 약을 처방받았지만 부작용 때문에 6주 후에 복용을 중단했습니다. 특히 처방약 중에 주사약 한 가지는 맞고 나면 춥고 열나고 아팠어요. 진단받은 지 1년 후 장애가 생겼습니다. 기운이 별로 없었기 때문에 활동적인 두 아이를 돌보면서 중간 중간에 꼭 쉬어줘야 했지요."

"옛날에는 상당히 건강했던 적도 있었습니다. 수영도 하고 몇 킬로미터씩 걷기도 하면서 운동을 많이 했어요. 참 좋았습니다. 하지만 2007년에 부쩍 악화되었어요. 마치 꽉 끼는 거들을 입은 것처럼 가슴이 답답하고 무척 괴로웠지요. 온몸에 감각도 이상했고요."

"2008년에는 제가 살던 지역이 기록적으로 더웠던 해였는데, 다발성 경화증 환자에게 더위는 쥐약입니다. 몸 상태가 최악으로 치달았죠. 무서웠어요. 왼쪽 팔은 마치 뇌의 조종에서 벗어난 것처럼 제멋대로 움직이고 뭔가를 잡을 수가 없었어요. 왼손으로는 키보드 자판도 못 쳤어요. 팔이 그냥 쓸모없게 된 거지요. 그러다가 다리에도 감각이 이상해지기 시작했습니다."

"이 시기쯤에 한 친구가 저한테 도움이 될지도 모르겠다며 당시 진행중이었던 어싱 연구에 대해 말해주었습니다. 그래서 직접 한번 알아보니 연구에 참가하려면 실험이 진행되는 동안 일정 시간 동안 앉아있어야 한다는데 저는 그렇게 오래 앉아 있을 자신이 없었지요. 하지만 연구팀 쪽에서는 어싱이 제 병에 도움이 될지 확인이나 해보자며 연구가 없는 주말에 한번 와보라고 했어요."

"그렇게 해서 클린턴 오버를 만났습니다. 클린턴이 저에게 접지 장치를 붙여주었고 저는 한동안 그렇게 앉아있었어요. 진정되는 느낌이 들고 좋았습니다. 접지 연결을 떼고 일어나 화장실에 갔습니다. 화장실에서 거울을 보고 제 눈을 의심했죠. 조용한 곳에 요양 와서 한 삼일 푹 자고 일어난 얼굴이었거든요. 안색이 훨씬 좋아지고 젊어보였어요. 방금 전까지도 무척 피곤하고 우울하고 스트레스가 심했었는데, 깜짝 놀랐죠."

"클린턴이 접지 장치를 주면서 집에 가서 해보라고 했어요. 그 이후로 대부분 접지를 하고 잤습니다. 그 해에 수술도 받았고 스트레스가 많았는데 접지를 하면서 정말 위안 받는 느낌이 들었어요. 스트레스가 그렇게 많았는데도 접지를 시작한 이후로는 병이 한 번도 악화된 적이 없어요. 기운도 나고요. 제 몸을 보고 있자면, 이 병 때문에 이때까지 얼마나 힘들었는지도 생각나고 반면에 지금은 정말 좋아졌다는 생각도 듭니다."

"며칠 전이 다발성 경화증 진단을 받은 지 꼭 10년 되는 날이었습니다. 여러 해 동안 친한 친구들의 도움으로 고압산소 치료도 받았고, 유기농 식품을 가능한 한 많이 먹으면서 식단에도 신경을 썼어요. 비타민 B 주사도 맞고요. 건강을 생각해서 이것저것 많은 것들을 하고 있던 와중에 어싱도 하게 되었어요. 제 '치료팀' 중에 일부죠. 접지로 효과를 많이 봐서 지금 이 정도로 좋아지게 된 것 같아요. 가끔씩 책 읽을 때나 영화를 볼 때도 접지 시트에 앉아서 봐요. 잠잘 때 외에도 꼭 접지를 더 하려고 해요. 전 요즘 정말 잘 지낸답니다."

좌골신경통

좌골신경통은 아래쪽 척추에서 나와서 다리로 내려가는 주요 신경인 좌골신경이 압박을 받아서 다리에 생기는 통증을 가리킨다. 허리, 엉덩이가 아프고 하지가 찌릿찌릿하거나 저린 증상이 있을 수 있다.

마이크 밀러, 62세, 캘리포니아 주 엔시니타스, 전직 소프트웨어 엔지니어 : "저는 1966년부터 좌골신경통이 있었습니다. 40년이 넘었지요. 자동차 사고로 4, 5, 6번 요추가 완전히 으스러졌었습니다. 그 이후로 허리가 계속 아팠어요. 의학적으로는 아스피린을 먹는 것 밖에 할 수 있는 일이 없었습니다. 아스피린을 먹으면 척추에서 나오는 좌골신경의 부종이 좀 해소되거든요. 아스피린이 사실 잘 듣기는 하지만 완벽한 건 아니에요. 통증이 없어지진 않거든요. 하지만 붓기를 가라앉히기 때문에 통증도 견딜 만한 정도로 줄어들어요. 그래서 42년 동안 밤마다 기본적으로 2개씩은 먹었습니다."

"제 증상은 쿡쿡 찌르는 듯한 통증이 보통 오른쪽 다리와 무릎까지 내려가고 어쩔 때 발바닥까지도 내려가요. 그때는 주먹을 쥔 것처럼 발이 오므라듭니다. 하지만 간혹 왼쪽이 아플 때도 있고, 어떤 날 밤에는 심하면 양쪽이 다 아플 때도 있어요. 게다가 허리가 늘 묵직하고 무릎 주변과 허벅지 뒤쪽, 양쪽 종아리 근육이 아파요. 밤마다 안 아픈 날이 없으니 정말 지칩니다. 보통 잠드는 데 한 시간에서 한 시간 반 정도 걸려요. 계속 뒤척이다가 제풀에 지쳐서 잠드는 거지요. 아침에 일어나면 컨디션이 보통 장시간 비행기를 탔거나 전날에 과음해서 숙취가 남은 상태와 비슷해요."

"2008년 초에 수면 접지를 시작하면서 모든 게 바뀌었습니다. 그 모든 증상이 일시에 없어졌어요. 깜짝 놀랐습니다. 믿을 수가 없었어요. 좌골신경통 없이 그냥 누워서 바로 잠이 들어버렸어요. 다음 날 아침에 일어나서 '와, 밤새도록 잤네!' 라고 했지요. 그렇게 자기는 5년 만에 처음이었어요. 밤마다 잠들기 전까지 아파서 끙끙댔었는데 전날 밤은 달랐던 거지요. 딱 하룻밤 자보고 나서 이게 참 대단하다는 생각이 들었습니다."

"그 이후로 밤마다 접지패드를 쓰고 있습니다. 콘센트에 꽂아서요. 캠핑 갈 때도 패드를 챙겨가 접지봉에 연결해서 썼는데 하나도 아프지 않고 잘 잤어요! 여태껏 캠핑 가서 잘 잤던 적이 한 번도 없었는데 말이죠."

"이제는 제가 몸 관리만 잘 하면 통증이나 증상이 없고 약 먹을 필요도 없습니다. 너무 무거운 것을 들거나 무리만 하지 않으면 되는데 유감스럽게도 가끔씩 그런 일이 꼭 생겨요. 그렇게 해서 신경을 자극하면 아스피린 3개로 통증을 눌러줘야 해요. 하지만 다음 날이면 다시 괜찮아집니다."

숙면

수면 접지를 하는 사람은 거의 하나같이 전보다 잠을 잘 잔다고 말한다. 그 중에는 세계적인 유명인사도 있다.

배우 올란도 블룸: "정말 잘 잤습니다."

월드 슈퍼크로스 우승자 채드 리드: "아무리 훈련을 많이 해도 접지하고 자고 일어나면 다음날 바로 회복됩니다."

슈퍼모델 미란다 커: "수면 접지로 중간에 깨는 일없이 숙면을 취할 수 있었습니다. 여행을 그렇게 많이 다녀도 아침이면 상쾌하게 일어나요."

"결과는 놀랍기 그지없습니다. 스트레스를 받으면 상태가 더 나빠지기 때문에 몇 년 동안 별다른 일을 못했어요. 4년 동안 정원 가꾸는 일도 못 했지요. 그런데 지금은 정원일도 다시 하고 가벼운 육체노동도 할 수 있어요. 스트레스 대처도 잘 하고요. 삶을 되찾았습니다."

수면 무호흡증

미국에서는 대략 2천만 명이 수면 무호흡증을 겪는다. 수면 무호흡증이란 기도가 좁아져서 호흡 곤란 및 수면 장애가 초래되는 증상이다. 무호흡으로 혈중 산소량이 부족해지면 잠에서 깨게 된다. 치료에는 '지속적 상기도 양압술continuous positive airway pressure(CPAP)' 기기인 양압기가 널리 쓰인다. 코골이 보조 장치를 코에 끼우거나 마스크로 코와 입을 덮고 호스를 통해 적절한 압력으로 공기를 불어넣으면 압력에 의해 기도가 열린다. 연구자들은 폐쇄성 수면 무호흡증이 체내 염증 반응을 활성화하여 심혈관 질환을 유발한다고 본다.

대릴 제임스, 83세, 캘리포니아 주 팜스프링스, 비즈니스 컨설턴트 및 작가 : "최근 몇년새 밤중에 자다가 숨을 몰아쉬면서 깨는 일이 갈수록 많아졌습니다. 결국 수면 클리닉을 찾아 갔습니다. 검사해보니 한 번에 20초 동안 숨을 쉬지 않는, 일반적인 정도의 수면 무호흡증이라고 나왔습니다. 수면 무호흡증 환자들 중에는 자다가 죽는 사람도 많아요. 저는 그렇게 되고 싶지 않습니다."

"양압기를 쓰라고 하더라고요. 그래서 그렇게 했죠. 매일 밤 사용했고 자다가 깨는 일도 없어졌지만 장치를 사용하기가 싫었습니다. 상당히 불편하거든요."

"접지라는 게 있는데 그게 수면에도 좋다는 소리를 듣고 저한테도 도움이 될지 한번 써보기로 했습니다. 해보니 정말 다르더라고요!"

"양압기 마스크가 너무 불편해서 마스크를 벗어버린 적이 몇 번 있었습니다. 그렇게 양압기를 쓰지 않았는데도 밤에 아무 문제없었어요. 접지한 지 한두 달 되니까 그렇더군요. 수면 접지한 지 거의 일 년이 다 되어 가는데 이제는 양압기를 쓸 필요가 거의 없어졌어요. 양압기 의존에서 벗어난 거지요. 이 심각한 질환을 극복하는 데에는 확실히 접지가 큰 도움이 되었습니다."

"결과적으로, 낮 시간에도 더 기운차게 생활하고 혈압까지 안정됐습니다. 혈압약을 계속 먹었지만 좀처럼 의사가 바라는 수준으로 떨어지지 않았는데 접지한 이후로는 혈압이 확실히 잘 조절되고 있습니다."

스트레스 해소

스콧 하야트, 45세, 노스캘리포니아 수사관: "저는 마약계에서 근무합니다. 업무상 만나는 사람들만 해도 그렇고, 바쁜 와중에 법정에도 가야하고 가족들이나 그 밖에 다른 일에도 시간을 내야하니 스트레스를 무척 많이 받는 편입니다. 또 잠복근무를 나가면 조용히 차 안에 앉아있다가도 언제 밖으로 튀어나가야 될지 몰라요. 특수조끼를 입고 무기를 꺼내면서 달려 나가야 되는 상황이 갑자기 닥칩니다. 그러다보니 스트레스가 전혀 없다가도 눈 깜짝할 사이에 하늘을 찌를 듯 치솟죠."

"이렇게 예측 불가능하고 불규칙한 생활 때문에 우선 수면에 지장이 많았습니다. 수면 리듬이 많이 왜곡되어서 피로가 심합니다. 또 과거에 근무 중에 발, 손, 코, 손목이 부러졌던 곳이 계속 쑤시고 아프고, 총 벨트와 특수 조끼 때문에 허리도 뻐근합니다."

"6년 정도 접지 수면을 하고 있는데 큰 차이가 있습니다. 전에는 허구한 날 한밤중에 깨서 뒤척거리다가 베개를 바로잡기도 하고 일어나서 스트레칭을 하다가 다시 잠자리에 들었지요. 접지패드를 쓰면서부터는 수면의 질이 좋아졌어요. 근무 시간이 워낙 들쑥날쑥해서 원하는 만큼 오래 자지는 못하지만 수면의 질은 확실히 좋아졌습니다."

"쑤시고 아픈 데에도 효과가 있습니다. 통증이 다 없어졌어요. 한 6개월 정도는 그 사실조차 모르고 있었습니다. 어느 날 문득 아침에 일어나서 침대에서 나와 보니 허리가 쑤시거나 발이 시큰거리던 증상 등등이 전부 없어져 있더라고요. 놀라웠습니다. 아프지 않다보니, 아팠나는 사실도 잊어버리고 있었나 봅니다."

"달리기를 좋아해서 발목, 무릎, 고관절 통증은 원래 그러려니 하고 살았어요. 그런데 그것도 다 없어졌습니다. 어느 날 달리기를 하러 나갔는데 무언가 달라진 느낌이 계속 들었습니다. 하지만 하는 일도 그대로고, 식습관이 달라진 것도 아니고 아무것도 달라진 게 없었습니다. 침대에 접지패드를 깐 것 외에는요."

"한 5킬로 정도 경기를 뛰다보면 다른 사람을 이기고 싶은 마음에 혼자 뛸 때보다 속도를 더 냅니다. 그러고 나면 보통 다음 날에 무척 쑤시고 아파요. 하지만 침대 패드를 쓰면서 그것도 없어졌습니다. 약간 뻐근할 뿐이지요. 놀랍습니다."

브래드 그래햄, 54세, 캘리포니아 주 레이크우드, 소방관 : "이 직업은 당신도 예상하시다시피 정신적 · 육체적으로 스트레스가 많습니다. 밤이든 낮이든 언제 무슨 일이 닥칠지 알 수 없습니다."

"새벽 1시쯤에 잠들었는데 전화가 와요. 화재 현장에 출동하라거나 사고 현장에 가서 차 안에 갇힌 사람을 구하라는 호출이지요. 그러면 곤히 자다가도 신속하게 대응채비를 갖춰 구조하러 나가야 합니다."

"소방서로 돌아와도 좀 전의 구조 순간이 머릿속에서 떠나지를 않습니다. 누군가를 구조하고 왔다면 그 사람이 지금은 어떨지 궁금하고, 다르게 대응했더라면 결과가 달라지지 않았을까 하는 생각도 합니다."

"이 일의 특성상 어쩔 때는 전혀 잠을 못 자기도 합니다. 그냥 몇 시간 동안 침대에 누워만 있죠. 어쩔 때는 아예 일어나서 샤워를 하고 부엌에 가서 신문을 읽기도 해요."

"수면 접지를 하면 출동하고 돌아와서도 20분에서 두 시간 반 사이에 다시 잠듭니다. 그 정도면 꽤 괜찮은 거죠. 또 잠을 훨씬 깊게 자고 아침에 일어났을 때도 덜 피곤합니다. 피로가 풀리고 정신이 또렷하지요."

"신체적인 효과도 있는 것 같습니다. 이 일은 몹시 힘듭니다. 시간이 가면서 소방관에게 많이 생기는 문제가 아마 무릎 문제가 아닌가 합니다. 나이 들면서 허리가 나빠지기도 하고요. 하지만 접지하고 자면서부터는 예전만큼 무릎이 뻣뻣하지는 않습니다. 저는 헬스장에서 웨이트 트레이닝으로 근력을 유지하고 있는데, 무릎 때문에 쪼그려 앉지를 못해서 한동안은 스쿼트squats(앉아서 역기를 들어 올리는 운동-옮긴이)를 못 했어요. 그런데 이제는 스쿼트도 하고 달리기도 전보다 좋아졌습니다."

하지정맥류와 혈액순환 문제

롤란드 페레즈, 66세, 캘리포니아 주 팜데저트, 의료용 필름 생산자 : "전문가들의 말에 따르면 어떤 사람들은 유전적으로 하지정맥류가 생기기도 한다는데 제가 바로 그 경우가 아닌가 싶습니다. 저희 어머니께서 하지정맥류가 심하셨거든요. 저는 하지정맥류 때문에서 발이 발목까지 거무스레해졌고 발등은 특히 더 심해요. 정맥이 점점 좁아져서 혈액 순환이 좋지 않습니다. 발이 몹시 차고 걸어 다닐 때 발에 감각이 별로 없어요. 차가운 타일 바닥을 디뎌도 차가운 느낌이 안 듭니다. 어떻게 손을 써야할지 모르겠어요. 의사가 해줄 수 있는 것도 없고요."

"그러다가 어싱 이야기를 듣고 침대에 까는 접지패드를 구했습니다. 어느 일요일 오후에 처음으로 해봤지요. TV를 보면서 20분가량 접지패드 위에 누워 있었습니다. 원래 통증은 없었는데 접지를 하니까 오히려 막 아파오기 시작했습니다. 발에 경련도 일고요. 저는 자리를 박차고 나와 말했죠. '이거 뭐 이래? 관두자, 관둬.'"

"다음 날 클린턴 오버에게 전화해서 통증이 생기더라고 말했습니다. 그가 말하길, 이런 경우는 별로 없었지만 아마도 치유되기 시작하면서 초기에 나타나는 명현반응일 가능성이 크다고 하더군요. 그래서 저는 다시 해보기로 했습니다. 통증이 생겼지만 이틀 만에 사라졌습니다. 하지만 발이 저릿저릿하고 따끔따끔한 증상은 3주 정도 계속되더군요. 그러고 나니까 발의 피부색이 밝아지기 시작했어요. 이게 과연 가능한 일인지 생각했죠. 설명할 수 없는 일이었지만 아무튼 좋아지고 있었습니다."

"예전에는 발이 굉장히 건조해서 갈라지고 피가 나기도 했었어요. 피부가 갈라져서 상처가 생기고요. 전부 혈액순환이 나빠서 그런 거지요. 하지만 발 아래쪽이 차츰 부드러워지더니 갈라지고 피나는 것이 멈추었어요."

"단 두 달 만에 그만큼 좋아졌습니다. 아내한테는 아무 말도 하지 않았는데 어느 날 아침 식사 중에 아내가 제 발을 보고는 깜짝 놀라면서 '당신 발이 엄청 좋아졌네.' 라고 하더군요.

"다섯 달째 되자 발 색깔이 완전히 정상으로 돌아왔습니다. 양쪽 다요."

"아내는 다리 뒤쪽에 정맥류가 있어서 그 부분을 메이크업으로 가리고 다녔습니다. 아내한테도 과연 도움이 될까 싶었는데, 6주 후에 한쪽 다리가 완전히 깨끗해졌습니다. 다른 쪽은 희미한 보라색 선이 살짝 비쳐 보이는 정도고요. 엄청나게 좋아졌지요. 우리는 접지 말고는 달리 한 게 없습니다."

요기들은 알고 있었다

존 그레이, 58세, 캘리포니아 주 밀밸리, 『화성에서 온 남자, 금성에서 온 여자』의 저자: "어싱의 개념에 저는 깊이 공감합니다. 사실 저는 1995년에 인도에서 인도 명상을 공부할 때부터 그와 비슷한 것을 하고 있었습니다. 수련에서 최고의 결과를 얻으려면 땅바닥에 사슴 가죽을 깔고 그 위에서 잠을 자고 명상을 하라는 권고를 받았습니다."

"그것은 요기들의 전통이었습니다. 스승들께서 말씀하시길, 저 위에서부터 땅으로 내려오는 에너지가 있는데, 우리 몸이 땅과 접촉해 있으면 그 에너지가 우리 몸으로 들어온다고 하셨습니다. 요기들은 매우 오랜 시간 명상을 하는데 항상 동물 가죽을 깔고 하지요. 또 동굴에서 생활하기도 하는데, 동굴은 사방이 흙이고 돌이니 동굴 자체가 땅과 마찬가지입니다. 기독교 신비주의자들도 이 같은 수련을 합니다. 사막에 가서 자연 속에서 명상을 하는 것이지요. 그러면 결과가 더 좋다는 것을 알고 있었으니까요."

"인도에 있었을 때 저는 땅바닥에서 자는 것이 썩 내키지만은 않았습니다. 그러자 요기들이 다른 방법도 있다고 말해주더군요. 과거에 왕들이 요가 기술을 연구할 때 쓴 방법이며 장수에도 좋다고 했습니다. 뭔고 하니 바로 구리 재질로 만든 침대시트를 땅바닥에 꽂아둔 구리 막대에 연결해서 사용하는 것입니다. 그들은 수천 년 전부터 금속을 많이 다뤘습니다. 뭔가 구체적인 것까지 알고 있었던 게 분명합니다."

"저는 인도에서 그 장치를 구해 와서 집에서 사용했습니다. 당시에 점액낭염 때문에 어깨가 좋지 않았습니다. 벌써 이삼 년 전부터 그랬고 아침이면 특히 더 아팠지요. 그러나 얼마간 그 인도식 시트에서 자고 나서는 아픈 게 없어졌어요."

"저는 그 인도식 시트를 12년가량 갖고 있으면서 무척 잘 썼습니다. 그러다가 침대 위치를 옮기면서 원래 쓰던 선이 짧아서 인도식 구리 시트 사용을 중단하고 있었습니다. 그러던 중에 클린턴 오버의 연구에 대해 듣고서 그가 개발한 전도성 시트를 구했지요. 그것을 쓰면서 가장 먼저 나타난 변화는 아침 8시 이후로 늦잠을 자는 일이 없어졌다는 겁니다. 전날 밤에 늦게 잠자리에 들어도 아침 8시가 넘으면 잠을 잘 수가 없습니다. 이미 잠이 다 깨서 정신이 맑아져 있어요. 이건 일일리듬이 정상화되고 있다는 뜻입니다. 코르티솔 수치도 원래 그 시간에 가장 높습니다. 저는 그 시트에서 자면 늦잠을 잘 수가 없어요."

"저의 소개를 받고 어싱을 해본 다른 사람들도 긍정적인 경험을 했습니다. 며칠 만에 관절통이 없어지고 하지불안증도 바로 없어졌다고 들었습니다."

어싱 내력을 기록해두세요

간단한 체크리스트에 증상 및 경과를 기록하여 어싱이 자신에게 어느 정도 도움이 되는지를 확인해볼 수 있습니다. 부록 D를 참고하십시오.

11장

심장 관련: 스티븐 시나트라의 관점

어싱 연구는 심혈관계 분야에서만큼은 아직 걸음마 단계에 있다. 그러나 지금까지의 연구와 환자들의 반응으로 미루어 보면 흥미롭게도, 무척 간단한 방법으로 심장을 보호하고 심장병 치유에도 도움을 줄 수 있을 듯하다. 게다가 지금 세대보다 훨씬 자연과 가까이, 맨발로 생활했던 시대에는 심장병이 별로 없었다는 점을 알기 때문에 아직 어싱 연구 초반임에도 불구하고 확신을 가질 수 있었는지도 모른다. 오늘날 심장병은 서구에서 질환으로 인한 사망률이 가장 높은 병이며 열대와 아열대 국가에서도 전과 달리 빠르게 증가하고 있다. 정통의학적 치료방법과 보완의학적 치료방법을 모두 사용하는 심장전문의로서 나는 어싱이 앞으로 심혈관 질환 치료에 실질적인 주요 치료방법으로 자리 잡으리라 예상한다. 사실 의료 전반에 있어서도 이를 능가하는 것은 찾기 힘들 듯하다.

여느 새로운 의학적 발견과 마찬가지로 어싱도 면밀히 조사하고 객관적으로 검증해야 한다. 그렇게 된다면 이는 분명히 저비용으로 자연스럽게 건강을 유지하고 질병을 예방 · 치료하는 데 중심 역할을 할 것이다. 요즘처럼 의료비가 폭등하고 만성병이 급증하는 시대에 의사들은 환자들에게 비용 효과가 큰 의료 서비스를 제공하기 위해 가능한 한 많은 도움이 필요하다. 그 도움을 청하기에 대자연보다 좋은 것이 또 어디 있을까? 역시 근본은 땅이다.

나는 다음과 같은 핵심 사항들이 개선될 때 그것이 몰고 올 커다란 파급효과에 벌써부터 설렌다.

- ATP 생산
- 교감신경 활성
- 부정맥
- 고혈압
- 혈액 점도

시간이 지나면 분명 더 많은 효과가 밝혀질 것이다. 여기서는 우선 현재까지 어싱에 대해서 밝혀진 사실 및 어싱이 심혈관계에 미치는 긍정적 효과만 살펴보겠다.

인체 에너지원인 ATP 증가

체내 에너지 생산 능력을 유지하고 향상시키는 데 깊은 관심이 있는 대사성 심혈관계 전문의인 나는 어싱이 에너지 부양책으로서 단순성, 안전성, 효과성이라는 모든 특성을 갖췄다고 본다. 나는 심장근육의 생체 에너지 생산을 증진시키고 노화, 환경 독성물질, 산화작용으로부터 심장을 보호하기 위해 오래 전부터 코엔자임Q10, L-카르니틴, D-리보오스, 마그네슘과 같은 자연적인 건강보조제를 환자들에게 추천해왔다. 나는 내가 '놀라운 네 가지'라고 부르는 이들 보조제에 대해 글을 쓰고 책도 낸 바 있다. 이 물질은 대사과정에 꼭 필요한 원자재를 제공한다. 이 같은 영양적 접근으로 심장의 펌프 기능을 정상으로 복원시키는 데 지속적이고도 두드러진 효과를 보았다. 그런데 이제 어싱으로 세포 복원과 심혈관계 기능 회복에 필수적인 또 다른 재료를 얻을 수 있게 된 듯하다.

땅은 땅과 직접 접촉하는 모든 생명체에 에너지를 제공한다. 이 같은 생체전기 활성화 작용은 수조 개에 이르는 수많은 세포 속의 미토콘드리아 안에서 일어난다. 미토콘드리아는 미세한 발전소와 같으며, 각 세포마다 에너지 생산량에 따라 수천 개까지도 존재한다(심장 세포와 신장 세포에 가장 많다). 미토콘드리아 안에서는 끊임없이 복잡한 과정이 계속된다. 미토콘드리아 내 효소 생산 과정에서 세포 기능과 세포재생에 필요한 연료인 아데노신3인산(ATP)이라는 물질이 만들어질 때 마치 축구공처럼 전자가 전달된다. 접지로 인체에 전자가 무한히 제공되면 미토콘드리아 안에 전자가 풍부해져서 모든 세포에서 ATP 생산에 기여할 것이다.

나는 35년에 걸친 임상경험 끝에 심장은 모두 ATP의 문제라는 것을 깨닫게 되었다. 각종 심장질환 치료에서 기본은 심장에 ATP공급을 정상화하는 것이다. 심장병이 있으면 ATP가 손실된다. 협심증, 심부전, 무증상 심근허혈, 이완장애 등의 심장 질환은 모두 ATP결핍을 초래할 수 있다.

세포의 에너지 생산에서 알아야 할 점이 또 하나 있다. ATP 생산 과정에서 전자가 전달되는데 이 전자는 축구공보다는 '뜨거운 감자'에 더 가깝다고 할 만큼 높은 에너지를 띠고 있으며 이 에너지가 ATP에 전달된다. 과학자들은 에너지를 띤 이 전자들이 '활성화된 상태'에 있다고 말한다. 우리는 땅에서 제공된 전자도 분명히 이런 타입—높은 에너지를 띤 전자—이라고 생각한다. 따라서 땅이 인체에 제공하는 것은 그저 단순한 전자가 아니라 엄청난 에너지를 띤 전자다.

교감신경과 심박변이도HRV 관계

가능하다면 스트레스 수준은 언제든지 낮추는 것이 심장에 좋다. 어싱의 큰 장점이 바로 이 점이다.

만성 스트레스는 코르티솔과 아드레날린과 같은 스트레스 호르몬을 과다하게 분비시키고 교감신경과 부교감신경의 평형을 깨트린다. 스트레스로 인해 교감신경이 과도하게 흥분하면, 전쟁터에서 싸울 때처럼 임박한 위험에 자동적으로 반응하도록 경계된 상태인 '투쟁-도주 모드'에 들어간다. 현대 세상에서는 예측불허의 사회 · 경제 · 정치적 사건으로 스트레스 수준이 몸에 해로울 정도로 높게 지속된다. 갈수록 많은 이들이 날마다 생리적 각성 상태에서 산다(210쪽 글상자 '교감신경 활성화에 기여하는 요인' 참고).

교감신경이 항진되면 부교감신경의 진정효과가 억제된다. 그렇게 되면 무엇보다도 고혈압, 부정맥, 심지어 돌연사의 위험까지 증가한다. 교감신경 항진을 판단하는 주요 기준은 자율신경계 균형과 급 · 만성 스트레스 지수를 관찰할 수 있는 심박변이도HRV의 이상이다. 심박변이도는 심장박동의 주기적인 변화를 말한다. 심박변이도가 낮은 사람은 스트레스에 직면했을 때 '흐름에 맡기지' 못하고 심혈관계 질환을 비롯한 스트레스 관련 질환에 걸리기 쉽다.

2008년 나는 전기생리학자 가에탕 셰발리에 박사와 함께 실험을 통해 어싱이 HRV에 미치는 영향을 측정했다. 우리는 어싱에 (어쩌면 가장 먼저) 반응하는 주요 신체 계통 중에 하나가 자율신경계라고 생각한다. 자율신경계는 다양한 신체 기능을 조절하는 신속한 반응 메커니즘이다. 심혈관계, 호흡기계, 소화계, 내분비계, 비뇨기계 등이 자율신경계의 교감신경과 부교감신경으로 조절된다.

예전의 실험에서 접지한 사람은 스트레스가 감소하고 자율신경계의 균형이 회복되는 효과를 경험한 것으로 이미 밝혀진 바 있다. 2011년에 발표된 새로운 연구에서는 건강한 남녀(평균 연령 48세) 28명을 개별적으로 접지 상태와 비접지 상태에서 각각 40분씩 측정했다. 접지한 동안 실험참가자들은, 비접지 상태에서 관찰된 기본적인 휴식 효과를 훨씬 뛰어넘을 정도로 심박변이도가 통계적으로 뚜렷하게 개선되었다. 심혈관 상태를 대변하는 긍정적 지표가 심박변이도 개선이므로 이 같은

교감신경 활성화에 기여하는 요인

환경적 · 의학적 조건

공기 오염(입자상 물질 <10마이크론)
울혈성 심부전
우울증, 불안증
고혈압
인슐린 저항성, 당뇨, 대사증후군
비만
수면 무호흡증

심리사회적 · 행동 조건

각성제 오용
만성 스트레스
적대감, 분노
비활동적인 생활방식
수면 박탈
흡연
사회적 고립, 외로움
당분 과다 섭취

의약제제

베타 차단성 기관지 확장제
알파 차단제
속효형short-acting 칼슘 채널 차단제

실험 결과는 접지가 심혈관 기능, 특히 교감신경이 부교감신경보다 활성화된 상황에서 기본적인 통합의학 수단으로 활용될 수 있음을 시사한다. 또 접지가 신경계의 균형을 회복하고 심혈관 건강에 이바지할 수 있

음을 뒷받침하는 또 하나의 강력한 증거가 된다.

여기에는 중요한 의미가 있다. 단 40분 안에 그 같은 경향이 나타났다면 6~8시간씩 수면 접지를 한다면 어떠할까? HRV가 개선되면 교감신경의 긴장이 감소하고 자율신경계가 균형을 이룬다. 이 같은 심혈관 관련 가능성은 의미 있는 것이며 좀 더 연구해볼 가치가 있다. 이것은 대자연에 심혈관 보호작용이 내재해있음을 암시한다. 어싱은, 간단하고 비용대비 효과가 크며 비침습적인 방법으로 자율신경계에 이바지하는 여러 요소 중에 하나로 추가되어야 한다(212쪽 글상자 '자율신경 기능을 향상시키는 요소' 참고).

부정맥과 어싱

부정맥—심장박동의 변화가 일정하지 못하거나 심방세동, 심실 불규칙으로 인한—은 종종 정서적 스트레스, 동요, 교감신경을 활성화시키는 상황으로 유발된다. 걱정, 두려움도 이런 심혈관 문제를 일으킬 수 있다. 심장과 머리를 연결하는 '핫라인'은 분명히 존재한다.

심장이 일정하게 예측 가능한 리듬으로 뛰지 않고 부르르 떨기만 하다가 갑자기 빠르고 불규칙하게 뛰기도 한다고 상상해보라. 이런 증상이 의학적으로 심방세동이며, 부정맥 중에 가장 흔하다. 해마다 2백만 명 이상이 심방세동으로 진단받는다. 심방세동은 그 자체가 치명적인 질환은 아니지만 심부전이나 뇌졸중으로 이어질 수 있다. 무엇보다도 심방세동이 발생하면 곧 죽을 것처럼 무척 두렵고 힘이 빠진다. 종종 심장마비라고 오해하기도 한다.

심방세동은 심장의 전기 자극에 문제가 발생한 것이다. 정상적인 심장 리듬에서는 동방결절이라는 특수한 심장 세포군에서 발생한 전기 신

자율신경 기능을 향상시키는 요소

어싱

생활방식 개선

운동	금연
명상, 요가, 태극권, 기공	사회적 지지
종교 혹은 신념	스트레스 감소, 바이오피드백
정상적인 수면 패턴 회복	체중 감소

약물

앤지오텐신 전환효소 억제제(ACE 억제제) 베타 차단제

천연 건강보조제

오메가3 지방산

호에 반응하여 심장의 윗방인 심방이 수축한다. 하지만 심세동 환자는 전기 자극의 전달에 문제가 생겨 전기 신호가 심방에 흩어져버린다. 그러면 수축하지 못하고 심방 박동이 빠르고 불규칙해진다. 그 결과 비정상적인 불규칙한 맥박이 나타나고 심장 안에 피가 고여 혈전이 형성될 위험이 커진다. 혈전 형성을 방지하기 위해 보통 쿠마딘Coumadin을 처방한다.

응급처치에는 전기적 심율동전환술로 심방의 세동을 중지시키고 정상적인 맥박을 되찾게 한다. 이 처치는 심장에 저에너지의 전기 자극을 주어 심장 박동을 원래 리듬으로 전환시킨다.

밥 말론, 69세, 콜로라도 주 보울더, 투자자문 : "가슴 통증, 빠른

심장박동, 이상 고동을 경험한 뒤 1996년에 심방세동으로 진단받았습니다. 무척 무섭습니다. 또 언제 심세동이 올지 모르고, 그때는 잘 넘길 수 있을지 걱정되죠. 제 경우에는 스트레스, 특히 업무 스트레스가 원인이었습니다. 저는 고객의 인생이 걸렸을 만큼 중요한 결정을 내리고 자문해주는 일을 하거든요."

"약을 먹으면 대부분 증상이 가라앉는 편입니다. 하지만 약으로도 불규칙한 심장박동이 조절되지 않으면 정상 박동을 회복하기 위해 전기충격 방법을 씁니다. 거의 아홉 달마다 한 번씩은 이 방법을 써야 했지요. 약은 끔찍합니다. 기운이 죄다 소진되어버리고 마치 삶을 잃어버린 느낌입니다. 원래 항상 활발하고 창의적인 사람이었고 야외활동을 무척 좋아했는데 지금은 아무것도 못하고 있습니다."

"저는 2000년부터 수면 접지를 시작했습니다. 그러면서부터 잠을 잘 못자고 밤에 자주 깨던 일이 없어지고 거의 항상 숙면을 취하게 됐습니다. 나중에는 바닥에도 접지패드를 깔아서 책을 읽거나 TV를 볼 때도 접지를 했고 최근 몇 년 들어서는 사무실에서도 스트레스를 많이 받을 때 사용합니다. 일하면서도 땅의 에너지를 얻을 수 있도록 신발도 가죽신으로 바꿨죠."

"2007년에 저는 베일Vail에 바람을 쐬러가서 한 시간 반 동안 등산을 하고 왔습니다. 맥박수가 분당 115에서 130 사이였습니다. 등산 중에 가슴 통증(협심증)이 왔습니다. 격하게 운동을 하면 가슴 통증이 생기곤 했는데 밤에 수면 접지를 하면서부터는 없어졌었습니다. 하지만 베일에 와서 접지를 하지 않았더니 다음 이틀간 가볍게 등산할 때도 통증이 계속되었습니다. 그 다음 날, 그러니까 일요일 오후까지도 통증이 여전했죠. 하지만 접지 침대패드에 누워서 반시간 가량 낮잠을 자고 일어났더니 가슴통증이 깨끗이 없어졌어요. 일어나서 한 시간 동안 가볍게 자전거를 탔는데도 통증은 재발하지 않았습니다. 3일 내내 계속되던 가슴통증이 싹 가셔서 무척 안심했습니다."

"그때 이후로는 가슴 통증이 재발하지 않았고 2008년 10월 주식시장이 악화됐던 때 이후로는 심방세동 증세도 없습니다. 스트레스는 여전했지만 재발한 적은 한 번도 없었습니다. 힘든 시기를 별 탈 없이 무사히 지나와서 정말 기쁩니다."

고혈압

고혈압의 정확한 원인은 밝혀지지 않았지만 수많은 이들이 고혈압을 앓고 있으며 그 수가 갈수록 증가추세라는 것만은 분명하다. 2007년 발표된 어느 보고서에 따르면 고혈압 인구가 2025년까지 60퍼센트 증가하여 15억 6천만 명에 육박할 것으로 내다봤다. 현재는 전 세계적으로 10억 명, 미국에서는 7200만 명이 고혈압이다. 그 결과 심혈관 질환이 전염병처럼 확산될 것으로 보고서는 예측했다. 혈압이 높으면 증상은 없어도 실명, 신장 손상, 심장 비대, 심장마비, 뇌졸중의 위험이 증가한다.

심장 건강을 위협하는 여러 위험요소 가운데에서 고혈압은 서서히 영향을 미치는 가장 심각한 요인이다. 고혈압을 바로잡지 않으면 그것은 심장병을 예약해둔 것과 다름없다. 나는 이런 흔한 증상을 수도 없이 치료했고 『8주 만에 혈압을 낮춰라Lower Your Blood Pressure in Eight Weeks』라는 책도 썼다.

다른 병원에 갔다가 전통적 치료방법으로는 혈압을 낮추지 못해서 내 병원을 찾아온 환자들을 나는 많이 고쳤다. 내 경험상 표준적인 식단과 약물 요법만으로는 의도한 목표에 훨씬 못 미칠 때가 많으며, 그런 상태에서는 혈압이 완전히 조절되지 못했기 때문에 혈관 손상이 조금씩 계속 진행된다.

많은 고혈압 환자들에게 나는 예방효과도 있고 치료효과도 있는 4가지 비약물적 치료수단을 사용했다. 그것은 바로 식단, 건강보조제, 심신 테크닉, 운동이다. 사실 경미한 고혈압은 약물이나 치료 없이도 고치기 쉬운 증상이다. 스트레스 관리, 최적의 영양 및 건강보조제, 체중관리, 운동, 금연, 카페인 섭취 금지, 적당한 수준으로 알코올 섭취 제한, 생활방식 개선 등으로 고혈압을 예방하거나 완화할 수 있으며 완전히 없어지는 경우도 많다. 고혈압을 원인으로 하는 증후성 신장 질환을 앓는 사람은 약을 복용해야 한다.

30년 전 의과대학에 있을 때만 해도 고혈압의 원인이 알려지지 않았다. 지금은 가장 큰 원인으로 산화 스트레스를 꼽는다. 즉, 체내 염증과 자유라디칼 때문에 혈관내벽의 민감한 내피세포가 파괴된다는 의미다. 이 못지않게 중요한 두 번째 원인은 교감신경 긴장이다. 교감신경이 항진되면 무엇보다도 혈관이 수축된다.

어싱이 혈압에 미치는 영향은 아직 연구를 통해 입증된 바 없지만, 지금까지 관찰한 바로는 매우 긍정적이다. 어싱은 자유라디칼의 활동과 염증을 종식시키고 교감신경 긴장을 진정시킨다. 우리는 어싱이 가장 쉽게 혈압을 낮출 수 있는 방법이라고 생각한다. 약이나 다른 뭔가를 할 필요 없이 잠자는 동안에 이뤄지기 때문이다.

다음 두 사례에서 가능성을 볼 수 있다.

딘 W. 레빈, 54세, 캘리포니아 주 레돈도 비치, 마케팅 전략가 : "2000년 즈음에 아버지께서 알츠하이머병 진단을 받으셨습니다. 불행하게도 최근 몇 년째 병세가 급속히 악화되어서 2008년부터 호스피스 프로그램의 도움을 받기 시작하셨습니다."

"의사들은 환자의 의식 수준을 0에서 30단계로 설명합니다. 아버지는 7년 전에 20, 21단계였습니다. 88세인 지금은 10단계 정도입니다. 아버지는 식사를 포함해서 24시간 내내 간병인의 도움이 필요하신 상태입니다. 거동을 거의 못하십니다. 침대에서 휠체어로 옮겨드려야 하죠. 최소 일 년 넘게 운동을 안 하셨고 가끔씩 아주 잠깐 의식이 돌아와서 제정신이 들기도 하십니다."

"호스피스 의사들이 매달 방문해서 아버지의 전반적인 상태를 체크합니다. 최근 몇 년 동안 처방한 약은 두 가지입니다. 알츠하이머 약과 혈압약이죠. 혈압약도 수년째 복용하고 계십니다."

"2008년 말에 아버지 침대에 접지 시트를 깔아드린 후로 계속 접지를 하고 계십니다. 6개월인가 뒤에 의사가 혈압이 정상으로 돌아온 것을 관찰했어요. 의사들은 거동을 못하는 환자에게 어떻게 이런 일이 가능한지 의아해했습니다. 아버지는 걷지도 못하고 말도 못하시거든요. 어쨌든 그래서 혈압약이 처방목록에서 빠지게 되었습니다."

"그뿐만이 아닙니다. 아버지는 하루 중 85% 이상을 누워 주무시는데도 한 번도 욕창을 앓은 적이 없습니다. 거의 온종일 자리보전하는 환자치곤 보기 드문 일이지요. 움직이지 않아서 혈액순환이 안 되면 욕창이 생깁니다. 초기에는 거동을 좀 하셨기 때문에 욕창이 없었지만 말기로 접어들면서 급속히 악화되는 가운데서도 욕창이 없는 것에는 의사들도 놀라워합니다."

짐 슈멜딩, 63세, 캘리포니아 주 솔라나 비치, 부동산 중개인 : "제가 수면 접지를 시작한 것은 2008년 초 여러 가지 건강상의 문제가 생겼을 때였습니다. 고혈압도 그중에 하나였죠. 혈압이 160/90까지 올라갔고 수축기 혈압이 185, 190까지 나올 때도 있었습니다. 의사들은 혈압을 내리기 위해 다량의 약을 처방했습니다."

"저는 또 몇 년 전부터 부정맥이 있어서 쿠마딘을 복용하고 있었습니다. 어쩔 때는 심장이 미친 듯이 뛰다가 어쩔 때는 5초가 넘도록 박동이 안 느껴지기도 했습니다. 그러면 머리가 어질어질하거나 쓰러질 수 있어요. 걱정이 많이 되지요. 운전하다가 차를 갓길에 세워야한 적도 몇 번 있었습니다. 이런 상황에 대비해서 의사가 심박조율기를 주었습니다."

"접지한 지 한 달 뒤 쿠마딘 복용량을 절반으로 줄이게 되었습니다. 의사가 뇌졸중 예방 차원에서 그 정도는 계속 복용하게 했습니다."

"심박조율기를 사용해도 일주일에 한 번 가량은 심장박동의 이상이 느껴졌습니다. 그러나 접지를 시작한 뒤로는 대략 4달에 한 번 정도로 더 줄었습니다. 순환계 전반적으로 접지의 영향이 있는 것 같습니다. 더 편안해졌어요. 전만큼 긴장이 크지 않습니다."

"혈압도 접지한 뒤로 좋아졌습니다. 140/80 정도로 떨어졌어요. 또 다이어트를 시작해서 체중도 많이 줄였습니다. 제 혈압 문제는 체중과 관련이 많았습니다. 저는 늘 뚱뚱한 편이었습니다. 젊었을 때 프로 축구 선수였는데 선수 활동을 접고 나서 살이 많이 쪘습니다. 선수 때 120kg 정도였다가 나중에 많게는 154kg까지도 나갔습니다. 그동안 여러 번 체중을 줄이려했지만 쉽지 않았습니다. 항상 스트레스에 시달렸고, 뭘 해도 체중은 조금씩 꾸준히 불어났습니다. 지금 하고 있는 다이어트 식단은 과일과 채소를 중심으로 단백질을 약간 보태는 식인데, 그 방법이 체중을 꾸준히 감량하는 데 도움이 됐습니다. 지금은 111kg 정도에요.

혈압은 120/70이고요. 혈압약 복용량도 조금 줄였습니다. 접지한 뒤로는 원래보다 훨씬 여유롭고 차분해졌습니다. 여러모로 효과가 있었습니다. 살 빼는 데도 도움이 된 것 같고, 몸의 반응도 달라졌습니다."

"원래 몇 년 동안 빈혈이 있었습니다. 헤모글로빈 수치가 늘 좀 억제되어 있었어요. 접지한 뒤로도 적혈구 수는 여전히 낮지만 대신 적혈구의 크기가 의사도 놀랄 정도라고 합니다. 보통의 두 배 크기래요. 상당히 독특한 경우라고 하면서, 그래서 헤모글로빈 수치가 높지 않아도 산소와 영양분을 잘 전달할 수 있는 거라고 의사가 설명하더군요. 그렇게 적혈구 문제도 좋아진 듯합니다."

"제가 진찰을 받고 있는 이 의사들은 30년 동안 저를 계속 봐왔어요. 이들은 사실 제가 건강해질 가능성을 결코 높게 보지 않았습니다. 이제 저는 이 의사들한테 새로운 교재가 되었어요. 저 같은 경우는 전례가 없었으니까요. 이런 현상을 어떻게 설명해야할지 모르겠다고 합니다. 제 혈액의 변화를 보고는 다들 어리둥절해하더군요. 제 생활에서 변한 점은 잘 때 접지하는 것뿐이라고 말했습니다. 접지에 대한 정보도 주었고요. 의사들의 반응은 이랬습니다. '뭘 하고 있든 그걸 계속 하십시오. 효과가 아주 좋습니다.'"

"제가 겪고 있는 또 다른 건강상의 문제가 림프종입니다. 30년쯤 되었지요. 접지를 시작하기 전에 화학요법에 들어갔고 그 후 얼마 지나지 않아서 골수이식을 받았습니다. 수술 후 오랫동안 접지시트에 누워서 잠자면서 회복기를 보냈습니다. 혈액검사 결과는 아주 좋았습니다. 검사 결과를 보고 의사들이 정말 놀라워했어요."

참고 : 어싱이 심박조율기에 미치는 영향은, 자연스럽게 맨발로 땅바닥에 서있는 것과 같은 효과 밖에 없다.

어싱—천연 항응고제?

2008년 가을 나는 특이한 실험을 위해서 동료 몇 명을 코네티컷에 있는 우리 집으로 초대했다. 총 12명이었다. 의료계에 종사하는 임상의, 박사, 간호사 외에 변호사, 예술가 2명, 트레이너가 있었고, 클린턴 오버도 자리를 함께 했다.

실험은 접지 전극패치를 붙여 40분간 접지하기 전후로 혈액을 채취해서 염색하지 않은 신선한 혈액을 암시야 현미경으로 관찰하는 것이었다. 암시야 현미경은 의사들이 많이 사용하며 특히 대체 의학 분야에서 많이 쓰이는데, 광학시스템을 통과하면서 빛이 산란되어 피검체가 어두운 바탕에서 밝게 빛을 낸다. 이 기술은 혈액의 상태와 혈액 세포의 움직임을 '살아있는 상태' 그대로 실시간으로 볼 수 있게 해준다.

사진을 보고 나와 우리 집에 모인 사람들은 모두 충격을 받았다. 접지 후 사진을 통해 짧은 시간 땅과 접촉한 뒤 혈액에서 커다란 변화가 확인된 것이다. 특히 적혈구가 줄을 서듯 겹치고 응집되는 현상이 현저하게 줄었다. 피가 맑아지는 것으로 보였다.

집에서 한 이 비공식 실험에서 어싱 전에는 한 사람을 제외하고 전원이, 정도의 차이는 있지만, '케첩처럼 찐득찐득한' 혈액 상태를 보였다. 유일하게 예외적인 결과를 보였던 사람, 우리 중에서 혈액 상태가 최고였던 사람은 클린턴 오버였다. 그는 이미 수년 전부터 밤낮으로 꾸준히 접지를 해왔던 것이다!

이 결과는, 심장병을 앓거나 염증으로 인해 피가 탁한 사람(심혈관 질환과 당뇨병에서 전형적인)이 규칙적인 어싱만으로도 커다란 건강 효과를 얻을 수 있음을 시사한다. 심장학적 관점에서는, 심장병이나 당뇨 환자들에게서 흔한 케첩 같은 피가 우리 실험에서처럼 레드와인과

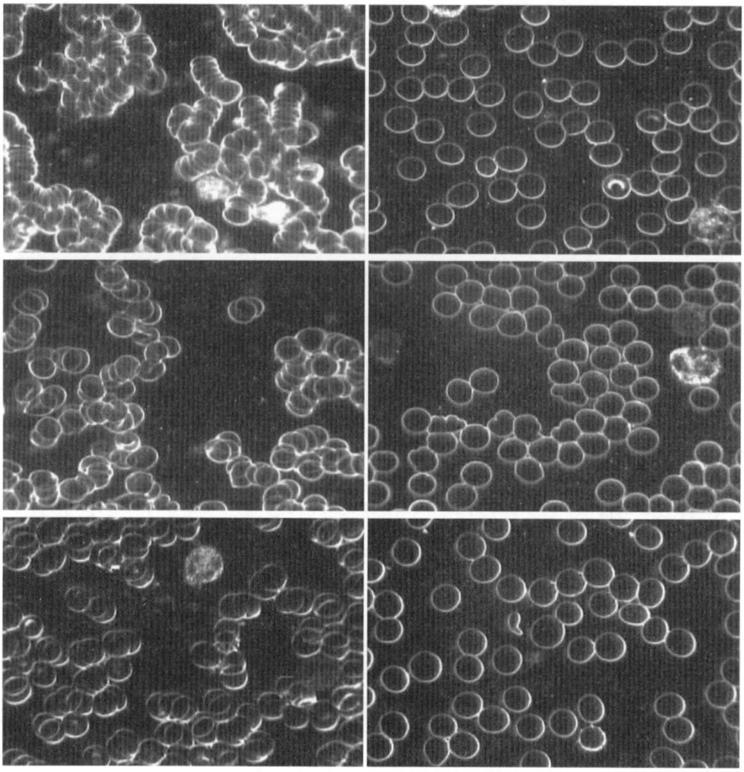

그림 11-1. 적혈구 응집 감소

이 암시야 이미지들은 시나트라 박사의 집에서 실시한 비공식적인 실험에서 접지 전과 40분간 접지 후 실험참가자 세 명의 혈액을 채취해 암시야 현미경으로 관찰한 것들이다. 왼쪽이 접지 전, 오른쪽이 접지 후로, 접지 후 적혈구가 고르게 퍼진 것이 확인된다.

비슷한 농도로 묽어진다면 심장마비와 뇌졸중의 핵심 위험인자가 제거된다고 할 수 있다.

'피는 물보다 진하다'는 가족적 결속을 강조하는 속담이다. 그러나 진한 피는 의학적으로 좋지 않다. 어싱은 피를 맑게 유지할 수 있는 자연스러운 방법인 듯하다. 심장학 전문의들은 피가 탁한 정도를 설명할 때 점도라는 용어를 쓴다. 비록 혈액 검사에서는 간과되고 있지만 혈액의 점도는 혈관 질환의 위험을 판별하는 주요 인자로 떠오르고 있다. 피가 탁할수록 혈류가 느려져서 혈전이 형성될 위험이 높아진다. 널리 쓰이고 있는 쿠마딘은 피를 묽게 해서 혈전 형성을 억제하는 약물이다.

참고 : 어싱은 혈액의 점도에 영향을 주기 때문에 쿠마딘을 복용중인 사람은 접지 전에 반드시 의사와 상의해야 한다. 비록 증거는 없지만, 어싱의 효과에 쿠마딘의 약효가 더해지면 혈액이 지나치게 묽어질 수 있기 때문이다. 그러므로 쿠마딘을 복용중인 심장병 환자는 반드시 주치의에게 접지 사실을 알리고 주치의의 동의가 있을 때에만 접지해야 한다. 의사의 동의 하에 접지를 시작하되 처음에는 아주 적은 양부터 시작한다. 이를테면 공원에서 맨발로 걷거나 집안에서 TV를 보면서 한두 시간씩 실내 어싱 장치에 접촉해있는 식이다. 어싱의 효과가 나타나면 어느 시점에서 약물 복용량을 줄여야 할 수도 있으므로, 그럴 경우를 대비해서 환자의 혈액을 평소보다 자주 관찰해야 한다. 접지 시간을 서서히 늘리고, 안전하다면, 잠자는 동안 접지하는 것이 좋다. 쿠마딘을 복용하는 환자는 반드시 이 주의사항을 따라야 한다.

더욱 놀라운 증거

우리 집에서 했었던 개인적인 실험을 계기로 2009년에 한 연구가 시작되었다. 목적은 우리가 암시야 이미지에서 본 것처럼 실제로 어싱이 적혈구 응집에 영향을 주는지 알아보는 것이었다. 나는 특히 앞서 개인적으로 했던 실험결과가 재현 가능한지 알아보고 싶었다. 이 목표를 염두에 두고 나는 다른 어싱 연구에도 참가한 바 있는 캘리포니아 전기생리학자 가에탕 셰발리에 박사와 연구를 시작했다. 우리는 혈액 응집현상뿐 아니라 제타선위라는 것도 측정할 수 있도록 실험을 설계했다. 제타전위라는 말이 아주 생소하게 느껴질지도 모른다. 대다수는 그럴 것이다. 제타전위는 적혈구 표면의 음전하량과 관련 있다. 우리는 실험참가자로 아무 약도 복용하지 않는 건강한 성인 10명을 선별했다. 실험참가자들은 개별적으로 서던 캘리포니아에 있는 진료소에 가서 안락의자에 편하게 기대어 앉은 상태에서 두 시간동안 접지를 했다. 예전의 연구에서와 마찬가지로 참가자의 손과 발에 접지된 전극패치를 붙이고, 접지 전과 2시간 접지 후에 각각 혈액 샘플을 얻었다.

혈액 분석 결과는 상당히 놀라웠다. 우리는 제타 전위가 30퍼센트 정도로 약간 향상될 것으로 예상했었다. 그러나 결과는 평균 270퍼센트 향상이었다!

이것이 어떤 의미인 것 같은가? 이 결과는 바로 천연적인 항응고제의 발견을 의미한다. 이는 비단 나 같은 심장전문의뿐 아니라 혈액 점도와 염증의 관계에 관심 있는 모든 의사들에게 무척 흥미로운 발견이다.

관련 과학문헌에 따르면 건강한 제타전위는 -9.3미리볼트(mV)에서 -15mV 사이이며, 평균치로는 -12.5mV다. 우리 실험에서 두 시간 접지 전후로 참가자 10명의 평균 제타전위는 다소 비관적인 -5.28mV에서 건강한 -14.26mV로 향상되었다. 제타전위가 낮은 혈액은 탁하고 끈적끈적해 혈류가 원활하지 못해서 혈전이 형성될 위험이 크다. 그에 비해서 높은 제타전위는 혈액 입자, 이를테면 적혈구에 음전하량이 많아졌다는 것으로 풀이된다. 그렇게 되면 혈액 입자들 사이에 척력이 작용해서 서로서로를 쉽게 밀어내어 입자 사이에 공간이 생기고 혈류가 좋아진다. 혈관은 고속도로와 마찬가지다. 누구나 막힘없이 원활하게 소통되는 것을 좋아한다. 교통체증을 좋아하는 사람은 없다.

수치를 차치하고서 우리가 본 바로도, 어싱은 분명히 혈액의 전위를 빠르게 정상화하여 제타 전위와 점도를 개선시켰다. 접지 전과 2시간 접지 후에 각각 소량의 혈액을 채취해 전기장에 노출시킨 뒤 적혈구가 특정 시간 안에 얼마나 많이 움직이는지 암시야 현미경으로 관찰했다.

접지 전에 채취한 혈액에서는 적혈구의 움직임을 거의 관찰할 수 없었다. 반면 접지 후에는 빠르게 움직였다. 게다가 접지 후 사진에서는 접지 전 사진에서보다 적혈구 응집 현상도 상당히 감소했다.

종합하면 이러한 실험결과는 혈류 개선과 혈액 점도 감소, 즉 혈액이 맑아지고 이동성이 좋아짐을 가리킨다. 이것이 바로 심장전문의들이 바라는 현상이다.

제타전위에 대한 연구는 제한적이지만 이 개념은 혈액 속 염증을 결정짓는 새로운 기준으로 자리할 가능성이 있으며, 나아가 개인의 전반적인 건강상태를 측정하는 정확하고 훌륭한 기준이 될 것으로 보인다. 이 개념을 나는 최근 들어서야 알게 되었다. 심장전문의들은 대부분 혈액의 생체전기적 특성에 대해서는 잘 알지 못한다. 따라서 면밀한 연구가 속히 이루어져야 한다. 아직은 그다지 말할 수 있는 것이 많지 않지만 전망은 무척 밝으며 더 깊이 연구할 가치가 분명 있다. 우리는 예비연구 결과를 확증하기 위해 더 큰 규모의 연구를 계획 중이다.

셰발리에 박사가 나에게 말했듯이, 만약 이 예비조사의 결과대로 어싱이 혈액에 영향을 준다면, 그것은 정말로 어싱이 세포수준에서 전신의 대사 작용에 영향을 준다는 의미다. 이는 접지된 사람이 비접지 상태인 사람과 생리학적인 면에서 차이가 있다는 우리의 가설을 한층 더 뒷받침한다. 앞으로 더 많은 연구 결과가 드러나면 우리는 생리학 교과서를 다시 써야할지도 모른다!

결론

수십 년 이상 임상을 해오면서 나는 우선 통합적인 접근법에서—정통의학과 대체의학을 효과적으로 접목하여—나온 더없이 다양한 치료

방법으로 환자들의 건강이 극적으로 향상되는 것을 직접 목격했다. 약물과 수술은 급성병에서 아주 큰 효과를 발휘한다. 그에 못지않게 몇 가지 핵심적인 영양보조제와 심신 테크닉은 심장문제와 순환기능 문제에 강력한 효과를 발휘한다. 나는 두 분야의 장점을 모두 활용하는 것이 지극이 당연하다고 생각하며 20년 넘게 일상적으로 코엔자임Q10과 같은 건강보조제를 처방하고 있다. 순환기과 동료들은 나의 그런 처방을 늘 비난했다. 그것은 심장학계에서 인정된 방식이 아니라고 그들은 주장했다. 그러면 나는 많은 환자들이 그 같은 나의 처방으로 아직까지 잘 살아있다고 말했다.

나는 지금 어싱에 대해서도 똑같은 느낌이다. 우리를 병들게 하는 너무나 많은 것들을 간단하고 안전하게 고쳐주는 치료법. 어떤 환자에게나 추천할 수 있는 가장 자연적인 처방이자 그 어떤 치료전략과도 병행해서 쓸 수 있는 완벽히 자연적인 보조치료법. 나는 누구에게든지 일말의 망설임 없이 편안하게 말한다. 맨발로 나가거나 접지 상태에서 잠을 자라고. 나 자신도 그렇게 한다. 값비싼 첨단 치료법만 추구하는 이때에, 우리가 발 딛고 있는 바로 이 땅에서 누구나 활용할 수 있는 '저기술'의 치료책을 발견했다는 사실은 사뭇 즐겁기까지 하다. 어떤 방법으로든 땅에 일단 연결하라. 몸이 치유될 것이다.

전기의학, 그리고 치유에너지 사용은 수년 동안 나의 관심주제였다. 나는 이것이 의학의 미래라고 생각한다. 우리가 깃들어있는 이 지구가 우리 지구 거주자들에게 가장 기본적인 치유 진동을 준다니, 이 얼마나 적절한 말인가. 이보다 더한 선물이 어디 있으랴!

12장

여성 관련: 어싱과 여성

여성들은 이해하는 듯하다.

여성들은 '맨발 연결', 대자연의 치유 에너지에 본능적으로 바로 반응을 보이는 듯했다. 이는 결코 남성적 시각에 입각한 비판이 아니라 그저 수년 간 수천 명을 대상으로 어싱을 시연하고 설명하면서 관찰한 바가 그러했다는 것이다.

몇 해 전 한 여성 집단은 '땅과 연결하라, 치유되리라' 라는 구호로 어싱을 설명하기도 했다.

여성들은 책상 앞에 앉아서나 집에 있을 때 신발을 잘 벗는 듯하나, 남성들이 그러는 것은 자주 보지 못했을 것이다. 여성용 신발이 불편해서라기보다는 아마도 여성이 남성보다 땅과의 연결이라는 태곳적부터 존재했던 조화로운 상태를 더 직접적으로 느끼기 때문이 아닌가 한다.

여성은 천성적으로 남을 보살핀다. 클린턴 오버가 관찰한 바로는 여성들은 어싱의 효과를 경험하고 나면 가족이나 친구 등 알고 지내는 모든 이들에게 그것을 이야기하려 했다. 그에 비해 남성들은 어싱의 효과를 경험하고 나면 그것이 어떻게 작동하는지를 궁금해 했다.

다른 요인도 있다. 다발성 경화증을 앓는 한 여성 환자는 하루 동안 진행된 어싱 연구에 참가한 뒤 연구가 끝나고 휴게실에 갔다가, 한껏 흥분된 상태로 다시 실험 센터로 달려와서는 이렇게 말했다. "제 모습이 달라졌어요. 몇 년 전 모습으로 돌아간 것 같아요." 다른 여성들도 불과

30분 동안 접지하고 나서 같은 말을 했었다. 그리고 일정 기간 수면 접지한 후 여성들은 몸 상태가 좋아지고 안색이 밝아졌다는 말을 자주 한다. 피부에 윤기가 흐르고 눈빛이 초롱초롱해지고 생기가 돈다고들 한다. 몸 상태와 외모에 미치는 이 같은 영향은 아마도 전자 결핍 해소, 숙면, 스트레스 및 통증 완화, 자연스럽고 균형 잡힌 신체 기능 회복 등이 복합적으로 작용한 결과일 것이다. 이런 요소는 어싱 경험자들의 반응에서 미뤄볼 때 현재 안고 있는 각종 건강 문제를 해결하고 심지어 체중 조절에도 도움이 될 수 있다.

어싱으로 긴장이 해소되어 몸이 편안해지고 코르티솔(스트레스 호르몬) 수치가 정상화되면 체중과의 싸움에도 부분적으로 기여할 수 있을 것이다. 스트레스를 받는 사람은 건강한 식단을 지키는 데 어려움을 겪는 수가 많다. 정서적 욕구를 채우기 위해서 혹은 몸에 좋은 음식을 준비할 시간적 여유가 없어서 종종 잘못된 선택을 하게 된다.

신체적 · 정신적으로 스트레스를 받으면 코르티솔이 과도하게 분비된다. 이 호르몬이 분비되면 에너지 공급을 촉진하기 위해 지방 및 탄수화물 대사가 활성화된다. 몇몇 연구에 따르면 스트레스를 많이 받고 코르티솔 수치가 높아지면 식욕이 자극받아 체중 증가로 이어질 수 있다. 게다가 허리 주변에 지방을 축적시켜 외관상 좋지 않고 건강에도 매우 해로운 복부비만을 일으킨다. 문제는 복부지방이 염증화합물을 만들어내고, 대사증후군의 증상 가운데 하나로 장차 심혈관질환과 당뇨로 이어질 수 있다는 데 있다. 아직 체중과 관련된 어싱의 효과는 특별히 연구된 바 없으나 꽤 몇몇 사람들이 체중을 줄이고 유지하기가 쉬워졌다고 밝혔다.

호르몬은 여성의 삶에서 많은 기간에 걸쳐 중요한—때로는 혼란스러운—문제다. 앞서 4장에서 소개한 코르티솔에 대한 중추적 연구(연구단계 중 하나로, 초기의 예비연구pilot study와 후기의 중추적 연구pivotal study로 나뉜다—옮긴이)를 제외하고는 현재까지 어싱과 호르몬의 상관관계에 대해서는 연구된 바 없다. 호르몬의 복잡다단한 상호작용은 우리의 이해를 훨씬 뛰어넘지만, 각종 호르몬들이 서로 균형을 이루고 있다는 것은 잘 알려진 사실이다. 그래서 우리 몸에서 한 가지 특정 호르몬 생산에 문제가 생기면 다른 호르몬도 영향을 받아서 일종의 도미노 효과가 일어난다. 코르티솔은 스테로이드 호르몬으로, 같은 스테로이드 호르몬인 프로게스테론, 에스트로겐과 가까운 사촌 격이다. 그러므로 아직 밝혀지지는 않았지만 그 사이에는 어떤 관련이 있을 수 있다. 실제로도 긍정적인 반응이 있었다. 많은 여성으로부터 월경전증후군과 갱년기 증상이 완화되었고, 완화 속도 또한 상당히 빠르다는 반응을 종종 얻고 있다.

경험자에게서 직접 들어보다

2004년에 발표된 코르티솔 연구에서 실험참가자들은 8주간 수면 접지를 실시하기 전후로 각자 건강 상태에 대해 진술했다. 다음은 여성 참가자 5명의 접지 후 반응을 요약한 내용이다. 짧은 기간 어싱을 하고 난 뒤 경험한 일부 효과를 개별적으로 서술한 것이며, 이들 모두는 각자 다른 사람이므로 경험한 바가 서로 다를 수 있다. 그러나 다년간 관찰했던 바와 대체적으로 일치한다.

실험참가자 1, 53세, 갱년기

사전 증상

- 잠들기 어려움
- 최근 3년 들어 밤에 자다가 두세 번씩 깸

- 다리에 쥐가 남
- 전신에 만성 근육통
- 열감, 홍조

연구 후 반응

- '잠자리에 누우면 쉽게 잠든다'
- '목통증이 감소했다'
- '다리와 발에 쥐나는 일이 줄었다'
- '팔과 허리 통증이 첫 주에 바로 사라졌다'
- '턱관절 문제가 상당히 개선되었다'
- '열감이 감소했다'

참가자 2, 24세

사전 증상

- 17년 전부터 수면 장애, 잠드는 데 시간이 오래 걸림, 몇 시간 만에 깨고 다시 잠들기 어려움, 자고 일어나도 개운치 않고 여전히 피곤함
- 날마다 두통
- 생리 일주일 전에 편두통
- 생리통, 감정기복이 심함, 붓기, 짜증, 우울증, 체중 증가
- 소화 문제: 더부룩함, 메스꺼움, 설사, 가스, 변비

연구 후 반응

- '3일째 밤부터 잠드는 데 걸리는 시간이 줄었고 밤중에 깨지 않았다'
- '깬 지 몇 분 만에 다시 잠들고, 악몽이 없어졌다'

- '아침에 일어날 때 피곤하지 않고 상쾌하다'
- '매일 머리 아팠던 증상이 없어졌다'
- '식탐, 붓기, 우울증과 같은 월경전증후군이 줄었다'
- '더부룩함, 변비, 메스꺼움이 완화되었다'

참가자 3, 52세, 갱년기

사전 증상

- 깊이 못 잠
- 자다가 쥐가 나서 여러 번 깸
- 아침에 일어나도 피곤함. 하루 종일 지속됨
- 몇 년 전부터 왼쪽 고관절이 간헐적으로 아픔
- 13살 때부터 알레르기(음식, 꽃가루)
- 소화 문제: 가스

연구 후 반응

- '피로감이 덜하고, 몸에서 필요로 하는 수면 시간이 한 시간 정도 준 것 같다'
- '긴장이 풀리고 많이 편안해졌다'
- '왼쪽 고관절 통증이 완전히 없어졌다'
- '처음 며칠간, 옛날에 다쳤던 부위가 꼭 침을 맞을 때처럼 찌릿찌릿하고 열감이 들었다. 사흘쯤 지나자 그런 느낌이 없어졌다'
- '알레르기가 확실히 완화되었다'
- '소화가 잘 된다'
- '밤에 이 갈던 습관이 없어졌다'
- 연구에 참가하지는 않았으나 같은 침대를 쓰면서 덩달아 수면 접지

를 하게 됐던 그녀의 남편은 '수면 시간이 짧아지고 활력이 생기고 코골이가 없어졌다'

참가자 4, 42세

사전 증상

- 잠들기 어려움. 깊이 잠들지 못하고 피곤함
- 아침에 일어나도 몸이 무겁고 피곤함. 낮에 졸리고 몽롱함
- 1992년 자동차 사고 이후 섬유근육통. 팔, 다리, 발목에 심한 관절통
- 위장 장애: 가스

연구 후 반응

- '수면의 질이 전반적으로 좋아졌다. 즉각적이지는 않으나 서서히 변화가 있다'
- '훨씬 깊게 잔다'
- '통증이 덜해서 피로감이 훨씬 줄었다'
- '통증과 피로감이 줄면서 섬유근육통이 상당히 완화되었다. 가끔 왼쪽 팔만 아프고, 다른 관절통은 없어졌다'
- '몸 상태가 훨씬 좋아졌다. 최근 들어 아팠던 적이 전혀 없다'

참가자 5, 44세

사전 증상

- 수면 장애: 통증 때문에 밤마다 두세 번씩 깸
- 최근 4개월 간 왼손 손가락에 감각이 무딤. 손목터널증후군
- 심한 복통, 유방통, 감정 기복, 체중 증가, 생리통, 생리과다, 수년 전부터 자궁근종

- 밤에 열감이 심함(혹은 자면서 식은땀을 흘림)
- 불안증 병력 있음

연구 후 반응

- '수면이 점점 개선된다'
- '두 번 정도 새벽 4:30에서 5:30 사이에 불안증 때문에 깼고, 낮 즈음에 불안증이 가라앉았다'
- '손과 손가락에 감각이 조금씩 돌아오고, 특히 밤에 좋아진다. 잘 때 더 이상 손목보호대를 사용하지 않는다'
- '생리기간을 전보다 수월하게 넘긴다. 복통이 약해졌다'
- '신체적으로나 정신적으로 전보다 좋아졌다'

월경곤란증, 갱년기 증상이 완화된 사례

아만다 워드, 30세, 캘리포니아 주 엔시니타스, 자연요법의사 : "저는 접지를 시작하고 나서 경이로운 효과를 봤습니다. 숙면이 가능해졌고 기운이 없을 때 접지 시트로 몸을 감고 있으면 금방 피곤이 풀렸습니다. 하지만 가장 놀라운 효과는 생리 문제였어요. 끔찍한 월경전증후군에, 생리양이 무척 많고 복통이 심했습니다. 저 자신이 치료자이기 때문에 제 재량껏 많은 방법을 동원해봤지만, 뭘 해도 듣지 않았습니다. 때로는 아무 것도 할 수 없을 만큼 상태가 너무 심해서 집에서 쉬어야 했습니다."

"어싱한 지 약 두 달이 지났을 때 호전되는 게 느껴졌습니다. 그 후로 매달 조금씩 좋아지더니 한 일 년쯤 되자 생리문제가 깨끗이 해결되었습니다. 이제는 약간 예민해지는 정도일 뿐, 신체적 증상은 모두 없어졌습니다."

"제가 몸소 효과를 경험하고 나면서부터는 환자들에게도 어싱을 권합니다. 저는 여성 건강을 보하기 위해 호르몬 균형과 영양 요법을 많이 쓰는데 제가 사용하는 방법이 무척 다양해서 어떤 게 가장 효과적인지 꼬집어 말하기는 어렵습니다. 그러나 환자들은 치료 프로그램만 단독으로 하는 것보다 어싱을 같이 할 때 더 균형 잡힌 느낌이 든다고 말합니다. 저 역시 인체친화형bioidentical 호르몬 치료와 어싱을 병행했을 때 효과가 월등하다는 느낌을 받았습니다. 시너지 효과가 일어나는 거지요. 호르몬 불균형이 요즘 너무나 흔한데, 이 같은 불균형을 해소하는 데 어싱은 더없이 간단하고 확실한 방법 같습니다."

"특히 갱년기장애와 갱년기 증상에서 결과가 좋았습니다. 열감, 식은 땀, 불면증, 짜증 같은 증상도 감소되었지요."

"제 진료실을 찾는 아이 어머니 몇 분께서는 아이가 감기 증상이 있을 때 어싱 시트를 사용해서 빨리 낫게 했다고 말해주시더군요. 면역력이 약해서 자주 병치레를 하는 자녀를 둔 한 어머니에게서도 같은 이야기를 들었습니다. 자신들이 쓰던 접지 시트를 빼내, 아이들이 TV를 볼 때 시트를 둘러준다고 합니다. 애들을 접지 상태에서 재우면 듣자하니, 훨씬 잘 잔다더군요."

데일 테플리츠, 석사, 55세, 캘리포니아 주 샌디에이고, 건강 연구원 : "13살 때 생리를 시작한 이후로 45세까지 매번 심한 월경전증후군과 월경곤란증에 시달렸습니다. 월경 전 주가 되면 수분 정체, 식탐, 두통, 체중증가가 나타나기 시작했습니다. 피부에도 문제가 생겨서 가렵고 온몸이 건드리기만 해도 아팠습니다. 생리 전 며칠 밤은 잠도 못 잤습니다. 몇 년 동안이나 수분 정체 때문에 이뇨제를 먹었고 밤에 잠을 못 자서 수면제도 먹어야 했죠."

"월경전증후군 때문에 성격도 변하고 대인관계도 영향을 받았습니다. 정서적 기복이 심하고 불안증세가 있었고, 때로는 우울증도 겪었습니다. 그래서 약을 먹으면 아무 느낌이 들지 않는 멍한 상태가 되어버렸지요."

"생리가 시작되면 월경전증후군 증상이 없어지는 대신 심한 복통, 생리과다 현상이 이어졌습니다. 아프고 지쳐서 일을 할 수 없을 때가 많았습니다. 그 기간에는 항염증제를 달고 살았는데, 그 때문에 소화도 잘 되지 않습니다."

"45세에 수면 접지를 시작했습니다. 그리고 한 달 뒤 월경전증후군 증상이 모두 사라졌습니다. 복통, 피로감, 붓기, 짜증, 식탐, 불면, 두통, 체중 증가, 우울증 전부 다요. 깜짝 놀랐습니다. 32년 만에 갑자기 없어졌으니까요. 수면제, 이뇨제, 소염제 등 약도 일절 필요 없게 됐습니다. 모든 증상에서 해방되어 꼭 새 사람이 된 것 같습니다."

"2년 후 저희 어머니 때와 비슷한 나이에 갱년기가 왔습니다. 다른 사람들한테서 들은 이야기도 있고 해서 내심 마음을 졸이고 있었습니다. 월경전증후군 문제가 심했던 사람은 갱년기도 심하게 겪는 것 같더라고요."

"하지만 놀랍게도 갱년기는 수월하게 시작됐습니다. 생리 기간이 짧아지고 주기가 뜸해지다가 결국 없어졌습니다. 하지만 친구들이 말하던 불면증이나 열감으로 몸이 후끈 달아오른다거나(어떤 음식이나 와인 때문에 잠시 살짝 열감이 들었던 일을 제외하고는), 호르몬성 기분 변화 같은 증상은 없었습니다. 하지만 친구들 중에는 갱년기 증상이 10년 넘게 60대가 다 되어가도록 지속되는 경우도 있습니다."

"그뿐만이 아닙니다. 저는 40대 초반에 골감소증 진단을 받았습니다. 골밀도가 정상 이하로, 장차 골다공증으로 이어질 수 있는 질환이지요. 그래서 몇 년째 줄곧 골밀도검사를 받고 있었고, 대퇴골과 발목뼈의 골밀도가 계속 낮게 나왔습니다. 그런데 48세 때, 접지 수면한 지 3년 지났을 무렵에 골밀도검사를 해봤더니 골감소증이 없어졌어요. 52세 때 다시 검사를 받았는데 그때도 발견되지 않았습니다! 골밀도 수치가 아주 좋았어요."

"저는 월경전증후군, 복통, 갱년기 증상이 사라진 게 어싱 덕분이라고 확신합니다. 땅에서 맨발로 생활하는 토착 원주민 여성들은 아마 호르몬 불균형으로 고생하는 일이 없을 것 같습니다. 어싱을 30년 전에 알았더라면 제 삶이 얼마나 나아졌을지 상상도 할 수 없지만, 그때야 아무도 어싱을 몰랐죠. 그래서 전 이것을 알게 된 것 자체가 행운이라고 생각합니다. 아니면 지금도 고생하고 있었을 겁니다."

"건강을 되찾았습니다"

엘리자베스 휴 박사, 53세, 캘리포니아 주 팜스프링스, 전직 기업 간부 : "스물한 살에 열, 인후통, 근육통, 두통, 편도선 붓기, 피로감 등이 생겼습니다. 의사는 젊은층에 자주 발생하는 바이러스성 질환인 전염성 단핵증을 의심했습니다. 이후 25년 동안 많은 시간을 이런 저런 병으로 아무 일도 하지 못하고 침대에 누워 지냈습니다. 원인을 알 수 없는 새로운 증상이 나타날 때마다 의사들은 새로운 병명만 계속 만들어내곤 했습니다. 만성 피로, 엡스타인바 바이러스, 섬유근육통, 람세이헌트 증후군 등등. 한 의사는 다발성 경화증이라고도 했습니다. 하지만 아니었죠."

"의사들이 치료 의지는 높지만 발병 원인이나 치료 방법은 제시하지 못하는 상황이 계속 됐습니다. 어떤 의사는 모두 뇌의 문제라고 말하면서 항우울제와 정신과 치료를 권했습니다. 초기에, 인턴 6명으로 된 한 의료팀은 제 케이스를 살펴본 뒤 증상은 뚜렷한데 뭐가 잘못된 것인지 모르겠다고 말하더군요."

"화학물질이 있으면 메스꺼워졌습니다. 그래서 오랫동안 미용실이나 백화점에는 발도 들여놓지 못했습니다. 새 합성 직물, 카펫, 진공접착제, 휘발 성분 등이 문제였지요."

"병을 고치려고 안 해본 게 없습니다. 정통의학적 방법으로 치료가 안 되자, 대체의학을 시도했습니다. 밀 싹을 갈아 만든 생즙을 매일 450g씩 마셔서 해독도 해봤고, 순수 유기농 식품으로 생식도 했습니다. 몸에서 수은을 제거하기 위해 아말감도 빼냈습니다. 이런 방법으로 일시적으로 완화되긴 했지만 모두 그때뿐일 뿐, 근본적인 해결책은 되지 못했습니다."

"건강 문제가 계속되는 와중에도 심리학에서 박사 학위를 받고 미국 재계에서 일하게 되었습니다. 너무 아플 때는 몸이 말을 듣지 않아 한동안 병가를 내기도 했어요."

"저는 끊임없이 해결책을 찾아봤지만 어디서도 발견하지 못했습니다. 같은 증상을 겪는 여성들을 지원하는 어떤 단체에도 가입했습니다. 우리 같은 사람 중에는 너무 고통스럽고 희망도 없는 나머지 자살한 여성도 몇몇 있었어요."

"의사, 치료사 등등 치료에 든 돈을 다 모았으면 부자가 됐을 겁니다. 이런 저런 치료로 일시적이나마 호전되면 다시 일터로 돌아가 다음 치료에 댈 돈을 모으는 식이었습니다."

"2005년에 귀가 갑자기 찌르는 듯 아파서 응급실에 갔습니다. 의사는 람세이 헌트 증후군인 것 같다고 했습니다. 심한 통증, 안면 마비, 헤르페스성 물집, 미각 저하, 현기증 같은 증상을 동반하며, 대상포진 바이러스가 원인일 수 있다고 합니다. 병원에서는 진통제 주사를 놔주고 항우울제를 처방했습니다. 효과는 일시적이었지요."

"그 일이 있은 후 얼마 지나지 않았을 때 클린턴 오버를 만나서 접지를 해보게 되었습니다. 그리고 6주 만에 저는 새 사람이 되었습니다. 놀라웠죠. 충격적이었다는 게 더 정확한 표현이겠네요. 통증이 다 없어졌거든요. 전염성 단핵증, 만성 피로, 섬유근육통 등 저를 괴롭히던 증상이 일절 사라졌습니다. 생리 기간에 항상 있었던 유방통도 없어졌고, 갱년기에 접어들면서 부쩍 잦아지던 안면홍조도 사라졌습니다. 저는 건강을 되찾았습니다. 그 어떤 약도 먹지 않고서요."

육상선수, 규칙성을 회복하다

무월경 및 월경불순은 마른 체형을 유지해야 하는 육상선수나 댄서들에게 꽤 흔한 증상이다. 전미 고등부 우승자였던 한 육상선수의 사례에서 신체 활동량이 많은 여성들의 생리불순을 어싱으로 해결할 가능성이 엿보인다.

브라이아나 앤더슨-그렉, 23세, 오리건 주 스프링필드, 장거리 육상선수 : "저는 생리가 매우 불규칙했어요. 한 달 정도는 건너뛰기가 일쑤였죠."

"잘 때 접지를 하면서부터는 건너뛰는 달이 없어지고 정상으로 돌아왔습니다. 그렇게 된 지 이제 2년쯤 된 것 같네요. 별로 신경을 안 쓰고 있었는데 어느 순간에 문득 규칙적으로 되었다는 것을 깨달았습니다."

"오랫동안 같이 육상 훈련을 해오던 친구들은 모두 적어도 한 번씩은 생리가 없곤 했었습니다. 개중에는 고등학교를 졸업할 때까지 생리가 없어서 육상을 쉬어야 했던 친구도 있었어요."

무릎 통증을 극복하고 출산 후 댄스에 복귀하다

올리비아 비에라, 30세, 캘리포니아 주 로스앤젤레스, 치유 사업 컨설턴트 : "저는 수년째 축제나 유적지에서 전통 아즈텍 춤을 추는 프로댄서로 일하고 있습니다. 아즈텍 춤은 하체를 집중적으로 쓰는 매우 격렬한 춤입니다. 2005년에 딸을 출산한 후 빨리 일선에 복귀하고 싶었지만 유연성이나 힘이 예전 같지 않았지요. 다시 일을 시작하고 싶은 마음에 무리하다가 오른쪽 무릎에 만성 염증이 생기고 말았어요. MRI를 보니 찢어지지는 않았고 염증이 심한 상태였습니다. 무릎이 풍선처럼 부어오르고 무척 아팠습니다. 계단을 오르기가 힘들었고, 운전하거나 아기를 안고 다니면서 점점 더 나빠졌습니다. 게다가 출산한 뒤로 오른쪽 고관절에도 문제가 있었습니다."

"뭐든지 해야 했습니다. 마사지나 다른 치료법 몇 가지를 받아봤는데 효과가 없었습니다. 그 사이 무릎은 펼 수도 없을 지경이 되었고요. 2007년 저는 실험적으로 무릎 수술을 받아보기로 하고 수술을 2주 앞두고 있었습니다. 제가 밤낮으로 접지를 시작했던 게 바로 그때였습니다. 통증에도 불구하고 잠을 잘 수 있게 된 게 즉각적인 변화였습니다. 또 한주 한주마다 염증이 가라앉는 게 눈에 보였어요. 약 6주 뒤에는 얼음찜질 없이도 통증이 30~40%까지 줄었습니다. 일이 너무 바쁜 나머지 집에 돌아오면 얼음찜질을 할 시간도, 여력도 없었거든요. 통증 때문에 다리 사이에 베개를 끼우고 잤었는데 이제는 그럴 필요도 없어졌습니다. 통증이 그냥 서서히 없어졌어요. 그 무릎 수술은 받지도 않았습니다."

"일 년쯤 뒤에는 무릎과 고관절이 정상의 90%정도로 가까워졌고 댄스도 다시 시작하게 되었습니다. 몇 달쯤 더 지나서는 모든 게 정상으로 돌아왔습니다."

"가장 놀라운 것은 니코틴 의존성입니다. 요가든 몸에 좋은 식단이든 어떤 방법을 써도 그것만큼은 떨쳐낼 수 없었고 13년 동안 담배를 피웠었는데 임신하고서는 바로 끊었습니다. 담배를 많이 피우지는 않았지만 일이 끝나고 나면 담배 생각이 너무나 간절했어요. 연거푸 두 대씩 피우기도 했습니다. 그랬었는데 6주 후부터는 담배 생각이 없어져서 그 이후로는 금연하고 있습니다."

"확실히 스트레스가 완화되는 것을 느꼈습니다. 접지를 시작했을 무렵 저는 개인적으로 여러 가지 일이 많았어요. 하지만 접지를 하면 피로도 풀리고 정서적으로도 접지되는 느낌이 들었습니다. 접지는 신체적인 것이지만 지구에 연결되어 있다는 의미에서 정서적으로, 심지어 영적으로도 저를 안정시켜주었습니다."

"제 수면 패턴도 바뀌었습니다. 잠을 훨씬 깊게 잡니다. 또 제 딸에게서도 흥미로운 것을 발견했습니다. 우리 아기는 잠들 때 늘 태아처럼 몸을 웅크리고 있어요. 침대 위를 굴러다니면서 잠들기 가장 좋은 자세를 찾아내곤 했지요. 그러다가 두 살 때 접지시트에서 자면서부터는 나무판자처럼 몸을 쭉 펴고 잠들어요. 첫날부터 그랬습니다. 마치 시트에 자석이라도 달린 것처럼 몸을 쫙 펴고는 완전히 이완된 상태로 잡니다. 또 또래 아기들보다 발육도 훨씬 빠른데, 전 이런 게 분명히 잘 때 접지하는 것과 많은 관련이 있다고 생각합니다. 이제 네 살인데 집중력도 굉장하고 보통 2학년짜리가 하는 것을 합니다."

"사무실에서는 접지패드를 바닥에 놓고 씁니다. 거기에 있는 컴퓨터, 프린터, 전화, 전자장비에서 전자파가 많이 나올 것 같아서요. 원래는 자주 피곤했는데 접지하면서 일한 뒤로는 그렇지 않습니다. 저는 사무실 전체를 접지시켜버렸습니다. 그래서 컴퓨터 때문에 지치는 일 없이 맑은 정신으로 민첩하게 일을 처리하면서 생산성이 엄청나게 올랐지요."

임신 이야기

스테파니 오키퍼, 33세, 애리조나 주 파라다이스 밸리, 개인 트레이너 및 미세전류 치료사 : "남편과 저는 수면 접지한 지 5년이 넘었고, 그러면서 수면 문제도 없어졌습니다. 하지만 무엇보다 임신 중에, 특히 임신 초기에 가장 큰 효과를 봤습니다. 첫 임신이었어요."

"저는 무척 활동적인 사람이고, 날마다 정해진 만큼 꼭 운동을 합니다. 임신하면서부터 달리기는 좀 줄였지만 리프팅(바벨을 이용한 운동)이나 런지(하체운동), 크로스 트레이닝(수영, 사이클, 달리기 등 여러 종목을 섞어서 하는 운동)은 여전히 같은 강도로 했습니다. 운동을 하는 그 순간에는 괜찮지만 운동 후 한 시간쯤 지나면 상당히 지치더군요."

"집에 가서는 그래, 임신했으니까 그러려니 하고는 낮잠을 잡니다. 몸을 생각해야 하니까요. 하지만 그렇게 오래 자지는 않았어요. 접지시트에 20분가량 누워 있다가 일어나면 한결 상쾌하고 피로가 풀렸습니다."

"저는 다른 사람들에게서 들었던 것보다는 임신기를 무척 수월하게 넘겼습니다. 첫 임신이라 비교할 대상이 없어서 모르겠지만 이번에는 어쨌든 입덧이 전혀 없었어요. 임신 내내 운동도 했고요. 운동하고 난 뒤만 빼고는 피곤함도 모르고 지냈습니다. 친구들도 저더러 활기차고 활동적이라고 합니다. 임신 후반기 들어서는 기온이 연일 37도를 웃돌았는데 그 더위에도 힘들어하지 않고 잘 지낸다고 주변에서 놀라워하더군요."

"적정 체중을 유지했던 게 무엇보다 큰 도움이 되었다고 확신합니다. 건강하지 않을 때보다는 건강할 때 아이를 갖는 것이 임신기를 보내기에 훨씬 유리하지요. 하지만 살찌지 않았는데도 임신했을 때 매우 힘들어했던 친구도 주변에 많습니다. 사람마다 다르고 임신 때마다 다르겠지만 숙면을 취하고, 낮에도 여기저기서 조금씩 20분정도 더 접지했던 게 제가 활기차게 지낼 수 있었던 가장 큰 이유라고 생각합니다."

참고: 스테파니는 2009년 10월 집에서 출산했다. 뒷이야기는 남편인 프로 미식축구 선수 칙 오키퍼로부터 들을 수 있었다. "모든 게 순조로웠습니다. 아내가 잘 이겨냈습니다. 무척이나 강인해보였습니다. 경외심이 생길 정도였지요. 조산사도 깊은 인상을 받았다고 해요. 제가 갓 태어난 딸애를 안고 탯줄을 잘랐습니다. 아내는 아기를 낳고도 눈빛이 또렷했고, 곧바로 젖을 물렸어요. 아내는 키가 182cm, 저는 198cm이고, 우리 딸 아나야 루이즈는 태어났을 때 4.6kg이었습니다. 산모, 아기 모두 건강합니다. 둘 다 접지하고 있고요."

어싱 – 임신 간 상관관계가 있을까?

러셀 휘튼, 40세, 캘리포니아 주 산타 바버라, 카이로프랙틱 의사 : "저는 2000년부터 환자들을 접지하기 시작했고, 많은 환자들한테서 매우 좋은 반응을 얻었습니다. 몇몇은 효과가 있는지 없는지 잘 모르겠다고 말했지만 알고 보니 그들은 통증이 없어져서 원래 아팠던 것을 잊어버리고 있었을 뿐이었습니다."

"환자들이 수면 접지를 하면서부터 꿈이 점점 생생해진다는 말을 많이 합니다. 어쩔 때는 거의 환각 상태 같다고 해요."

"아마도 제가 접한 것 중에 가장 놀라운 경우는 제 아내, 조이의 사례입니다. 아내는 첫 결혼 후 8년 동안 임신을 못했습니다. 그리고 우리가 함께 하기 시작한 후에도 6년 동안 아이가 없었습니다. 의학적으로는 아무 문제가 없었지만 임신이 안 됐지요. 그러다가 2000년에 수면 접지를 하기 시작했는데 한 달 만에 아이가 들어섰습니다. 나이 서른다섯에 첫 임신이었지요."

"제 의견으로는 접지 밖에는 이 일을 설명할 길이 없습니다. 몇 년 전부터 아내에게 카이로프랙틱 치료도 해주고 있지만 효과가 없었거든요."

"클린턴 오버를 만난 후 6개월 동안 저는 제 환자 50여 명에게 수면 접지할 수 있도록 침대를 접지시켜주었습니다. 그러고 나서 얼마 지나지 않아 40대 환자 여러 명한테서 수면 접지한 뒤 임신했다고 전해 들었습니다. 모두 이미 20대 자녀가 있는데 지금 다시 임신이 가능해진 겁니다. 그저 우연으로 보이지는 않았습니다. 생리 때 나타나던 증상이 많이 줄었다고 들었고 호르몬 계통도 정상화된 듯했습니다. 어쩌면 불임치료에서 큰 가능성을 발견한 건지도 모릅니다."

"조이는 2001년 4월 아들을 낳았습니다. 우리 집에 접지된 침대에서 낳았지요. 임신했을 때 아내가 뱃속에 호랑이가 들어있는 태몽을 꿔서 아이 이름을 타이거로 지었습니다. 아이나 아이의 영혼과 관련 있는 이름을 지어주고 싶었거든요."

"타이거는 태어날 때부터 접지상태로 잠을 잤고 잔병치레 없이 잘 크고 있습니다. 젖먹이였을 때도 또래 아기들보다 상당히 컸어요. 아내와 저는 평균 신장인데도요. 말도 생각보다 훨씬 일찍 하기 시작했습니다. 18개월째에는 수백 개의 단어를 구사하고 짧은 문장도 만들었습니다. 이 모든 게 어싱과 관련 있을 겁니다."

13장

스포츠 관련: 어싱과 운동

생물물리학자 제임스 오슈만이 한 친구의 이야기를 들려주었다. 친구가 마라톤 경기에 참가해서 레이스를 뛰던 중, 발에 물집이 생겨서 몹시 아팠다고 한다. 그러다가 수년째 마라톤 대회를 석권하고 있는 어느 뛰어난 아프리카 선수가 맨발로 달리는 것을 떠올리고는 자신도 신발을 벗어던지고 맨발로 달려 나갔다. 그렇게 해서 그 친구는 통증 없이 레이스를 마칠 수 있었을 뿐 아니라, 물집이 흔적조차 없어져버린 것을 확인하고는 깜짝 놀랐다고 한다.

거짓말 같은가? 이런 극적인 접지 사례는 또 있다. 바로 세계 최고 권위의 사이클 대회인 투르 드 프랑스에서 미국팀이 우승했을 때의 일이다. 세계에서 가장 혹독한 이 경기에서 접지는 그야말로 빛을 발했다.

접지 사이클 이야기는 2003년에 캘리포니아 주 패서디나에 있는 저명한 스포츠 의학 전문가인 제프 스펜서 박사D.C.(카이로프랙틱 의사)가 클린턴 오버와 접촉하면서 시작된다. 스펜서 박사는 샌디에이고의 한 의사로부터 어싱을 전해 듣고 호기심이 일었다. 그는 전직 올림픽 사이클 선수이자 지금은 엘리트 선수들의 주치의로서, 최첨단 기술을 사용하여 피로와 부상으로부터 신속히 회복시켜 선수들이 최상의 컨디션을 유지하게 한다. 이것이 5번의 투르 드 프랑스에서 그가 맡은 일이었다. 그리고 5번 중에서 4번, 즉 2003년~2005년, 2007년 대회에서 어싱을 활용했다.

투르 드 프랑스 사이클 대회에서 어싱

"저는 운 좋게도 국가대표급 최정상의 선수들과 손잡고 그들이 최상의 기량을 발휘해 최고의 자리에 오를 수 있도록 관리하는 일을 하고 있습니다. 그런데 해당 종목 또는 경기가 투르 드 프랑스라면 그게 얼마나 힘든 일인지 상상도 못하실 겁니다. 제 첫째 임무는 선수들을 일생일대의 대회에서 정신적 · 육체적으로 100퍼센트 준비된 상태로 매일 출발선 상에 세우는 것입니다. 달리 말하면 선수들이 투르 드 프랑스라는 비인간적인 경기에서 살아남을 수 있도록 대단히 적극적인 회복책을 강구한다는 뜻입니다. 그래서 저는 선수들이 최대한 짧은 시간 안에 부상을 극복하고 정상 컨디션을 되찾는 방법을 개발해야 했습니다. 경쟁력을 더해줄 '연장 도구'를 모으는 데 수단과 방법을 가리지 않았습니다. 제가 주치의로 있었던 총 5번의 대회에서, 완주하지 못한 선수는 4명뿐입니다. 각각 팔뼈 골절, 심각한 건염, 또 팔뼈 골절, 손뼈 골절이었습니다. 이들을 제외한 나머지 선수들은 모두 경기를 완주했고, 이 경기에서 정말 전례 없는 일이었지요."

"최고 중의 최고인 선수들의 주치의로서 저는 과거의 성과는 결코 미래의 성공을 보장하지 않는다는 것을 늘 마음속에 새기고 있습니다. 그래서 항상 더욱 발전되고 경쟁력 있는 새로운 치료법, 신기술을 모색합니다. 훌륭한 장비와 수단으로 제 의료 '도구'를 계속해서 리모델링해서 최신 흐름에 발맞추고 있지요."

"처음 어싱을 전해 들었을 때 매우 흥미로웠습니다. 한 번도 들어본 적 없었지만 제가 하는 일에 쓸모 있을 것 같았습니다. 저는 그 기술을 개발한 사람(클린턴 오버)에게 연락해서 만나고 싶다고 했습니다. 이야기를 나눠보니, 어싱에 정말 그가 말하는 효과가 있다면 사이클 선수들

"Le Tour Terrible"주)

투르 드 프랑스 대회는 세계에서 가장 격렬한 스포츠 경기 중에 하나다. 운동량이 마라톤 완주를 하루에 3번씩, 21일간 하는 것과 맞먹는다. 하루에 한 구간씩 달리며, 한 구간에서 오르는 오르막길의 높이가 수직으로 9.1km에 이른다. 총 경주거리는 3400km이고, 산악구간에서는 해발고도 2600m까지 올라간다.

7월, 경주가 시작될 때면 프랑스 날씨는 매우 무덥다. 경주가 펼쳐지는 좁은 아스팔트 도로는 갈라지고 수포가 생기고 물러져서 레이스하기가 아주 까다로워진다. 그런 도로에서 넘어지기라도 한다면 그건 마치 채소를 가는 강판 위에서 슬라이딩하는 것과 마찬가지다. 그래서 찰과상이 아주 심한데 선수들은 보통 '도로 자국road rash'이라고 친근하게 표현한다. 선수들이 레이스를 펼치는 구간 주변은 매우 혼잡하다. 함께 뒤엉켜 달리는 선수들만 해도 170명이 넘고, 그 옆으로 각종 장비, 예비 사이클, 부품 등을 실은 호송차량과 대회진행 차량, 중계차, 보안차량 등이 그림자처럼 따라다니면서 북새통을 이룬다. 좁은 도로에서 고속으로 달리는 선수들과 각종 차량, 오토바이 등이 뒤섞여 있기 때문에 늘 사고의 위험이 도사린다. 충돌이 일상적이며 심각한 외상을 입기도 한다.

에게 큰 도움이 될 것 같았습니다."

"어싱은 일반적인 생활에 어떤 변화도 가져오지 않습니다. 그냥 평소와 같이 누워서 자거나 쉬면 됩니다. 그러면 수면과 피로 회복에 도움이 된다고 들었습니다. 솔깃했지요. 맨발로 야외에서 시간을 보내거나 해변 물가에서 산책하면 몸이 훨씬 가벼워진다는 것을 알고 있었으니까요."

"하지만 제가 먼저 써봐야 합니다. 선수들에게 쓰려면 제가 직접 해

주) 투르 드 프랑스(Tour de France)라는 대회 이름에 빗대어 '프랑스 주유(Tour de France)'가 '끔찍한 주유(le Tour Terrible)'라고 표현한 것이다.

보고 어떤지 알아야 하니까요. 약 5년 동안 저는 수은 중독의 영향이 있었습니다. 언젠가부터 갑자기 쇠약해졌었지요. 치료를 받으면서 점차 나아지고는 있었지만 어느 날밤 수면 접지를 하고 일어났더니 확실히 더 좋아졌습니다. 전에는 집중하기가 어려웠는데 지금은 생각이 훨씬 명료해진 것 같습니다. 통증이 덜하고 성급함이 줄었습니다. 몸속부터 깨끗이 씻어 내린 느낌이었습니다. 사나흘 동안 접지하면서 수면의 질이 좋아지고 몸 상태도 좋아지는 것을 보고 저는 어싱이 정말 효과가 있음을 알게 됐습니다. 저뿐 아니라 제 환자와 투르 드 프랑스에 나갈 사이클 선수에게도 큰 효과가 있으리란 걸 깨달았지요."

"인상적이었습니다. 저는 클린턴에게 투르 드 프랑스에 가져가서 사용할 수 있는 어싱 시제품을 개발해줄 수 있는지 물었습니다. 정신적으로나 육체적으로 무척 힘든 경기라 선수들이 잠을 잘 못 잡니다. 잠을 못 자면 피로가 안 풀립니다. 피로회복이 안 되면 컨디션이 나쁘고, 기분이 처지고 불필요한 부상을 입거나 몸이 아파지죠. 그렇게 되면 대회에서 좋은 결과를 얻는 데 지장을 많습니다."

커다란 차이

"클린턴은 저의 제안에 응했고 시제품을 들고 나타났습니다. 제품 한쪽 끝에 금속제 똑딱단추가 달려있고, 그걸로 선을 연결해 바깥에 있는 접지봉까지 연결하도록 되어 있었죠. 클린턴이 손수 설치를 해서 시제품을 어떻게 사용하는지 가르쳐주었습니다. 그렇게 해서 2003년 투르 드 프랑스에 딱 맞춰서 준비가 끝났습니다. 그리고 엄청난 차이가 나타났습니다. 선수들은 매일 매일 경기를 치루면서 육체적 · 정신적 긴장이 심하기 때문에, 잘 쉬어서 피로를 풀고 정상 컨디션을 회복해야 합니다. 선수들이 아침에 완전히 회복된 상태로 일어날 수 있도록, 밤에 사용할 수 있는 기술이 필요하지요."

"저는 제가 경험한 현상을 선수들에게서도 관찰했습니다. 잠을 훨씬 잘 잡니다. 이 같은 경기에서는 선수들이 격렬한 레이스를 치르다보니 너무 흥분된 상태에 있고, 아이러니하게도 너무 피곤해서 잠을 이루는 데 어려움을 겪습니다. 푹 자고 푹 쉬지 않으면 견디지 못합니다. 높은 기량을 유지하려면 팀 주치의는 항상 수면의 질을 높이고 밤 동안의 휴지시간을 잘 활용할 방법을 항상 고민해야 하죠. 어싱은 이런 제 기도가 이루어진 것과 같습니다. 선수들이 긴장과 스트레스 정도가 덜하다고 했습니다. 더 차분해졌고요. 의사 결정도 좋았습니다. 팀 사기도 무척 높습니다."

치유 촉진

"우리는 경기 중에 입은 부상을 빨리 회복시키고 조직 재생을 촉진하기 위해 어싱을 다른 치료와 병행했습니다. 결과는 경이로웠습니다. 선수들의 회복 속도가 훨씬 빨라졌습니다."

"가장 극적인 경우는 이러합니다. 2005년 투르 드 프랑스에서 경기진행 차량이 갑자기 멈춰서는 바람에 한 선수가 차의 뒷창문에 부딪혀서 오른쪽 위팔이 심하게 찢어졌습니다(그림 13-1). 그 선수는 가까스로 그날의 구간을 완주한 뒤 응급 치료를 받고 지역 병원으로 이송되어 부상 부위를 꿰맸습니다. 선수가 레이스를 마친 직후 팀 버스에서 선수를 보니, 얼굴에 쇼크를 받은 기색이 역력했습니다. 선수복 상하의에 피가 묻어있고 팔에는 지혈을 위해 붕대를 감고 있었습니다. 붕대를 풀자 찢어진 살 사이로 힘줄과 뼈가 드러났습니다. 누군가가 고기 써는 칼로 팔을 잘게 썰어놓은 것 같았습니다. 나중에 호텔에서 살펴보니 팔꿈치 위쪽뿐 아니라 팔꿈치, 손, 광대뼈 부위도 꿰맸고 다리에는 쇠파이프로 맞은 것처럼 커다랗게 보라색으로 멍들어 있었습니다. 부상이 광범위해서 팀에서는 이 선수의 출전을 유보하는 쪽으로 심각하고 고려하고 있었죠. 모두들 그가 경기를 계속하기 힘들 거라고 생각했습니다."

"저는 12시간, 그러니까 하룻밤 사이에 그가 경기를 계속할 수 있을 정도로 회복시키겠다고 했습니다. 어싱이 분명 큰 도움이 되리란 걸 알았습니다. 모두들, 추가적인 부상만 없다면 한 번 해볼만 하다고 동의해주었습니다. 그래서 저는 선수의 팔과 다리에 접지 전극패치를 여러 개 붙였고, 경기 내내 그랬던 것처럼 밤 동안 수면 접지를 시켰습니다. 다음 날 아침 일어났을 때는 전날 밤과 달리 통증, 발적, 붓기 등이 거의 없었습니다. 생각만큼 나빠 보이지 않았습니다. 본인도 경기에 나갈 수 있겠다고 했고요. 그것이 우리가 가장 바라던 바였습니다. 저는 전극 패치를 떼어내고 몇몇 다른 조치를 취한 뒤 멍든 다리에 붕대를 감고 다른 부위의 붕대를 교체했습니다. 그렇게 선수는 다시 출발선에 섰고 정말로 하루 종일 한 구간을 모두 소화해내 팀에서 제 역할을 다 했습니다. 다른 선수들도 무척 기뻐했습니다. 그 선수는 대회 마지막까지 완주했고 팀의 승리에 한몫했습니다. 다른 사람들이 보기에는 기적이라고 밖에 할 수 없는 일이었습니다."

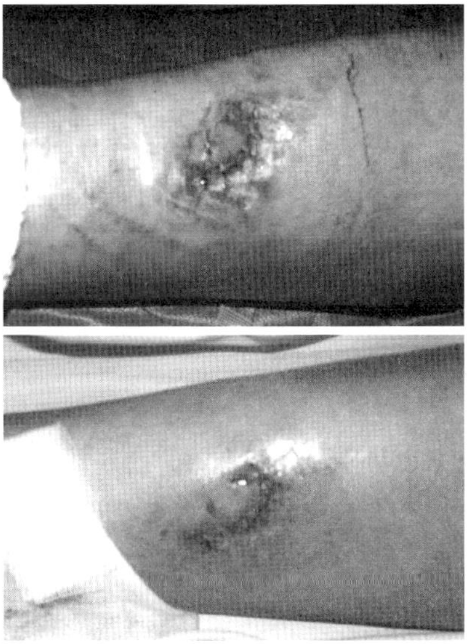

그림 13-1. 신속한 상처 치유

수면 접지 하룻밤 만에 이 정도로 회복되었다. 경기 중에 입은 다른 부상도 빨리 치유되었다. (사진 제공 : 제프 스펜서 박사)

"하지만 제 경험상 이런 효과는 더 이상 놀라운 일이 아니었습니다. 사람을 접지시키면, 흔히 나타나던 염증 반응이 안 나타나는 경우가 무척 많았습니다. 부상시 통증, 발적 정도도 훨씬 낮습니다. 조직 재생이 그만큼 빠르다는 것이지요."

"대회가 끝나고 대표팀 감독이 저에게 선수들의 상태를 물었습니다."

"'아주 좋습니다.' 라고 대답했지요."

"'건염은 어떻습니까?' 하고 묻더군요. 장기간 강도 높은 레이스를 펼치기 때문에 다리에 건염이 쉽게 발생하거든요."

"'그것도 괜찮습니다.' 고 제가 답했습니다."

"'아픈 사람은 없습니까?'"

"'네, 전원 이상 없습니다.'"

"그러자 그가 어깨를 으슥하더니 '믿기지가 않는군요.' 라고 했습니다."

"급성 외상은 운동선수에게 흔히 발생합니다. 그래서 어싱이 아주 요긴하죠. 접지는 회복 시간을 최소화합니다. 일반적으로 부상에서 회복하기까지 시간이 얼마나 걸리는지 잘 알고 있습니다. 선수가 접지됐을 때 어떻게 되는지도 잘 압니다. 하루하루 피로 회복 양상, 조직 재생, 스트레스 및 긴장 해소 등은 정말 놀랍습니다. 운동선수라면 일상적인 건강 프로그램의 일부로 어싱을 꼭 활용해야 한다고 생각합니다."

"어싱은 수술 후 회복에도 좋습니다. 수술도 기본적으로는 일종의 외상이니까요. 제가 관리하는 선수 중에 슈퍼크로스 우승자가 있습니다. 경기장 더트 트랙(석탄재, 흙으로 만든 오토바이 경주 도로-옮긴이)에서 장애물을 넘는 오토바이 경주로 이 역시 매우 거친 스포츠입니다. 이 선수는 어깨 부상이 심해서 수술을 받아야 했습니다. 회복을 앞당기기 위해 수면 접지를 비롯해서 다양한 치료방법을 동원했습니다. 그리고 3주 만에 다시 전국 대회에 나가 우승했습니다. 무척 빨리 회복했죠."

통증 완화

"제가 맡고 있는 다른 선수들 사이에서도 공통적인 반응은 이렇습니다. '숙면을 취하고 통증이 줄었다. 아침에 일어나면 몸이 가볍다. 훈련을 제대로 한 건지 의심이 들 정도로 몸이 별로 피곤하지가 않다. 회복 속도가 빠르고 좋은 상태로 계속 유지된다. 그 수준을 유지하는 것도 쉬워졌다.'

"운동선수들은 하루 일과가 더 수월해졌다는 말을 종종 합니다. 오후쯤 기운이 떨어져서 허덕이는 일도 없어졌습니다. 훨씬 맑은 정신으로 하루를 시작하지요. 수면의 질이 좋아졌고 수면 시간도 줄어든 것 같습니다. 전에는 하루 8시간씩 잤었는데 지금은 1시간가량 적게 자고도 똑같은 수준의 훈련을 소화합니다. 체력은 사실 더 좋아졌고요."

"프로 미식축구 선수들은 경기 중에 격렬한 신체 접촉 때문에 한두군데 통증은 늘 안고 삽니다. 운동량으로 봤을 때 통상적으로 얼마만큼씩 아픈 게 당연한데, 이상하게 안 아프다고 해요. 이런 말을 많이들 합니다."

"어싱에서 가장 큰 가치는 아마 다른 치료수단을 굳건하게 뒷받침하는 생물학적 기초가 된다는 겁니다. 어싱과 병행하면 다른 치료 방법의 효과도 배가됩니다. 사람마다 치료받아야 할 문제는 다 다릅니다. 하지만 어싱은 마치 만능해독제와 비슷합니다. 신체 본연의 임무-재생 작용 및 에너지 생산으로 길고 생산적인 삶을 유지하는 것-을 다 하고 자기치유가 가능하도록 생리학적 토대가 새로 구축되는 것 같습니다. 어싱은 마치 캔버스에 밑바탕 칠을 하는 것과 같습니다. 그 위에다가 각종 색을 더해서, 즉 다른 각종 치료 수단을 사용해서 제가 관리하는 선수들이 최고의 자리를 유지할 수 있게 하는 것이죠. 밑바탕 칠을 제대로 하지 않으면 색이 제대로 입혀지지 않습니다."

"제가 개인적으로나 직업적으로 어싱을 활용한 지 이제 7년이 됐습니다. 그 동안 접지를 하지 않은 적은 손에 꼽을 정도에 불과합니다. 침대 패드를 깜빡하거나 건물에 접지 시스템이 없다는 등의 이유로 접지를 못 하게 되면 컨디션이나 운동 후 회복 면에서 확실히 차이가 납니다. 국내나 해외로 출장이 잦은데, 개인적으로 효과를 본 것 중 하나가 시차 적응증이 급격하게 완화되는 것입니다. 다음 날 일어나면 그 지역 시간대에 완전히 적응해버립니다."

"어싱은 아주 간단합니다. 맨발로 해변이나 뒷마당에 나가는 것이 바로 어싱입니다. 어싱 장치를 쓴다면 플러그만 꽂으면 됩니다. 누워서 주무세요. 원래 하던 일은 그대로 하면 됩니다. 연료를 채워 넣거나 의사의 처방을 받아야 하는 것도 아닙니다. 계기판, 설정, 타이머 다 필요 없습니다."

"생물은 결국 생물일 뿐입니다. 누구나 다 똑같다는 말이에요. 인체의 생물학적 작용은 기본적으로 누구나 다 똑같습니다. 뛰어난 운동선수들이 경험한 어싱의 효과는 일반 환자들이 경험한 어싱의 효과와 다르지 않습니다. 누구나 삶에서 최고의 성과를 내고 싶고 까다롭고 스트레스를 주는 일상적인 일을 처리할 힘이 필요합니다. 일상적인 스트레스로부터 회복을 촉진하고 능률을 높일 수 있다면 각자 하는 일이 무엇이든 지속적으로 최고의 성과를 낼 수 있습니다."

어싱과 미식축구

칙 오키퍼, 33세, 미국프로미식축구(NFL) 애리조나 카디널스 소속 라인배커(line backer, 상대팀 선수들에게 태클을 걸며 방어하는 수비수-옮긴이) : "저는 훈련 중에 입은 부상을 치료하는 과정에서 접지를 처음 접한 뒤로 5년 넘게 매일 수면 접지를 하고 있습니다. 그때 허벅지 뒤쪽 슬건근을 다치고 허벅지에 깊은 멍이 들었지요. 접지 시트에 누워서 컴퓨터 모니터에 나타난 실시간 적외선 이미지를 봤는데, 부상 부위를 중심으로 염증 정도를 나타내는 색깔이 빠르게, 거의 15분 만에 변하는 것을 보고 깜짝 놀랐습니다. 한 시간쯤 되자 극적인 차이가 났습니다. 차이를 몸으로 느끼면서도 그렇게 빨리 변하는 것을 보고 얼떨떨했습니다."

"그 주에 큰 경기가 있었기 때문에 회복할 시간이 많지 않았습니다. 기적이 아닌 한 제가 출전하기는 힘들 거라고 다들 생각하고 있었습니다. 그 주 내내 잘 때 접지를 했고, 자연요법의사의 도움도 받았지요. 그래서 결국 그 주에 경기에서 나갈 수 있게 되었고 그러고 나서도 별 무리는 없었습니다. 그때부터 저는 줄곧 접지를 해오고 있습니다."

"그때 이후로 잘 때 접지를 하지 않은 적이 별로 없습니다. 바로 차이가 나니까요. 접지를 하지 않고 자면 접지할 때만큼 개운하지 않다는 걸 아내나 저나 분명히 느낍니다. 저는 원래 8시간은 자야했고 시간적 여유만 있으면 10시간도 잤습니다. 그런데 접지를 하면서부터는 6시간만 자도 충분합니다."

"경기가 끝난 다음 날에도 확실히 다릅니다. 선수들 사이에서 몸싸움이 격렬하기 때문에 대개 경기 다음 날에는 근육통이 심합니다. 그래서 저는 경기를 치른 날에는 절대로 접지를 빼먹지 않습니다. 염증이 대폭 감소되기 때문입니다. 쑤신 게 거의 없을 정도입니다. 경기 후에 회복기를 아예 뛰어넘어버린 기분입니다. 접지를 하면 경기 후 이틀째의 컨디션과 비슷해요."

철인 3종 경기에서 어싱

크리스 리토, 37세, 철인3종경기 프로선수, 철인 3관왕, 전국선수권대회 우승자 : "제가 운동을 하게 된 것은 10년도 더 전에 일입니다. 처음에는 세계 챔피언이 되겠다는 목표를 세웠습니다. 가장 빨리 목표를 이룰 수 있는 방법을 찾아야 했고 노력, 장비, 영양, 음식, 물, 회복 과정 등 모든 것을 극대화해야 했습니다. 그중에서 회복 과정이란 부상, 피로에서 회복을 뜻하는 것이고, 거기에 바로 접지가 있습니다."

"저는 하루 종일 훈련합니다. 훈련이 제 일입니다. 또 좋아하는 일이고요. 저는 야외에 있는 것을 좋아하고 건강한 게 좋습니다. 제 훈련 스케줄은 무슨 경기를 앞두고 있느냐에 따라 날마다 조금씩 다릅니다. 철인 경기에서는 3.9km를 수영한 뒤 180km 자전거를 타고, 그걸 다 마치면 마라톤 42,195km를 뜁니다. 그래서 무척 힘든 하루가 됩니다. 하지만 철인경기 풀코스 대회일 때만 그렇습니다. 수영 1.9km, 자전거 90km, 마라톤 21km의 하프 철인경기도 있고 다른 경기도 있습니다."

"저는 보통 매일 규칙적으로 3시간에서 8시간 사이, 일주일에 총 26시간을 훈련합니다. 수영, 자전거는 일주일에 4, 5일, 마라톤은 일주일에 5, 6일 정도 합니다. 전혀 훈련하지 않고 쉬는 날도 있습니다. 철인경기를 준비할 때는 일주일에 수영 19km, 자전거 24km, 마라톤 128km를 소화합니다."

"이 운동은 신체적으로 정말 힘듭니다. 훈련을 아주 많이 해야 합니다. 각 종목별로요. 다른 스포츠와 비교했을 때 가장 큰 차이점이라면 다른 스포츠는 대부분 한 가지 종목을 전문적으로 하루에 2~4시간 훈련하는 데 비해 철인경기는 날마다 젖 먹던 힘까지 짜내야할 만큼 훈련이 무척 고됩니다. 그래서 회복이 아주 중요한 사안이죠. 누구나 나가서 운동할 수는 있습니다. 하지만 제대로 회복하지 못하면 몸이 적응하지 못하고, 그러면 운동이 오히려 독이 되죠. 시간적 여유를 갖고 휴식에도 집중해야 합니다. 숙면을 취하고 몸에 좋은 음식, 단백질, 칼로리를 충분히 섭취해야 합니다. 모든 것이 최상의 상태로 유지하는 게 핵심입니다."

"저는 4년 넘게 수면 접지를 하고 있는데, 피로 회복에 큰 도움이 됩니다. 활력이나 컨디션 면에서 훨씬 좋습니다. 똑같은 훈련을 해도 전만큼 피곤하지 않다는 것을 곧바로 느낄 수 있습니다. 피곤한 상태에서 훈련을 하면 그건 자기 무덤을 파는 것과 다름없습니다. 지금은 피로 회복이 잘 되서 다음 날 훈련하기가 더 좋지요. 이런 게 장점입니다. 매일매일 운동을 하고 싶어지죠. 하지만 유익한 운동이 되려면 제대로 쉬어야 한다는 것을 명심해야 합니다. 그래서 제 경우는 특별한 것 없이 간단하게 접지로 회복을 하고 있습니다."

"붓기가 많이 줄었습니다. 여건이 되면 낮에도 발을 접지패드에 대고 있습니다. 운동이 끝나면 앉아서 다리를 회복 침낭에 넣고 피로회복 음식을 먹습니다. 언제든 땅에 연결되어 있는 게 좋습니다."

"정강이나 종아리, 고관절 통증이 심하면 그 부위에 접지 전극패치를 붙입니다. 그러면 땅 에너지가 바로 그 부위로 들어가서 붓기가 가라앉습니다. 최근, 발목에 염증이 생겨서 일주일 동안 냉찜질과 온찜질을 번갈아가며 했지만 붓기가 가라앉지 않았습니다. 접지 패치를 붙이자 다음 날 정상으로 돌아와서 바로 마라톤 훈련을 할 수 있었습니다. 그래서 이제는 어디가 조금 쑤시거나 부으면 바로 그 자리에 접지 패치를 붙입니다. 패치를 붙이면 괜찮아요."

"아직 세계 챔피언 타이틀을 따지 못했습니다. 아직까지 이루지 못한 큰 목표지요. 비록 나이는 들고—저는 서른일곱이고 저보다 10년이나 젊은 선수들과 경쟁하고 있지만 제 경력은 해마다 좋아지고 있고, 건강과 경기력은 변함없습니다. 그렇게 할 수 있는 데는 접지가 큰 힘이 되고 있습니다."

어싱과 웨이트리프팅

테네시 주 클락스빌의 켄 존스 박사(53세)는 운동생리학자, 고등학교 수학교사, 미식축구 코치다. 2008년 미국선수권대회 American Drug-Free Powerlifting Federation **마스터 110kg급에서 우승했고 같은 해 세계아마추어선수권대회**World Amateur Athlectic Union **에서도 우승했다.** "저는 열두 살부터 파워리프팅[주)]을 했고, 각종 대회에서 기록을 보유하고 있습니다. 접지는 50세부터 시작해서 이제 2년이 넘었습니다. 원래 스쿼트에서 제가 들었던 최대 중량이 229kg이었는데 6개월간 접지한 뒤에는 265kg까지 올랐습니다. 36kg이나 증가한 겁니다. 제 나이에요. 뭔가 이상하다고 생각했습니다. 그래서 내분비학자한테 가서 테스토스테론 수치에 문제가 있는지 알아봤습니다. 하지만 수치는 그렇게 높지 않았습니다. 즉 한창 때처럼 중량이 확 는 게 테스토스테론 때문은 아니라는 것입니다."

"전반적으로 향상됐습니다. 스쿼트뿐 아니라 벤치프레스와 데드리프

주) 파워리프팅Powerlifting: 바벨을 들어올려 힘을 겨루는 경기. 역사적 배경은 웨이트리프팅(역도)과 다를 바 없으나 바벨을 들어올리는 방법에 큰 차이가 있다. 파워리프팅에서는 스쿼트squat, 벤치프레스bench press, 데드리프트dead lift 이 세 가지 방법으로 3회씩 들어올려 그중 최고 기록으로 순위를 정한다.

트도 좋아졌어요. 근력이 전반적으로 좋아졌습니다. 한 근육 하는 사람들과 같이 훈련할 때 더 무거운 중량을 들어 올리고 훈련 뒤 회복 속도도 빨라졌습니다. 대단하지요. 그렇게 해서 작년에는 국내와 세계 파워리프팅 선수권대회에서 우승까지 했습니다."

"운동 패턴에는 바뀐 점이 없습니다. 식단도 그대로입니다. 잠시 쉬었다가 복귀한 것도 아닙니다. 이렇게 갑자기 기량이 향상된 원인은 제가 생각하기에 접지밖에 없습니다. 제 나이에 이 정도로 덕을 봤다면 젊은 사람들에게는 그 효과가 정말 놀라울 겁니다."

어싱과 골프 생명

테드 바넷, 71세, 캘리포니아 주 팜데저트, 전직 매트리스 공장주 : "아내와 저는 함께 작은 매트리스 공장을 운영했습니다. 직원은 한두 명만 두고 전체 업무의 절반 이상을 우리 부부가 직접 처리했습니다. 매트리스 생산, 배달 및 각 가정에 설치에 이르기까지 전부 직접 했지요. 우리 공장에서 저는 '꿰맞추는 사람' 이었습니다. 거대한 테입에지 기계tape-edge machine를 제가 돌렸거든요. 누비로 된 매트리스 상단 커버와 매트리스 가장자리를 둘러싸는 측면커버를 재봉하여 접합하는 공정으로, 침대 공장에서 가장 까다로운 작업입니다. 어느 정도 이 기계를 돌리다보면 손에 문제가 생깁니다. 무거운 매트리스를 끊임없이 손가락으로 힘껏 당겨야 하니까요. 제 손도 상당히 망가졌습니다. 관절염 때문에 걱정했었지요."

"클린턴 오버가 2001년인가 처음으로 어싱 침대패드를 만들었을 때 그 침대패드를 바로 우리 공장에서 만들었습니다. 그러던 중에 저도 접지를 하게 됐고요. 그때가 심장 수술한 지 1년 지났을 무렵인데 접지가 손과 심장이 도움이 된 것 같습니다."

"실제로 효과가 있었습니다. 손에 통증이 없어졌으니까요. 정확히 얼마나 걸렸는지는 모르겠지만 통증이 없어지는 것이 신기해서 그 후로 계속 쓰게 되었습니다. 요즘에도 여행가거나 사정이 있어서 이삼일 간 접지를 하지 않으면 손은 물론 어깨, 목 등 관절염 영향이 미치는 부위는 모두 다시 아파옵니다. 집에 오자마자 접지하면 하루 안에, 어쩔 때는 몇 시간 만에 통증이 멎습니다. 그냥 없어져요."

"저는 골프광입니다. 평생 그랬어요. 은퇴해서 지금은 정말 날마다 골프를 치고, 일흔한 살의 나이에도 결코 실력이 녹슬지 않았어요. 한창 때는 핸디캡이 2~3이었습니다. 지금도 4~5 수준이고요. 비슷한 나이대에서 이만 한 레벨인 사람은 아무도 없어요. 젊었을 때 저보다 실력이 낫거나 비슷했던 사람들도 지금은 제 근처도 못 옵니다. 경쟁력을 다들 잃어버렸습니다. 하지만 저는 아니에요. 저는 제 나이의 프로 선수들과 시합해서도 보기 좋게 이깁니다. 그 사람들도 혀를 내두르지요."

"저는 접지 상태에서 골프를 칩니다. 구리선을 신발 밑창에 넣고, 밑창을 뚫어 밖으로 빼낸 뒤 편편하게 펴서 신발 바닥에 붙입니다. 잠잘 때나 골프 칠 때 접지하는 것이 유연성에도 영향을 주고 연습하거나 경기하면서 쌓인 신체적 피로도 잘 견딜 수 있게 하는 것 같아요. 제 나이대 사람들은 대부분 몸이 견디질 못해서 골프 코스에서 실력을 못 냅니다. 연습을 못해요. 스윙이 특히 어렵죠. 아파서 게임을 빨리 끝내려고 합니다. 그래서는 이길 수가 없죠. 못 해요. 정말 잘 하는 이삼십 대 애들이라면 저도 상대가 못 되지요. 걔네들은 스윙할 때 전혀 거리낄 게 없잖아요. 하지만 나이든 사람들은 저를 못 당합니다."

14장

자동차 관련: 차 안에서 어싱하기

화물차 정류소는 '과학' 실험을 하기에는 의외의 장소다. 그러나 로스앤젤레스 북쪽 5번 주간 고속노도에 있는 한 화물차 정류소에서는 2000년 2월 며칠간 실제로 그런 일이 있었다. 그 정류소에 들렀던 화물차 운전자들에게 클린턴 오버와 그의 오랜 친구인 코르키 다우닝, 캐슬린 다우닝이 다가갔다.

세 사람은 장거리 화물차 운전자를 위한 간단한 실험 준비에 착수했다. 방석처럼 사용할 수 있도록 25×35cm 크기의 전도성 패드를 좌석 위에 올려놓고, 접지선으로 좌석 아래의 금속 프레임에 연결했다. 설치하는 데에는 채 5분도 걸리지 않았다. 접지패드를 깔고 앉은 상태에서 장시간 운전 후 다음 목적지에 도착하면, 그때 긴장감이나 피로도, 통증 등에 어떤 차이가 있는지 기록한 뒤 미리 지급한 회신용 봉투에 넣어서 부치도록 했다. 그 대가로 25달러짜리 체크가 지급되었다. 총 27명이 응했고, 그들의 평균 나이는 48세였다. 모두 다른 지역 출신이었고 서로를 알지 못했다.

코르키가 설명하길, "우리는 운전자를 좌석의 금속 프레임에 접지하면 어떨지 실험해보고 싶었습니다. 좌석의 금속 프레임은 다시 커다란 트럭 전체 프레임으로 연결되어 있지요. 이런 식의 차량 접지를 통해 장거리 운전으로 야기된 긴장을 완화할 수 있다고 생각했습니다."

"아내가 처음으로 이런 식으로 차에서 접지를 해봤습니다. 아내는 야간에 운전하는 것을 좋아하지 않습니다. 밤에 운전하면 불안하고 혈압이 올라갔습니다. 하지만 접지패드를 깔고 운전하면 혈압이 실제로 낮아졌습니다. 그래서 요즘에도 계속 사용하고 있습니다."

"화물차 정류소에 가서 계산대 위를 살펴보면 온갖 진통제와 각성제가 즐비합니다. 트럭 운전기사들은 이런 것을 달고 삽니다. 졸면 안 되고, 몸은 몸대로 아프니까요."

장거리 운전에서 스트레스를 적게

클린턴 오버는 장거리 운전기사가 겪는 일반적인 문제를 잘 알고 있었다. 캠핑카에서 생활하며 여러 해 동안 여행을 다닐 때 자신도 화물차 정류소에 많이 들렀었다. 1999년 벤투라에 머물 때 접지 좌석시트를 쓰면 트럭 운전자에게 도움이 되지 않을까 생각했었다. 그래서 한 운전자에게 다가갔다. 그는 캘리포니아에서 트레일러를 모는 사람이었다. 클린턴의 이야기를 들어보자.

"그 운전기사에게 부탁해서 함께 트럭을 타고 가면서 좌석 시트를 테스트했습니다. 사각형 전도성 물질을 사서 좌석에 놓고 좌석 밑 금속 프레임에 악어입 클립으로 연결했습니다. 그런 트럭은 금속이 10톤입니다. 좌석 프레임은 볼트로 바닥에 고정되어서 전체 금속 프레임에 연결됩니다. 이렇기 때문에 이 금속 프레임이 전기적 기준면으로 작용해서 체내에 축적된 정전기를 흘러 보낼 '하수구' 역할을 할 수 있을 거라고 생각했습니다. 차가 움직이면 차에 탄 사람의 옷과 차 등받이가 마찰되면서 체내에 정전기가 많이 쌓입니다. 이 현상을 '마찰전기 효과triboelectrification'라고 합니다. 차를 운전할 때는 항상 있는 일이지요. 특히 건조한 날에 장거리를 운전하고 난 뒤 반대쪽 문으로 내리기 위해

옆자리로 미끄러져 가서 문손잡이를 잡을 때 확연히 드러납니다. 깜짝 놀라기는 해도 대개 위험한 수준은 아닙니다."

"저는 준비해 간 전압계로 운전기사가 프레임에 접지되어 있을 때와 그렇지 않을 때 각각 인체 전위를 측정해보았습니다. 큰 차이가 있었습니다. 운전기사가 접지되어 있으면 체내 정전기가 없어졌습니다. 운전기사의 인체 전위와 트럭의 전위가 같아진 거지요. 운전기사도 목적지에 도착했을 무렵에 보통 장거리 운전을 했을 때만큼 피곤하지 않고 컨디션이 좋다고 말했습니다."

"이를 계기로 저는 정식 좌석패드 제작에 들어갔습니다. 미끄럼방지 묶음을 댄 나일론 직물에 전도성 탄소섬유를 섞었습니다. 그런 다음 더 많은 운전기사들에게 테스트해보러 나갔습니다."

행복한 트럭 운전사

클린턴, 코르키, 캐슬린은 로스앤젤레스 북쪽에 화물차 통행이 많은 한 정류소에 가서 책임자를 만나 자신들의 계획을 설명했다. 그러자 그 책임자가 본인이 먼저 해보겠다고 했다. 자신의 집은 그곳에서 약 45분 걸리는 거리에 있는데 출퇴근길에 운전을 하고나면 목통증이 매우 심해서 집이나 사무실에 도착하면 진통제를 먹어야 한다고 했다. 접지패드를 시험 사용하고 나서는 확신이 생겼다고 말했다. 목통증이 거의 없어졌고, 그래서 진통제도 필요 없게 되었다고 했다. '과학자'들에게 정류소에 들르는 화물차 운전자들에게 접근해도 좋다는 허가가 떨어졌다. 운전기사들의 반응은 선반적으로 긍정적이있다. 27명의 응답자 중에 거의 모든 이가 통증과 경직이 감소했다고 답했다. 또 약 70%가 피로도가 줄고 운전할 때 주의력이 좋아졌다고 했다. 그리고 60% 이상이

야간 시력이 향상되었다고 보고했다. 개별적인 의견 몇 개를 아래에 싣는다.

- "주의력 좋아짐. 통증과 뻣뻣함 감소." R. M., 워싱턴 주 페더럴웨이
- "몸 전반적으로 편안해졌습니다." H. S., 오리건 주 브루킹스
- "피로 감소" R. N., 캘리포니아 주 론 파인
- "쑤시고 아픈 게 덜합니다." R. B., 몬태나 주 미줄러
- "어깨와 허리에 묵직한 감이 없어졌어요." D. C., 텍사스 주 휴스턴
- "운전 중에 스트레스 받고 화내는 일이 많이 줄었습니다." D. C., 오클라호마 주 오클라호마 시
- "두통이 없어진 것 같아요." R. F. R., 네브래스카 주 그리트나
- "다리, 허리 통증이 줄었습니다." C. H., 워싱턴 주 야키마

접지패드의 효과가 운송업계에 알려지면서 2000년에 미국화물자동차운전자연합Association of Professional Truck Drivers of America의 협회지에 관련기사가 실렸다. 운전 중에 운전자의 몸이 카시트와 마찰되면서 체내에 부수적인 전기 전하가 쌓이는데 그 정전기가 신경계에 미치는 악영향을 접지패드로 다스릴 수 있다고 나왔다. 〈오버드라이브Overdrive〉지에서는 차량 접지를 두고 "품위 있는 배설로 스트레스까지 비워보세요."라고 유머러스하게 설명하기도 했다.

차 안에서 전도성 좌석 패드를 사용하는 운전자들로부터 운전 중 피로감과 긴장이 줄었다는 의견을 수년 전부터 계속 듣고 있다.

15장

동물 관련: 어싱과 실내 반려동물

클린턴 오버는 어릴 적 몬태나 주 시골에서 자랄 때 겪었던 일을 아직도 생생하게 기억한다. "어느 날 아버지와 소를 돌보다가, 송아지 한 마리가 배에 심한 상처를 입고 내장이 밖으로 삐져나온 상태로 쓰러져 있는 것을 발견했습니다. 어미 소는 새끼를 보호하려는 듯 곁을 지키고 있었습니다. 우리도 무슨 일이 있었는지 알 수 없었습니다. 개나 늑대한테서 공격받았거나 가시철조망에 얽힌 건지도 모르지요. 아무튼 아버지가 안장주머니에서 바늘과 굵은 실을 가져왔습니다. 송아지를 옆으로 뉘인 뒤 저더러 송아지가 움직이지 못하도록 송아지 위에 올라타라고 하셨습니다. 그런 다음 밖으로 삐져나온 내장을 뱃속으로 밀어 넣고 배를 꿰매셨습니다. 소독약도, 항생제도 없었습니다. 다 꿰맨 후 아버지는, 우리가 할 수 있는 건 다 했으니 이제 녀석이 살아날지 죽을지 두고 보는 수밖에 없다고 하셨습니다. 축사에서 수 킬로미터나 떨어져있었고 무척 춥고 눈까지 내리던 터라 송아지를 축사로 데려올 방법이 없었지요."

"그러고는 그 일을 잊고 지냈는데, 일주일쯤 뒤 마치 아무 일도 없었던 양 그 송아지가 다른 송아지와 어울려 뛰어다니는 것을 봤습니다. 그 이후로 왜 야외에 사는 동물들은 상처가 빨리 잘 아물까 궁금해졌습니다. 인간이나, 실내에서 생활하는 반려동물은 상처가 아무는 데 훨씬 오래 걸리고 치료나 관리에도 신경을 많이 써야하는데 말이죠. 저는 병든 동물이 한쪽 구석에서 땅바닥에 누워 있다가 얼마 뒤에는 다시 건강하게 지내는 모습을 여러 번 목격했습니다."

"수의사한테 왜 그런지 물어봐도 그저 어깨를 으쓱하면서 집밖에서 사는 동물은 자연 속에 있기 때문에 실내 동물에게는 없는 뭔가를 얻는다고만 말합니다. 그것은 분명 햇빛뿐만이 아니라, 제가 알아낸 바로는, 땅의 자연적인 치유 에너지일 겁니다. 그 동물들은 땅 에너지에 연결되어 있었던 것이지요."

접지하는 개

반려동물 건강 전문 작가인 푸오티넌과 그녀의 남편은 몇 년 전에 접지패드를 구해서 사용한 이후로 숙면을 취하고 있다. "남편은 기계공학과 교수인데, 남편도 접지의 원리가 지극이 합리적이라고 합니다."라고 그녀는 말했다. 반려동물 관리에 대한 책과 잡지 기사를 쓰는 푸오티넌은 침대 패드로 동물의 삶도 향상시킬 수 있을지 궁금했다. 그녀는 몇 년째 여러 어싱 제품 개발을 이끌었던 에너지의학 연구자인 데일 테플리츠에게 연락했다. 2007년 두 사람이 팀을 이뤄 반려견용 접지패드 시제품 설계에 들어갔다.

관절염 통증, 피로, 불안, 고관절 이형성, 만성 기침, 오래된 상처, 정서적 문제 등의 병력이 있는 개 16마리를 찾았다. 연구를 위해 반려견을 4~6주 간 접지패드 위에서 자게 하고 개 주인에게 매일, 매주 관찰기록표를 작성하게 했다. 실험 기간 동안 동물들이 야외에 나갈 때는 하루에 몇 분 정도 자연적인 접지가 허락되었다.

테플리츠에 따르면, 반려견이 접지한 뒤로 어떤 변화가 있는지 개 주인에게 자세히 기록하게 하고 피드백을 얻은 결과 에너지, 활력, 유연성, 관절 운동성, 근력, 수면이 향상되고 차분해지며 통증 징후, 이를테면 절뚝거리거나 경직된 움직임, 점프할 때 머뭇거리나 빨리 움직이기를 주저하고 활동성이 낮은 경향이 감소했다.

"실험이 끝난 후 몇몇 개주인들이 차이가 있는지 보려고 접지패드 사용을 잠시 중단했더니 실험 전 증상들이 다시 돌아오더랍니다. 그 계기로 접지의 효과를 정말 신뢰하게 되었다고 합니다."

활발해진 칩

뉴욕 주 펄리버에 사는 로버타 미켈슨의 10살 된 그레이하운드인 칩 맥그래스도 어싱 실험에 참여했다. 칩은 원래 경주견이었는데 시속 72킬로미터로 질주하면서 경주중에 입었던 부상과 관절 이상으로 심하게 절뚝거리고 있었다. 게다가 다리를 또 다쳐서 이제는 1년 가까이 소파에 뛰어오르거나 차에 올라타지도 못했다.

"하지만 어싱 패드 덕분에 이제는 둘 다 잘 해요."라고 미켈슨이 말했다. "아프거나 관절 문제도 없어진 것 같아요. 장난도 잘 치고 점프하거나 달리는 것도 문제없고 전보다 오래 걸어도 괜찮을 뿐 아니라 훨씬 활발해졌어요. 아직도 조금은 절뚝거리지만 수의사가 그건 경주견 시절 때 발에 생긴 티눈 때문이래요."

접지의 놀라운 '부수 효과' 가운데 하나는 3주간 접지 수면을 하면서 칩에게 '정서적으로 큰 변화'가 나타났다는 점이다. "천둥이 치거나 불꽃놀이 등 큰 소리가 나면 안절부절 못하고 무서워했어요. 폭풍우가 오면 헐떡거리고, 왔다 갔다 하다가 부르르 떨면서 어디에 숨어서는 폭풍우가 지날 때까지 나오질 않았죠. 경주견 생활을 오래 한 그레이하운드는 겁이 많아진다는데, 칩이 정말 그랬어요. 하지만 그런 행동이 이제는 싹 없어졌습니다. 어싱 패드를 쓰면서 두려움이 없어지고 안정을 되찾은 것 같아요. 이제 바깥 날씨가 험해도 제법 차분하고 잠도 잘 듭니다. 2년째 쭉 좋은 상태를 유지하고 있고, 7월 4일 독립기념일 밤 불꽃놀이에도 잘만 자더군요."

미켈슨은 개가 호전되는 것을 보고, 척추압박골절 때문에 통증이 심한 남편을 위해 침대 패드를 마련했다. 남편은 약간 좋아졌다고 했지만, 미켈슨은 정작 자신에게 나타난 변화에 놀랐다.

"두 달 동안 뒷마당에서 벽돌 테라스를 만드느라 과로한 탓에 손가락, 팔꿈치, 고관절, 무릎이 아팠어요. 의자에서 일어나면 바로 움직이질 못하고 잠시 그대로 서있어야 했지요. 그런데 어싱한 지 3일 만에 통증이 가시고 지금까지 재발하지 않았어요. 지금은 예전처럼 생생해졌어요. 전혀 예상치 않은 일이죠."

삶의 질 향상(수명 연장까지?)

유기된 스탠더드 푸들을 데려다 키우는 노스캐롤라이나 주 마운트 플레산트의 질 퀸은 자신이 키우는 나이든 개 두 마리를 연구에 참가시켰다. 두 마리 모두 2009년에 죽었지만 퀸은 개들이 접지 덕분에 좀 더 오래, 좀 더 나은 삶을 살다간 것 같다고 말했다. 마이키는 14살에 죽었고 2년 가까이 접지했다. 마를린은 12살에 죽었고 일 년 반 동안 접지했다.

"스탠더드 푸들은 보통 10년 이상 사는 경우가 드문데 아무래도 접지 덕분인 것 같습니다."라고 퀸은 말했다.

마이키는 퇴행성 관절염이 심해서 밤에 무척 끙끙댔다. 하지만 접지 일주일 만에 경직된 감이 많이 줄었고 수면이 좋아졌다. 실험 내내 증상이 꾸준히 개선되어 5주째 접어들자 산책하러 나가는 것도 좋아하고 활발해졌다.

"마이키는 엑스레이에서 나타난 것보다 훨씬 잘 지냈어요."라고 퀸이 말했다.

마릴린은 관절염, 위장문제, 허리디스크, 췌장, 신부전 병력이 있었다. 미끄러져서 주저앉는 일도 자주 있었고 기운이 없고 밤에 잠을 설쳤다.

그러나 어싱 2주 만에 활력이 생겼다. 잘 놀고 잘 잤다. 식욕도 좋아졌다. 3주째에는 주저앉는 일도 줄고 서있는 것이 훨씬 안정되어 보였으며 가끔 달리기까지 했다. 5주 후에는 훨씬 건강하고 안정되고 활기차보였다.

재미있게도 이 두 녀석은, 얼마든지 개 침대나 다른 안락한 데서 잘 수도 있는데도 불구하고 늘 접지패드만 찾았다. 접지패드를 다른 곳으로 옮겨놔도 항상 찾아냈다.

"동물은 뭔가 느끼나봐요." 라고 퀸은 말했다.

퀸은 마이키와 마릴린이 죽고 난 뒤 또 다른 스탠더드 푸들을 데려왔다. "이 녀석이 우리 집에 처음 왔을 때 들어오자마자 침대는 거들떠보지도 않고 접지패드로 직행했어요. 놀라웠지요."

〈홀 독 저널Whole Dog Journal〉에 쓴 기사에서 푸오티넌은 이렇게 썼다. "유사 이래 동물은 늘 대지와 직접 접촉하면서 살았다. 항상 발을 땅바닥에 대고 바깥 공기를 마시고 해와 달로 낮과 밤을 구별했다. 사람이 집안으로 들어가고 난 뒤에도 개는 바깥에 남아있었다. 하지만 이제는 개나 사람이나 모두 실내 생활을 한다. 물론 개도 산책을 하고 야외활동도 좋아하지만 사람처럼 하루 24시간 중 대부분을 실내에서 보낸다. 당신의 반려견도 낮 시간의 대부분을 실내에서 보내고 밤에도 꼬박 집안에서만 있다면, 개가 야외에서 더 많은 시간을 보낼 수 있도록 할 수 있는 일을 찾아보라. 울타리 쳐진 마당에 풀어놓는 것도 좋고, 멀리 산책 가거나 하이킹이나 수영도 좋다."

그러나 실내동물에게 땅 속 자유전자를 제공하는 데 어싱 매트만큼 쉬운 방법은 없다고 그녀는 말한다. "개 주인들로부터 개가 앓고 있던 관절염 증상과 다른 문제가 호전되었다고 들었고, 개와 고양이가 서로 번갈아가면서 접지패드에서 잔다는 이야기도 여러 번 들었습니다. 제가 키우는 래브라도 리트리버한테도 침대 패드를 깔아줬더니 얼마 지나지 않아서 남편이 키우는 고양이가 거기서 낮잠을 자기 시작했어요. 두 마리 모두 특별한 건강상의 문제가 없었기 때문에 동물들의 행동이나 증세에서 별 차이는 못 느꼈지만 두 녀석 다 접지 매트를 그토록 좋아하는 것은 재미있다고 생각했습니다."

접지한 앵무새

돈 스콧은 캘리포니아 주 에스콘디도의 조류 사육가다. 그는 앵무새 보호소인 클로이 보호소의 설립자다. 앵무새에게 입양 가정을 찾아주고, 입양하는 사람들에게 새를 돌보는 방법을 가르친다.

보호소와 이름이 같은 우산앵무새 클로이를 돌보면서 스콧은 접지 횃대를 사용하면 반려조에게 흔히 생기는 정신병, 예를 들면 소리를 지르거나 헐떡거리거나 깃털을 뽑는 행동을 예방하거나 최소화할 수 있다는 것을 발견했다.

"클로이의 새장에 접지 횃대를 설치하고 나서부터 상당한 변화가 있었습니다." 라고 그가 말했다. 그때가 2008년 중반이었고 클로이는 당시 25살이었다. 전 주인에게서 제대로 보살핌을 받지 못하다가 이 보호소에 맡겨졌다.

2003년 스콧의 손에 맡겨졌을 당시 클로이는 주말마다 혼자 남겨진 데서 온 스트레스 때문에 자신의 깃털을 뽑는 행동이 습관화되어 있었다. 수의사 진료기록에 의하면 2000년부터 그런 행동을 보이고 있었다. 앵무새처럼 사회성 있는 새는 무리에서 떨어져 오랫동안 고립된 상황을 잘 견디지 못한다. 앵무새는 새끼를 돌볼 때를 빼고는 평생 짝의 울음소리가 들리는 거리에서 벗어나지 않는다. 그런 습성은 그 짝이 인간일 때도 마찬가지다.

스콧에 따르면 "클로이는 접지 횃대를 설치해준 뒤 훨씬 차분해졌습니다. 옛날에는 미친 듯이 털을 뽑아댔습니다. 정말 심했어요. 그런데 지금은 아닙니다. 가끔씩 털을 잡아당기긴 하지만 털끝만 잡아당기지 옛날처럼 뿌리부터 뽑아버리지는 않아요."

"옛날에는 새장 안에 앉아서는 한참동안 주변에 별 신경을 쓰지 않았습니다. 이제는 먹을거리나 장난감에도 관심이 많아졌어요. 많이 활발해졌습니다."

접지 횃대를 만들기 위해 스콧은 홈데포(가정용 건축자재를 판매하는 대형 매장-옮긴이)에 가서 욕실 손잡이로 쓰는, 45cm짜리 스테인리스 봉을 사 왔다. 그것을 2.5×7.5cm 크기의 소나무 조각에 고정시키고 구리선을 붙여서 콘센트 접지 단자에 연결했다.

접지된 횃대는 새장 안에서 가장 높은 횃대가 아니었다. 그 횃대는 중간에 있었다. 새는 안전상 밤에는 본능적으로 가장 높은 나뭇가지에 앉는다. 높은 데 있을수록 공격받을 가능성이 적기 때문이다.

"하지만 클로이는 낮은 높이에 있던 접지 횃대를 더 좋아했고 밤에도 그곳을 고집했습니다. 본능적으로 자기한테 좋은 것을 선택했던 것이죠. 희한한 것은 한번은 어쩐 일인지 모르겠지만 접지 연결이 끊겼는데, 연결이 끊어지자 뭔가 다르다는 걸 눈치 챘는지 높은 횃대로 자리를 옮기더군요. 이상한 생각이 들어서 확인해보니 접지 연결이 끊어져 있었습니다."

새장 안에 낯선 접지 횃대를 들여놓자 처음에는 흥분했지만 곧 익숙해져서 새 횃대를 새장 밖으로 꺼내라고 소리를 지르지도 않고 곧잘 접지 횃대에 내려앉는다고 했다. 그 횃대를 설치한 이후로는 새장에서 꺼내달라는 표시로 '8자 모양'을 그리며 새장 문 앞에서 서성이던 행동도 없어졌다고 했다.

16장
미래 관련: 어싱 혁명을 향하여

이 책은 자연과 건강에 대한 책이다. 건강은 자연스러운 것이다. 원래대로 자연스럽게 건강하고 모든 신체 기능이 원활한 것은 땅과 무관하지 않을 것이다. 인간이 땅과 분리되는 것은 자연스럽지 않으며 건강에도 해롭다. 땅과 단절되면 우리 몸에 전자가 부족해지고 그 결과 질병, 염증, 통증, 수면 장애 등 불필요한 고통을 겪게 된다. 땅에 접촉하면 전자 결핍과 그에 따른 문제들이 해결된다.

자연 속에서 인간의 위치 및 인간과 우주의 관계에 대한 T. H. 헉슬리의 심오한 질문에 대해 이 책은 적절한 답을 제시한다고 생각한다. 인간은 지구에 산다. 그런데도 지구와 단절되어 있다. 그래서 크나큰 대가를 치르고 있다. 너나 할 것 없이 사회 전반적으로 질병과 고통이 만연해있고 이는 이미 어제오늘의 일이 아니다. 건강지수 상으로도 더 이상 강건하고 혈기왕성한 사람들이 아니다. 우리는 한계점까지 우리 몸을 혹사시킨다. 해로운 음식을 먹고, 운동을 하지 않는다.

50여 년 전 의료 보험 계획이 도입될 때 사람들은 자신이 늙고 병들었을 때 의료 혜택을 통해 어떤 병이든 약으로 고칠 수 있게 되리라고 기대했다. 오늘날 사실상 모든 병에 약을 쓰고 있으나, 그 약이 실제로 병을 고치거나 몸을 건강하게 하는 것은 아니다.

1960년대와 1970년대에 록펠러 재단과 매사추세츠 국군 병원의 장을 지낸 고故 존 노울즈 의학박사는 수년 전에 이렇게 말했다. "사람들은, 공공의료보험이 도입되고 의사가 많아지고 고가의 의료장비가 폭넓게 활용되면 건강이 증진되리라고 믿고 있다. 그러나 불행하게도 결코 그렇지 않을 것이다."

당시에도 정치인과 의사들은 의료비 증가를 우려하고 있었다. 지금도 그러하지 아니한가? 당시 의료비는 국내총생산의 약 8%를 좀먹고 있었다. 오늘날에는 그 두 배가 넘고, 몇 년 안에 20%에 육박한다고 한다! 정치인과 의사들은 여전히 우려하고 있으나 지금껏 달라진 것은 별반 없다.

그럼 앞으로는?

생각만 해도 아찔하다.

의료제도 변화... 근본부터

거의 8천만 명에 달하는 미국 베이비붐 세대가 곧 65세에 접어든다. 그렇게 되면 그만큼 만성병 환자가 증가하고 의료비 지출 또한 증가하여, 이미 삐걱대고 있는 의료 체계를 더욱 흔들어놓을 것이다. 뚜렷한 변화 없이 이대로 가다가는 메디케어Medicare(미국의 공공의료보험제도-옮긴이) 금고가 바닥나고 말 것이며, 이미 그런 조짐이 보이고 있다.

모든 분야의 정책 방향을 예고하는 선두 조직인 주정부 의회는 2006년에 내놓은 한 만성병 경고에서, 노년층에서 다발하는 질환도 문제지만, 당뇨병, 고혈압 및 기타 성인병 발생 연령이 갈수록 낮아져서 갈수록 많은 어린이들이 어릴 때부터 건강상의 문제를 안고서 십대, 청년기, 성인기에 접어든다고 경고한다. "몇몇 전문가들은 지금 자라나는 세대가 사상 최초로 부모세대보다 수명이 짧아질 것으로 예상한다. 정말 그렇게 된다면 미국의 핵심 자원, 즉 인력이 고갈되면서 의료보장제도 유지와 공공 서비스 제공 및 공적 자원에 엄청난 타격이 될 것이다."

현 상태로는 안 된다. 지금 이 상황에서는 전 국민의 건강이 위협받고 있다. 사실 건강 저하는 미국만의 문제도 아니다. 전 인류의 건강이 위험에 처해있다. 미국민을 괴롭히는 수많은 질병은 매일같이 뉴스 헤드라인에 등장하며 바로 지금 우리 눈앞에서 형성 중에 있는 전 지구적 차원의 재난을 보여주는 징후이다.

현 상황을 목축에 비유해보자. 현 인류를 소라고 가정한다면 그 소들은 끌고 나와 도살하는 게 낫다. 아니면 그 병원비를 어떻게 감당한단 말인가?

오늘날과 같이 운영되는 의료보장제도는 무력하고 터무니없이 고비용이며 비효율적이다. 만성 질환은 걷잡을 수 없이 증가하고 있으나 정부도, 보험회사도 대책이 없다. 해결책은 바로 우리 손에 있다. 건강 혹은 병약한 것은 대부분 각자 삶의 방식의 결과다.

조셉 D. 비슬리 의학박사와 제리 J. 스위프트 석사는 포드재단의 지원을 받아 1989년에 발표한 '켈로그 보고서: 영양과 환경, 생활방식이 미국인의 건강에 미치는 영향'에서 이렇게 말했다. "무병장수하는 건강한 삶, 충만한 삶을 보장하는 것은 오직 자기 관리 밖에 없다. 현재 의료보장제도 개혁은 더없이 시급한 문제지만 그보다 더 중요한 것은 바로 우리 각자의 태도이다. 건강을 생각한다면 우선 우리 환자들부터 바뀌어야 한다."

그러나 이 같은 경고는 귓전으로 흘려버린 채 사람들은 대부분 여전히 해로운 음식을 먹고, 과식하고, 운동을 멀리한다. 그래서 점점 병들어 간다.

건강 보험에 초점을 둘 게 아니라 건강을 보장하는 길을 모색해야 한다. 생활 속에서 스트레스와 독성 물질의 주요 원인만 제거해도 건강 보장 수준은 한결 높아질 것이다. 그 목적을 무척 간단하게 이룰 수 있는 놀라운 방법을 이 책에서 소개한다.

패러다임을 바꿔놓을 어싱의 의료적 · 경제적 효과

어싱은 유례를 찾아볼 수 없을 정도로 중요한 발견이며, 그 의미나 세계적 파급효과는 전기, 전화, 라디오, 텔레비전, 컴퓨터에 못지않다. 이런 기술이 처음 도입되었을 때 사회적 변화를 생각해보라. 일, 경제적 관점에서 우리는 여전히 그때 생겨난 변혁의 물결을 타고 있다. 어싱! 이 개념이 파괴적인 까닭은 사람들의 생활방식을 바꾸어놓기 때문이다. 어싱은 발전적이며 혁명적인 것이다.

어싱은 치료비는 낮추고 치유 효과는 확실히 높임으로써 현재의 의료행태 자체를 변화시킬 것이다. 접지한 사람에게 나타난 생리적 변화를 기억해보라. 접지하지 않은 사람보다 훨씬 건강해지고 생리작용이 원활해졌었다.

더 많은 연구결과가 나오면 각종 클리닉이나 온천에도 어싱 장치가 설치되리라 본다. 병원이나 요양원에서도 환자를 접지하게 될 것이다. 의료 기관에서 사용되는 정교한 전자 기기들은 모두 접지되어 있다. 병상도 접지된다. 병상에 누워있는 환자라고 못할 게 없지 않은가?

장차 어싱은 사회 · 경제적으로 폭넓게 이바지할 것이다.

경제는 이윤, 일자리, 부를 창조하는 사업을 기반으로 한다. 어싱은 전 세계적으로 훌륭한 사업 기회를 제공할 것이다. 어싱은 다방면으로 세상을 이롭게 하고 변화시킬 가능성이 충분하다. 부자든 가난한 사람이든 누구나 할 수 있는 것이고, 산업화된 국가에서든 저개발국가에서든 어디서나 할 수 있는 것이다.

저 깊은 땅 속에서 방출되는 전자처럼 어싱의 영향 또한 사회 곳곳을 깊숙이 침투할 것이다. 우선 신발 산업이다. 동전만 한 크기의 전도성 물질을 신발 밑창에 끼워 넣기만 하면 지구의 치유 에너지와 다시 접촉할 수 있다. 신발 제조업체들이 의도한 바는 결코 아니었으나 신발 제조업의 발달은 만성병 증가에도 한몫해왔다. 그러나 이제 건강이라는 이름으로 신발산업을 재창조하여 그간의 오명을 만회하고, 덤으로 매출까지 증가시킬 수 있는 절호의 기회가 왔다. 이 얼마나 멋진 전망인가! 누구나 일 년에 신발 한 켤레는 산다. 제작사가 조금만 투자하면 시장에서 훨씬 큰 이익을 볼 수 있다. 소비자들은 이 다음에 신발을 사러 가면 접지 신발이 있는지 물어보라. 수요를 만들어라.

어싱은 침구 산업과 매트리스 산업에도 대혁신을 불러올 것이다. 미국인들은 평균적으로 8년마다 한 번씩 매트리스를 교체한다. 연간 매트리스 판매량은 약 3천만 개에 달하고, 매트리스 매장은 2만 가구당 한 군데 꼴로 분포해 있다. 매트리스 산업이 편안함을 구현하는 수단은 물, 공기, 스프링, 발포고무, 라텍스 등 그야말로 한계가 없다. 그러나 단돈 몇 달러로 전도성 물질만 매트리스에 추가하면, 사회적으로 만연한 불면증을 퇴치하고 그저 잠자는 동안에 건강까지 선물하게 될 것이다. 편안함, 숙면, 통증 완화, 건강 증진. 이것이 매트리스의 새로운 기준으로 자리할 것이다.

접지 매트리스를 사기 위해 몰려든 사람들을 상상해보라!

호텔은 평면 TV, 무선 인터넷, 멋진 바, 근사한 샤워실 등 21세기에 발맞춰 시설을 업그레이드하는 데 수십 억 달러를 써왔다. 호텔에서 접지 매트리스를 통해 피곤한 여행자들이 숙면을 취하고 시차적응증을 날려버린다고 상상해보라.

신발 업계와 매트리스 업계 입장에서는 어싱이 엄청난 매출을 올릴

히트상품인 동시에 의료 산업에 진출할 기회도 된다. 이들 업계야말로 어싱 혁명을 시작할 최적의 분야이다. 이보다 더 간단한 건강 혁명이 어디 있겠는가? 단 한 번 신발을 사고 매트리스를 사오는 것이 곧 매순간 계속해서 건강을 돈으로 사는 것과 똑같은 일이 되는 것이다.

땅속 치유 에너지와 전자를 우리 삶으로 가져와 모든 이들이 매순간 접지상태에서 생활하도록 할 사업 기회는 수없이 많다. 집, 사무실, 학교도 접지되어야 한다. 그렇다면 바닥, 카펫, 가구 등이 고려대상이 된다. 심지어 자동차에서도 간단한 좌석패드로 제한된 수준의 접지가 가능하다. 이처럼 모든 기초적인 사회 기반시설을 저렴한 비용으로 전도성 물질로 마감할 수 있으며, 그 과정에서 하나의 완전한 어싱 산업이 만들어져서 모든 건물이(신축 여부를 막론하고) 접지될 것이다. 그래서 새로운 제조업, 마케팅, 유통, 설치산업이 생겨날 것이다. 오늘날 존재하는 전화 시스템 혹은 케이블 시스템과 똑같다.

이 모든 것이 생활환경과 근무환경을 설계하는 방식에 어떤 변화를 불러올지 생각해보라. 또 앞서 언급했던 건강 관련 통계에는 어떤 영향을 미칠지 상상할 수 있는가? 경제적 영향은 또 어떤가. 새로운 일자리 창출, 새로운 연구 분야, 신제품, 교육, 서비스, 심지어 재정난에 처한 정부 입장에서는 세수 증가 효과까지? 기업으로서는 직원들의 의료보험료와 사업비에 어떤 영향이 있을지 생각해보라. 질병의 악순환이 아니라 고용자와 피고용자 모두에게 득이 되는 건강의 선순환을 만들어낼 수 있다.

어싱은 우리의 미래다. 인류는 땅으로 돌아가야 한다. 그래서 원래의 전기적 상태를, 건강함이라는 자연스러운 상태를 회복해야 한다.

어싱은 무척 간단하다.

이 책은 주의를 촉구하는 호출이다. 사람들이여, 깨어나라. 밖으로 나가 땅에 접촉하라. 맨발로 땅바닥을 느껴보라. 접지 상태에서 잠을 자라. 그리고 가능하다면 접지 상태에서 일하고, 접지 상태에서 놀고, 접지 상태에서 TV를 보라.

지금까지 이렇게 생활하지 않았었다면 바깥에서 맨발로 (날씨가 허락하는 선에서) 30분 정도 서거나 앉아 있어보라. 원래 아픈 데가 있었다면 접지해있는 동안 어떻게 달라지는지 살펴보라. 그리고 당신이 스스로 이뤄낸 가장 놀라운 의학적 발견이 바로 땅과의 재결합이 아닌지 자문해보라.

우리는 땅과의 재결합이 정말 놀라운 발견이며 사실상 이보다 더 중요한 의학적 발견은 없다고 생각한다.

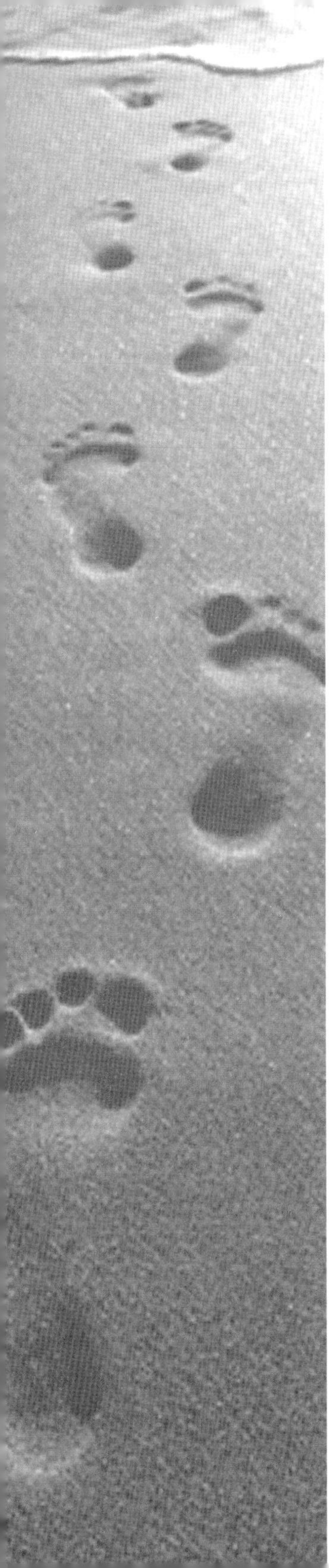

부 록

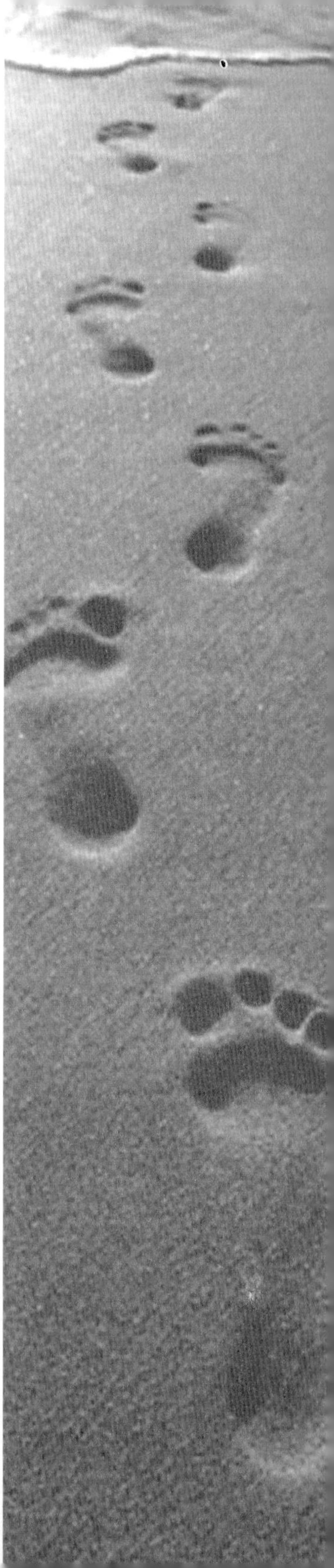

부록 A

접지 및 어싱 방법에 관한 기술 사항

물리학자와 전기공학자는 대지를 모든 송배전 시스템의 기준점으로 삼는다. 대지는 기준전압이 된다. 즉 다른 모든 전압이 대지 혹은 0전위를 기준으로 설정되고 측정된다. 원래 절대적인 전위란 존재하지 않는다. 측정되는 것은 두 지점 간의 전위차이다. 그 두 지점 중 하나가 바로 땅, 기준전압이다.

접지란 정확히 무엇인가?

접지란 전도성 물체를 대지에 직접 연결하여 전하를 흡수하거나 소멸시킬 수 있게 함으로써 그 물체가 안정적인 대지 전위로 유지되도록 하는 것이다. 접지는 전기를 안전하고 안정적으로 사용하는 데 매우 중요하다. 접지는 통신시스템에서 전자기 간섭의 영향을 최소화하는 전기적 '하수구' 역할을 한다. 예컨대 벼락으로 장치가 손상될 위험을 줄이고, 정전기를 제거해서 전자 부품의 손상을 방지한다. 그리고 전기, 전자, 컴퓨터 장치를 서비스하고 수리하는 사람들을 보호하는 데 도움이 된다.

간단히 말해서 접지는 불필요한 전기 전하를 빼내는 것이다. 기계 혹은 사람이 접지되면 안정적인 대지 전위와 동일한 전위로 유지된다.

대지 접지는 보통 땅에 접지봉을 박아서 한다. 승용차, 트럭, 비행기, 우주선에는 실질적으로 대지 접지가 불가능하다. 그러나 차체의 구성하는 금속의 질량이 상당하다면 그 질량으로 대지 접지를 어느 정도 대체할 수 있다.

어싱 방법과 주의 사항

이 책을 읽고 난 뒤 많은 이들이 직접 어싱 실험을 해보고 건강과 수면에 관련된 어싱의 효과를 경험해보고 싶어 할 것으로 예상된다.

물론 가장 쉬운 방법은 날마다 야외에 나가서 30분씩 맨발을 땅에 대고 있으면 된다. 그러나 맨발로 나가는 것이 늘 여의치만은 않을 것이다.

우리는 이 책에서 '맨발 대용품'이라고 하는 다양한 개인적인 어싱 방법을 소개했다. 그러한 제품은 접지봉을 사용하거나 특별히 설계된 벽 콘센트를 이용해서 전도성 바닥 매트, 의자 매트, 시트, 매트리스, 일반 전극 패치 등을 대지에 연결해서 잠잘 때나 앉아있을 때 쓴다. 접지 신발도 있었다.

이들 가운데 현재 상용화된 제품은 몇 개 없지만 가까운 미래에는 더 많은 제품이 시장에 나올 것으로 예상한다. 이들 제품은 대부분 원래 어싱 연구 과정에서 어싱의 효과 검증에 사용하기 위해 개발했던 것이다. 연구를 위해서는 테스트 기간 동안 피실험자가 한 장소에 가만히 있는 상태에서 접지할 방법이 필요했기 때문이다. 그런데 연구를 처음 시작했을 때부터 많은 실험참가자들과 연구자들이 친구나 가족들에게 주고 싶다며 어싱 장치 샘플을 요청했고, 그렇게 해서 집안에서 사용가능한 다양한 형태의 어싱 제품을 개발하고 테스트하게 되었다. 어떤 제품은 기능적이고 효과적이었다. 어떤 것은 덜 그랬다.

이 같은 가정용 · 사무실용 접지 제품을 개발하면서 가장 주력한 부분은 무엇보다 효과와 안정성 보장이었다. 연구에 사용한 접지 장치는 접지봉을 대지에 박고 퓨즈를 내장한 접지선으로 어싱 실험 장치와 연결한 것이었다. 우리는 제품 샘플을 요청한 사람들에게 가정용 접지 제품을 주면서 전기 기사나 케이블 설치기사를 불러 접지 공사를 하는 것이 좋다고 권고했다. 그렇게 접지봉을 박고 선을 연결해서 접지 콘센트를 설치하고 나면 어싱 장치를 간단히 콘센트에 꽂아서 쓸 수 있다.

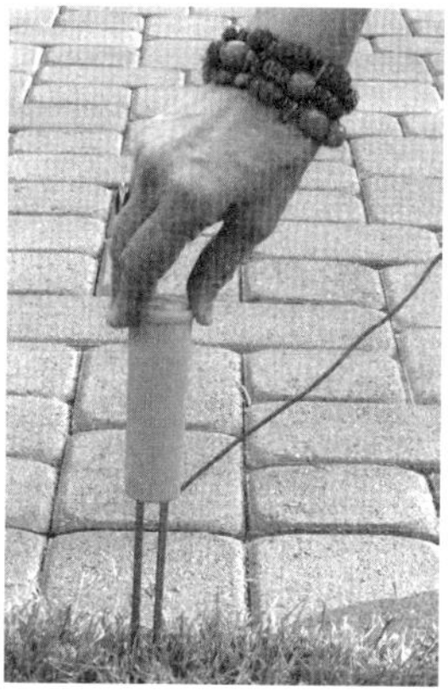

그림 A-1. 땅에 접지봉 꽂기

대다수는 일단 창문으로 접지선을 빼내 접지봉에 연결해서 쓰다가 나중에 정식으로 접지 공사를 했다. 어떤 이들은 처음에 설치한대로 아무 문제없이 계속 쓰기도 했다. 우리는 접지봉과 접지선에 걸려서 다치는 일이 없도록 접지봉 꽂는 장소 선택에 주의하라고 했다.

가정용 접지장치를 개발하고 테스트하면서 다음과 같은 사실을 알게 되었다.

1. 연구에서 효과가 가장 크게 나타났던 어싱 방법은 땅에 접지봉을 꽂고 접지선으로 어싱 제품(시트, 바닥 매트 등)과 연결한 것이었다. 그러나 건물 내 접지 시스템을 사용하는 (즉 콘센트에 꽂아서 사용하는) 사람들도 대부분 건강 면에서 비슷한 효과가 있었다고 보고한다. 최상의 결과를 얻기 위해서는 콘센트의 접지가 제대로 되어있는지 검사해보는 것이 좋고, 아니면 전문 접지 기사나 전기 기사를 불러서 건물에 접지 시공이 되어있는지 검사한 후에 어싱 제품을 사용하는 것이 좋다.

2. 안전상 접지선은 반드시 절연처리하고 2mA 퓨즈 혹은 비슷한 값의 전류 제한용 저항을 넣어서 혹시 있을지 모를 전기 사고에 대비해야 한다. 그러나 현재 출시되는 모든 전자제품은 분극 코드로 보호되고 있고 UL과 CE 안전기준을 준수하도록 되어있기 때문에 일반 가정에서는 그런 사고가 날 가능성이 거의 없다.

3. 많은 이들이 흔히 구할 수 있는 정전기 방전(ESD) 접지 장치로 어싱을 실험했다. 이 장치는 전자 산업 현장에서 쓰이며, 체내에 쌓인 정전기를 방전시켜서 작업자가 컴퓨터나 전자 제품을 취급할 때 정전기 때문에 마이크로칩이나 하드웨어에 불량이 발생하는 일을 방지하도록 설계되어 있다. 이 같은 ESD 접지 장치는 일반적으로 콘센트의 접지구에 꽂아서 쓴다. 작업자들에게 ESD 접지 장치를 사용하게 하는 공장에서는 엔지니어나 전기 기사가 먼저 접지 시스템이 제대로 작동하는지 검사한 후에 작업자들이 접지 장치를 사용하게 한다.
우리가 ESD 접지 장치로 실험해본 결과 ESD 접지 장치는 우리 연구에서 대지접지 장치를 사용하여 나타난 효과를 완전하게 재현해내지는 못했다. 이렇게 차이가 난 까닭은 모든 ESD 접지선에 1메그옴 저항이 들어있어서 대지 접지 신호가 약화되었기 때문이다.

4. 어싱의 건강 효과를 알게 된 많은 이들이 집에서 어싱을 하기 위해 접지 시스템을 어떻게 구축하는지 물어온다. 일부 경우에는, 특히 아파트나 고층 건물에 사는 경우라면 건물 내 접지시스템으로 어싱을 할 수 있는지 물어보라. 우리 경험상 고층 건물에서는 건물 내 접지 시스템, 즉 콘센트를 사용하는 것이 유일한 방법이다. 아니면 창밖으로 접지선을 무척 길게 늘어뜨려야 할 것이다.

일반적으로 건물 내 접지 시스템은 땅에 박은 접지봉에 연결되어 있기 때문에 그 접지 시스템으로 어싱이 가능하다. 그러나 여기에도 다음과 같은 몇 가지 문제가 있을 수 있다.

- 미국에서 1960년대 이전에 지어진 주택은 대부분 접지 시스템이 없다. 그런데 이런 집을 리모델링하면서 콘센트만 접지구가 있는 신형 콘센트로 바꾼 경우가 많다. 그 경우, 겉보기에는 건물에 접지 시스템이 되어 있는 것처럼 보이지만 대개는 벽 콘센트에 접지선이 연결되어 있지 않다. 벽 안에 접지선이 없는 것이다. 그래서 오래된 집에는 접지 시스템이 없는 경우가 많다. 이 경우에는 접지봉으로 대지 접지를 하는 수밖에 없다.
- 어떤 집에는 벽 콘센트의 배선이 잘못 되어 있다. 자주 발생하는 배선 오류는 접지선과 뉴트럴 선을 혼동하는 경우다. 콘센트에 접지 배선이 제대로 되었는지 확인하려면 철물점이나 전기 용품점에서 저렴한 값에 구할 수 있는 콘센트 배선 체크기로 점검해보면 된다. 건물 내 접지 시스템으로 어싱을 하기 전에는 꼭 콘센트 배선을 확인하라.
- 건물 내 접지 시스템에는 가정에서 사용하는 전기 제품에서 방출되는 고주파 '노이즈'가 흐르기 쉽다. 노이즈는 전기 제품에서 주변 환경으로도 방출되는데 이것이 전자기장이다. 당신의 생활환경이나 건물 내 접지 시스템에 전기 노이즈 수준이 얼마나 되는지 확인하려면 엔지니어나 전기기사에게 별도의 대지접지로 접지된 오실로스코프로 측정을 의뢰해야 한다. 전기 노이즈가 있어도 건물 내 접지 시스템에 어싱 제품을 연결해서 접지하는 것은 안전하다. 다만 건물 내 접지 시스템을 사용할 때 이슈가 되는 것은 바로, 전기적으로 민감한 사람인 경우 전기 노이즈가 신경계통을 혼란시킬

수 있다는 점이다. 그런 사람은 건물 내 접지 시스템으로 어싱하지 말고 어싱 전용 접지봉에 연결하는 것이 가장 좋다. 게다가 어싱 제품에는 도선에 내부 저항이 달려 있어서 합선된 가전제품이나 전기가 흐르는 라이브 선에 접촉했을 경우 전류가 몸으로 유입되는 것을 방지한다.

벼락

어싱의 기술적 질문에서 가장 흔한 것은, 땅에 접지되어 있을 때 벼락이 쳐도 괜찮냐는 것이다.

벼락은 예측 불가능하고 완벽히 대비하기도 어려운 거대한 자연 현상이다. 벼락에 대한 오해가 많은데 다음을 통해 벼락이 언제 어떻게 발생하고, 접지되어 있을 때 벼락을 맞을 가능성에 대해 알아보자.

대부분 벼락은 계절적으로 여름, 시간적으로 오후(70%가 정오부터 오후 6시 사이에 발생)에 많이 발생한다. 온도가 올라가 대기가 따뜻해지고 수증기가 증가할 때다. 따뜻해진 수증기는 위로 올라가서 솜 덩어리처럼 뭉실뭉실한 뭉게구름을 형성한다. 습기가 쌓이면 구름 색이 짙어지면서 소나기구름이나 먹구름으로 바뀌는데, 아래는 편편하고 위는 산처럼 높게 솟아서 많게는 12km에 이르기도 한다. 먹구름의 윗부분은 양전하를 띠고, 아랫부분은 음전하를 띤다. 음전하는 같은 음전하를 밀어내고 양전하를 끌어당긴다. 그래서 먹구름이 머리 위를 지나갈 때는 구름 아래에 있는 모든 전도성 물체에 양전하가 집중된다. 구름 근처의 음전하는 구름 속의 음전하로부터 척력을 가장 크게 받고 밀려나기 때문에 구름 근처의 물체, 즉 땅에서 가장 높은 물체의 꼭대기에 양전하가 모이게 된다. 그런 물체는 대부분 고지대, 나무, 통신철탑, 관제탑, 전화 · 케이블TV선이다. 아니면 사람일 수도 있다. 야외에 서있고 주변에 사람보다 높은 물체가 없다면 말이다. 예컨대 골프를 치다가 페어웨이(티와 그린 사이 기다란 잔디밭-옮긴이) 한가운데 서있게 됐다든지 하는.

가정집은 벼락을 잘 안 맞는다. 벼락을 맞더라도 대부분 저항이 가장 낮은 곳을 통해 대지로 방전된다. 일반적으로 가정집에서 가장 저항이 낮은 통로는 수도관, 전기배선, 전화 · 케이블TV선처럼 전도성이 있는 대규모 시스템이며, 이들은 대부분 땅에 바로 접지되어 있다.

미국 국가안전보장회의National Safety Council는 1년에 벼락을 맞아 죽을 확률이 6백만분의 1이라고 한다(www.nsc.org/research/odds.aspx). 반면 같은 기간 동안 길을 가다가 교통사고로 죽을 확률은 5만분의 1이니, 벼락보다 120배나 높은 셈이다. 즉 벼락에 맞을 확률이 거의 없다는 뜻이다. 그러나 거주 지역에 벼락이 자주 친다면, 국립기상국National Weather Service의 벼락 안전 지침을 따라야한다(www.lightningsafety.noaa.gov). 벼락이 치거나 뇌우가 있을 때는 어싱 장치를 사용하지 말고 접지 시스템에서 분리해두라.

부록 B

어싱의 물리작용: 현재까지의 해석을 중심으로

가에탕 셰발리에Gaétan Chevalier 박사
어바인 캘리포니아 대학교 발생 · 세포생물학과, 방문 과학자

대지는 인간의 직접적인 생활환경 내에 있는 가장 큰 음전하체다. 대지에서 멀어지면, 즉 지표면을 기준으로 고도가 높아지면 1미터 당 약 200볼트씩(200V/m) 전압이 증가한다. 잘 알려지진 않았으나 이는 이미 확립된 과학적 사실이다. 고도 수 킬로미터 상공부터는 전압증가폭이 줄어들기 시작해서 1미터 당 150V, 100V로 떨어지다가 고도 약 100km에서 증가가 멈춘다.

구름 없이 하늘이 맑고 날씨가 좋으면 대기 상층부(다른 말로 전리층電離層이라 한다. 이온화되어서 전도성을 띠기 때문이다)와 지표면 사이에 전위차가 적게는 250kV, 많게는 500kV 가량 된다. 전도체가 두 개 있는데 하나는 0V짜리 물질(대지)이고 다른 하나는 약 100km 상공에 있는 250kV~500kV짜리 물질이라고 가정해보라.

날씨가 좋을 때는 대기의 전기전도도가 떨어지지만(땅에 가까울수록 특히) 그렇다고 완전히 부도체는 아니다. 1제곱킬로미터 당 약 1마이크로암페어 비율로 매우 미세한 양의 전자가 대지에서 흘러나온다. 이것이 '갠 날씨 전류fair weather current' 이며 '지구 전기 회로' 라고 알려진 거대한 자연 현상의 한 요소다(그림 B-1 참조).

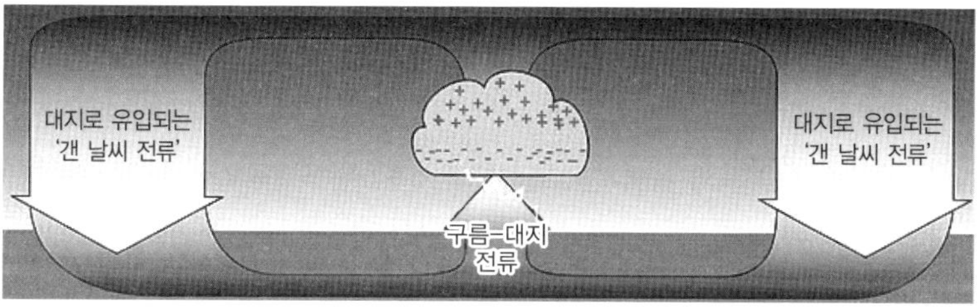

그림 B-1. 지구 전기 회로

벼락이 내리친 땅에서는 전류가 흘러나오고(대지로 전자가 방출되고) 다른 곳의 땅으로는 전류가 흘러들어간다. 출처: NASA/MSFC (Dooling)

지구 회로는 주로 소나기구름(적란운)으로 충전된다. 천둥과 번개를 동반한 비(뇌우)가 내려칠 때 구름 덩어리에서 지표면으로 평균 1암페어 정도의 전류가 발생한다. 지구에서는 매순간 대략 1~2천 번의 뇌우가 발생하며 그 과정에서 분당 5천 번씩 번개가 친다. 이렇게 1~2천 암페어의 전류가 지속적으로 흐르면서 지표면으로 계속 음전하가 이동하고, 그 결과 지표면 반대쪽인 대기권 위쪽은 반대전하를 띠면서 평형을 이룬다. 소나기구름에서 전리층으로 전기전하가 끊임없이 유입되면서 지표면으로 '갠 날씨 전류'가 지속적으로 유입된다.

먼지입자가 지표면 위 2미터 상공(키 큰 사람의 경우)에 있다고 가정해보자. 이 높이에서 전위는 400V다. 먼지입자가 (주변의 공기입자와 충돌해) 양전하를 얻어서 전위를 400V로 유지한다. 입자가 4미터 높이로 올라가면 양전하를 더 얻어서 800V가 된다. 이렇게 어느 고도에서든 입자의 전하는 특정 고도의 전위에 따른다.

당신의 키가 2미터이고 운동화를 신고 있다고 가정하자. 발은 땅에서 1센티미터도 안 떨어져있을 테고 머리는 약 400V의 전위를 띠는 높이에 있다. 사람의 몸은 도체이므로 당신의 인체 전위는 땅 높이에서의 전위와 2미터 고도에서의 전위의 평균값, 즉 200V가 된다(신체 표면에서는 머리에서 발로 끊임없이 전류가 흐른다). 만약 지표면에서 약 4미터 높이에 있는 2층 아파트에 살고, 집안 나무 바닥 위에 서있다면, 당신의 발은 800V인 높이에 있고 머리는 1200V인 높이에 있으므로 전신의 평균 전압이 1000V가 된다! 이는 적은 수치가 아니다. 이렇듯 높은 곳에 살수록, 인체전위도 높아진다.

고층 생활 – 전압 · 접지 · 건강 간 상관관계?

고층 생활은 건강에 해로울까?

아이오와 대학교에서 실시한 최근 연구에서 12년 넘게 노인들을 추적 관찰한 결과 지층 주택보다 다층 건물에 사는 경우 뇌졸중 발생위험이 40% 높다는 것을 발견했다. 이는 각종 건강문제로 병원에 입원한 노년 인구에게 추가로 뇌졸중을 일으킬 수 있는 여러 상관인자 중에서 가장 충격적인 사실이다. 연구자들은 '그 같은 상황에 있는 노인들에게 고층건물 생활이 신체적, 사회적, 심리적 부담으로 작용할 수 있다' 고 시사했다. 대지와 직접적인 접촉 없이 몇 백 볼트가 넘는 높은 전위에서 생활하면, 체내에 전자 결핍이 상당한 수준에 이르러 건강에 현저한 영향을 미칠 수 있다. 생각해볼 문제다.

또 다른 문제는 최근 〈암Cancer〉지에 실린 분석이다. 도시지역 거주자들이 교외지역이나 시골 전원지역 거주자보다 말기 암을 진단받을 위험이 더 크다는 분석이었다. 일리노이 주립 암 기록소의 자료를 토대로 하여, 4대 암인 유방암, 직장암, 폐암, 전립선암의 말기 진단 비율에서 시골과 도시 간 차이를 조사했다. 그 결과 직장암과 전립선암, (그리고 약간 낮은 비율로) 유방암의 진단율이 두드러지는 곳은 경제적 취약 계층이 몰린 시카고 도심과 그 주변지역으로 나타났다. 반면 전원

지역에서는 말기 암 진단율이 낮은 것으로 나타났는데 이는 전원지역에 거주하는 노년층이 자주 병원을 찾아 연령별 암 검사를 규칙적으로 받기 때문으로 사료된다. 그러나 이런 차이로 폐암 발생률의 지역적 차이까지는 설명하지 못한다. 폐암의 경우는 다르다. 도시와 고층 건물에서는 폐에 흡입되는 공기 입자가 (시골이나 지층에 비해서) 양전하를 더 많이 띠고 있다. 기존의 공기오염뿐 아니라 전자 결핍(접지 부족) 또한 폐를 주요 타깃으로 하는 것이다. 고층에는 지층보다 공기 중에 양전하성 입자가 많기 때문에 체내에 산화 스트레스와 자유라디칼이 더 많이 생성된다.

접지 부족과 공기 중 양전하 증가가 소위 '빌딩 증후군'의 숨은 원인으로 작용할 가능성이 있는지도 고려해볼 문제다. 미국 환경보호국Environmental Protection Agency에 따르면 '빌딩 증후군'이란 특정 건물 안에 들어가면 어떤 이상 증세가 나타나나 정확한 병명이나 원인은 알 수 없는 상황을 말한다. 증상은 건물 내 특정 장소에 국한될 수도 있고 건물 전체일 수도 있다.

전문가도 원인을 모른다. 다만 환기 부족, 실내외 화학적 오염물질, 생물학적 오염물질과 관계있다고 본다. "이런 요소들이 상호 복합적으로 작용한 결과일 수도 있고, 부적절한 실내온도, 습도, 조명 등 다른 문제를 악화시키는 요인으로 작용했을 수도 있다. 건물을 검사해도 정확한 원인은 여전히 알 수 없을 것이다."

어싱 연결의 가능성은 조사해봐야 한다. 7장에서 논의했던 대로 전문가들은 사무실 설비에서 나오는 인위적인 전자기장이 건강에 위협적일 수 있다고 문제를 제기했고, 어싱 연구를 근거로 대지와의 접촉 부족을 그 기여요인으로 꼽았다. 여기에다가 고층에서 양전하량 증가까지 고려한다면, 우리가 간과해왔던 이 모든 요소들이 복합적으로 작용하여 건강을 저해하고 에너지를 떨어뜨리는 원인으로 작용했는지도 모른다. 전자기장은 교류(시간에 따라 크기와 방향이 변하는 전류)임을 기억하라. 전자기장은 전기장과 자기장으로 이뤄지고 인위적으로 발생된 것이다. 200V/m는 오로지 직류 전기장(정전기장)이며 옛날부터 존재해온 자연적인 현상이다. 전자기장과 200V/m는 서로 다른 것이며 혼동해서는 안 된다.

전자기장 관련

이제 당신이 접지되어 있다고 가정하자. 어디서 어떤 식으로든 대지에 접촉하고 있다면 당신의 몸은 머리부터 발끝까지 전신이 대지와 같은 전위를 띤다. 당신의 인체전위가 0이 되고 양전하가 몸에 축적되지 않는다. 당신은 땅의 일부가 된다. 공기 중에 무엇이 있든 무슨 일이 생기든 끄떡없다. 주변에 있는 양전하가 '당신에게 달라붙어도' 대지에서 유입된 전자와 결합해서 제거되기 때문에 당신의 몸은 변함없이 땅과 같은 전위, 즉 0볼트로 유지된다. 전자기장에 노출되어도 땅에서 유입된 전자가 전자기장의 영향을 차폐해버린다. 아무것도 당신의 인체전위에 영향을 미치지 못한다. 당신이 대지와의 접촉을 끊지만 않는다면.

접지된 상태란, 우리 몸의 내장기관이 공기 중의 정전기나 전자기적 간섭으로부터 보호받음을 뜻한다. 이렇게 되면 우리 몸 안이 전기적으로 매우 조용한 '환경'이 되어, 항상성과 건강을 유지하는 내적 기능이 외부 전기장 혹은 자기장의 간섭에서 벗어난다. 소화, 재생 작용, 치유 작용, 기타 모든 신진 대사가 그러하다. 모든 화학적, 생화학적 반응은 본래 전기적이며, 따라서 외부에 있는 전기장이나 자기장에 민감하게 반응한다는 것을 기억하라. 접지는 그 같은 외부의 간섭을 차폐시킨다.

이렇게 생명체가 땅 위에서 진화했던 것이다!

접지는 체내 모든 전기적 활동의 기준점이 된다. 모든 전기 기기는 기기 내 전자 회로의 전압을 결정짓는 기준점이 필요하다. 정교한 디지털 저장 오실로스코프도 분명한 기준점 없으면 제대로 작동하지 않는다. 기준점이 없어서 전자 기기 내 전압이 잘못 정의되면, 기준점을 기준으로 작동하도록 설계된 전자 회로가 바르게 작동하지 못한다. 전압이 무작위로 설정되고, 이렇게 되면 값비싼 장비가 손상될 수 있다.

인체는 지구상에서 가장 복잡한 '기기'다. 그 또한 대지에 접촉한 상태에서 진화해왔다. 모든 내부 과정도 전자 회로와 다를 바 없다. 모두 생체전기적 과정을 기초로 하며, 제대로 작동하려면 명확한 기준점이 필요하다. 인체는 무척 복잡하고 정교해서 대지와의 일시적인 단절에 대처할 수 있는 내적인 메커니즘을 개발해왔으나 대지와의 단절이 장기간 계속되면 타격을 입는다. 결국 인체는 기준점을(임시로 만들어낸 것마저도) 잃어버릴 것이다. 그 결과 각종 내적 기능들이 갈수록 지구의 리듬에서 어긋나게 될 뿐 아니라 각종 기능 상호간의 조화까지 깨진다. 이를테면 몸이 '자기 자신'과 '외부 물질'조차 구분하지 못해서 면역계가 자기 자신의 세포를 공격하기 시작한다.

전자기장은 어디에나 존재한다. 우리는 보이지 않는 각종 전자기장이 혼란스럽게 중첩된 공간에서 생활한다. 앞서 이 책에서 언급한대로 그런 전자기장이 신체 내적으로 간섭을 일으킬 가능성은 사람마다 다르고 자기장의 주파수와 강도에 따른 장소의 차이도 있다.

전자기장의 주파수 영역은 무척이나 넓어서(0에서 10^{21}Hz 혹은 1,000,000,000,000,000,000,000Hz 사이) 건강에 미치는 영향을 말하려면 주파수 영역을 나눠서 봐야 한다. 주파수 영역 구분은 유럽집행위원회 산하 독립위원회인 '새로운 건강 위해요소를 다루는 과학위원회

(SCENIHR)' 에 의해 이루어졌다. 전자기장의 주파수대는 다음과 같이 4가지로 구분된다.

1. 무선 주파수(RF) (100kHz 〈 f ≤ 300GHz)
2. 중간 주파수(IF) (300Hz 〈 f ≤ 100kHz)
3. 초저주파(ELF) (0 〈 f ≤ 300Hz)
4. 정적 (0Hz)

300GHz이상 주파수는 유럽집행위의 고려 대상에서 제외되었다. 왜냐하면 그 대역대의 주파수가 인간에게 영향을 미치는 메커니즘은 이미 잘 알려져 있고 저주파수대의 그것과는 완전히 다르기 때문이다. 이들 고주파 영역에는 (주파수가 높은 순으로) 적외선, 가시광선, 자외선, 엑스레이, 감마선이 있다. 여기서는 연구가 가장 많이 이루어졌고 우리가 가장 흔하게 접하는 주파수인 초저주파(ELF) 영역만 논의하고자 한다.

2007년, SCENIHR은 역학 연구 부족으로 초저주파 영역을 제외한 다른 주파수대에서는 인간에 미치는 영향에 대한 확실한 증거를 찾을 수 없었다고 발표했다. 초저주파와 관련해서는 소아 백혈병 자료를 근거로 하여 초저주파 자기장이 암을 유발할 가능성이 있다고 결론지었다. 그러나 초저주파 자기장에의 노출이 백혈병을 유발하는 메커니즘에 대해서는 아직까지 일반적으로 받아들여진 설명이 없다. 최근 연구에 따르면 유방암과 심혈관 질환은 초저주파 전자기장과의 연관성이 없는 듯하고, 신경 퇴행성 질병과 뇌종양은 초저주파 전자기장과의 연관성이 아직은 불확실한 것으로 나타났다. 초저주파 전자기장과 어떤 이상 증세(전자파 과민증이라고도 하는) 사이의 관계는 아직 입증된 바 없다.

전자기장은, 이름에서 드러나듯, 전기장과 자기장으로 구성되어 있다. 이 둘은 서로 연관되어 있으나 미치는 영향에서는 큰 차이가 있다. 전기장은 전기 전하(광자와 전자)에 의해 만들어지며 전하의 움직임이 없어도 전기장은 형성된다. 그러나 자기장은 전하의 움직임이 있을 때만 존재한다. 예컨대 자석 주변의 자기장은 자석 속의 전자가 원자핵 주변을 일정한 방향으로 일정하게 움직이면서 만들어진다. 이 전자의 움직임은 모두 일정하게 정렬되어 있다. 전자가 각각의 핵을 중심으로 회전 운동을 하면서 자기장이 형성된다. 핵 주변에서 전자의 회전운동으로 자기장이 만들어지지만 많은 물질의 경우, 예컨대 나무, 플라스틱, 고무 등 절연 물질에서는 전자의 움직임이 일정하지 않다. 다른 내부 힘으로 인해 전자의 움직임이 무작위적이고, 따라서 우리가 느낄 수 있는 자기장이 형성되지 않는다. 자기장 내에서 전기 전하의 움직임이 없으면 자기장은 전하에 아무런 영향을 미치지 않는다. 그러나 전하의 움직임이 있으면 자기장으로 인해 전하가 가상의 점 주변을 회전하게 된다. 반면 전기장에서는 전하가 항상 일정한 방향으로만 움직인다(양전하는 전기장의 방향, 음전하는 전기장의 반대방향). 모든 물질에서 양전하는 핵 안에 존재한다. 핵은 움직일 수 없다. 핵이 움직이면 그 물질이 파괴될 것이다. 따라서 실질적으로 대부분의 경우에서 움직이는 것은 전자다.

여기까지 잘 이해가 되었다면, 전하의 움직임은 전기장의 변화를 뜻하므로 전기장의 변화가 자기장을 형성한다는 결론을 내릴 수 있을 것이다. 반대의 경우도 옳다. 각종 자기장은 다시 전기장을 만들어내고, 그런 이유로 전자기장이 많이 생겨나는 것이다. 각종 전기장은 자기장을 만들어내고, 그 자기장은 다시 전기장을 만들어내며, 그 전기장은 또 다시 자기장을 만들어낸다. 이 과정이 시공간에서 끊임없이 반복된다. 전동기(모터)의 작동 원리도 전류(전기 전하의 이동)가 자기장을 만드는 것과 같은 원리다. 자기장이 회전기 위에 위치한 자석에 따라 바뀌고, 그 결과 모터가 회전하게 된다.

접지되지 않은 인체의 경우 체내의 전자(혹은 전하를 띤 입자)는 주변 환경에 존재하는 전자기장, 그중에서도 특히 전기장에 반응한다. 전자(혹은 전하를 띤 입자)는 매우 느리게 움직이기 때문에 자기장에 잘 반응하지 않기 때문이다. 피부 표면 가까이에 있는 체내 전자가 주변 전자기장의 간섭에 가장 민감하며, 60Hz(및 60Hz의 고조파, 즉 120Hz, 180Hz, 240Hz 등 60의 n배수 주파수)의 전자기장은 피부 투과력이 매우 약하다고 여겨진다. 전기장은 피부 표면 전하에 의해 몸속으로 침투하지 못한다. 그러나 자기장은 몸속 깊숙이 침투해서 몸 안에 전기장을 형성한다. 60Hz 전기장과 자기장은 가장 약한 화학결합을 깨는 데 필요한 에너지보다도 100억 배나 약하지만 화학결합을 깨지 않고도 생물학적으로 영향을 미친다. 우선 60Hz 전기장은 전하를 띤 분자와 전하를 띠지 않은 분자 혹은 조직 내 세포 구조에 영향을 준다. 그리하여 전하를 띤 입자의 이동을 초래하거나 세포 구조를 변형시키고 극성 분자에 영향을 미치며 세포막에 전압을 유도한다. 한편 60Hz 자기장은 세포구조에 영향을 미칠 수 있으나 생물학적 물질이 대개 자성이 없기 때문에(자석 주변에 나타나는 것과 같은 자기장이 없다) 그 영향력이 매우 약하다.

전력 시스템에 사용되는 전원주파수인 60Hz장에 대한 과학계의 해석을 정리하면 다음과 같다.

- 60Hz장에의 노출이 전적으로 안전하다고는 증명되지 않았다.
- 일상생활에서나 직업적으로 60Hz장에의 노출과 건강문제(암 등) 사이에 관계가 있다고 밝혀졌다.
- 건강 문제가 있다면 발병도가 매우 낮거나 일부 집단에 국한된다(이를테면 소아백혈병처럼). 일반적이고 큰 위험이 있을 가능성은 현재까지 배제되고 있다.

내 개인적인 생각으로는 마지막 내용은 어싱 연구나 앞으로 나올 다른 연구를 통해서 과학적으로 잘못된 것으로 판명될 것이라고 생각한다. 지금까지 결정적인 연구는 없었으나 전자파에 무척 민감한 몇몇 사람들에게는 실제로 심각한 영향을 미치는 것을 봐왔다. '전자파 과민증'은 지금껏 알려진 그 어떤 메커니즘으로도 설명할 수 없다. 왜냐하면 지금까지 밝혀진 전자기장의 영향은 실제 노출 수준보다 최소 50배 이상 강한 수준에서 측정되었기 때문이다. 그럼에도 불구하고 이 과민증은 실재하는 현상이며(10장에 관련 사례가 두 가지 나와 있다) 대지와의 접촉이 없어진 결과로 발생하는 것인지도 모른다.

생체시계

어떤 생명체든 제 기능을 하기 위해서는 생물학적 기능의 타이밍을 잘 통제해야 한다. 식물을 비롯해 곤충, 파충류, 조류, 포유류와 같은 고등 유기체는 물론 박테리아와 같은 하등 단세포 생물까지 모든 생명체는 수백만 년 전부터 내부적으로 생체 시계를 발달시켜왔다. 인간의 경우 체내 모든 생체시계의 으뜸인 중추 생체시계가 뇌 시상하부의 시신경 교차상핵suprachiasmatic nucleus이라는 부위에 있다. 지구상에서 가장 확실하고 믿을 수 있는 것이 밤낮의 주기이므로 생명체는 이 리듬에 생리적 활동을 맞춘다. 먹이 찾기, 먹기, 휴식과 같은 수많은 일일 활동이 생래적인 생체시계에 따라 결정되고 조정된다. 과학자들은 이 생체 시계의 주요 동기화장치가 바로 밤낮의 주기에서 빛이라고 생각했다. 그러나 어싱 실험은 동기화장치가 비단 빛뿐만이 아님을 밝혀냈다. 장거리 비행을 한 사람들이 도착 후 30분 동안 접지를 하자 시차적응증이 확실히 줄어들거나 완전히 없어졌다고 보고한 바 있다. 이러한 현상은 신체가 땅 속 전자의 주파수가 달라졌음을 감지하여 그로부터 하루 중 시간에 관련된 '지역적인 단서'를 얻는다고 설명하는 것이 가장 좋을 것이다. 이 효과를 증명하기 위해서는 추가 연구가 필요하지만 다년간 축적된 증례만으로도 여기서 언급해도 좋을 만큼 그 효과가 확실히 드러났다.

땅, 생물학적 전력원

진동하는 전자는 또 에너지를 전달한다. 그 에너지는 지구 전기 회로, 즉 지구, 대기, 태양으로 된 복잡한 시스템에서 나온다. 접지 실험과 어싱 사례에서 미루어 봤을 때 접지에는 힘과 관련된 요소가 있음을 알 수 있다. 가전제품을 콘센트에 꽂으면 전력이 공급되듯, 인체도 접지를 하면 두 발로 땅에 플러그를 꽂은 것처럼 땅으로부터 힘을 얻는 듯하다. 이 책에 실린 사례에서 사람들은 접지를 하면 활력이 생긴다고 했다. 어싱 연구에 따르면 접지한 지 20~30분 후 몸에서 치유과정이 시작되는데 이 또한 몸에 에너지가 생겼음을 시사한다.

접지, 염증, 치유

여러 해에 걸친 연구와 수많은 어싱인들로부터 들은 피드백을 종합해 보면, 접지를 통한 '전자 투입'이 어떤 메커니즘으로 건강을 유지하고 질병에서 회복시키며 (병이 너무 많이 진행되어 회복은 어렵더라도 적어도) 통증을 상당한 정도로 완화하는지 알 수 있다. 이 책에 실린 사례에서도 분명히 드러난다. 인체도 (피부가 극히 건조하지 않는 이상) 전도체이므로 여기서 잠시 전자가 도체 내에서 어떻게 이동하는지 설명하고자 한다.

먼저 9볼트 건전지를 예로 들어보자. 구리선에 저항을 달고 구리선 한쪽 끝은 건전지의 (+)극에, 다른 한쪽 끝은 (-)극에 연결한다. 그러면 건전지의 (+)극에서 (-)극으로 전류가 흐른다. 양전하는 구리 물질 자체를 이루는 것이므로 이동하지 못한다.[주)] 그러나 전자는 이동한다. 전자는 (-)극에서 나와서 전선을 따라 (+)극으로 이동한다. 전자의 움직임은 저항으로 조절된다. 저항이 없으면 건전지 안에 있는 모든 전자가 동시에 (+)극으로 이동해서 구리선이 녹아버린다. 그 구리선을 만지면 화상을 입을 것이다. 많은 이들이 전류란 양전하가 (+)극에서 (-)극으로 흐르는 것이라고 생각한다. 그러나 사실 이동하는 것은 양전하가 아니라 전자이며, 전자가 (-)극에서 (+)극으로 이동해서 전류가 생긴다. 사람들이 오해하게 된 까닭은 벤저민 프랭클린으로 거슬러 올라간다. 그는 전기의 성질을 정확히 모르는 상태에서 연을 이용한 실험을 통해 전선 안에는 양전하를 띤 전기적 '유체'가 흐른다고 생각했다. 그러나 오늘날에는 도선에 전류가 흐를 때 이동하는 물질은 전자라는 것을 알고 있다. 도선 안에서 전자 이동의 속도는 매우 느리다. 반경 1밀리미터(mm)인 구리선에 10 암페어 전류가 일정하게 흐른다면 이동 속도는 약 0.24mm/sec, 즉 1초에 1/4mm에 불과하다! 하지만 전류는 매우 빠르게 흐른다.

주) 글쓴이와 같이 음전하와 전자, 또 양성자와 양전하를 혼용하는 경우가 많아서 전기에 낯선 독자들을 위해 간단하게 용어를 정리하고자 한다. 원자는 핵과 전자로 이루어져 있고, 핵은 다시 양성자와 중성자로 나뉜다. 전기적 성질을 '전하'라고 하는데 양성자는 (+)라는 '전하', 즉 양전하를 띤 물질이고 전자는 (-)라는 전하, 즉 음전하를 띤 물질이다(중성자는 (-)전하도, (+)전하도 띠지 않는다). 그래서 엄밀히 말하면 양성자, 전자는 원자 속에 들어있는 물질이고, 양전하, 음전하는 어떤 물질의 전기적 성질을 가리키는 용어다 – 옮긴이

전자가 느리게 이동하는데도 불구하고 어떻게 전류는 빠르게 흐르는지, 접지된 사람을 예로 들어 알아보자. 접지된 사람의 경우 인체가 구리선 역할을 한다(동시에 저항이기도 하다. 인체는 구리보다 전기전도도가 낮기 때문이다). (-)극은 땅이다. (+)극은 공기 중의 전자기장 혹은 양전하성 입자가 된다. 이때 인체가 땅에 연결되면 전자기장의 영향 혹은 양전하를 띤 입자의 영향이 빛의 속도(약 30만km/s)에 가까울 만큼 순식간에 차폐된다. 이는 몸속으로 전류가 흐름과 동시에 전자기장이나 양전하성 입자의 영향이 곧바로 차단된다는 뜻이다. 구리처럼 전도도가 뛰어난 물질에서도 전자는 무척 느리게 움직이는데 이것이 어떻게 가능한 것일까? 비유를 들어 보면 이해가 쉬울 것이다. 그림 B-2처럼 빨대에 작은 구슬이 가득 들어있다고 치자. 빨대의 지름은 구슬이 한 줄로만 통과할 수 있는 폭이다.

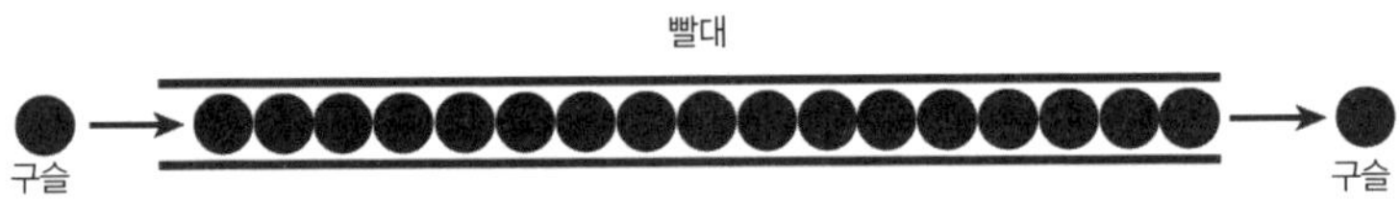

그림 B-2. '빨대-구슬' 효과

빨대 왼쪽으로 구슬을 넣으면, 구슬이 조금만 이동해도 거의 동시에 반대편에서 튀어나온다.

가득 든 빨대에 구슬 하나를 또 밀어 넣으면, 거의 동시에 반대쪽에서 구슬이 튀어나온다. 빨대 왼쪽으로 구슬을 넣으면 그 구슬은 조금밖에 움직이지 않지만, 구슬의 '흐름'은 매우 빠르게 움직인다. 왼쪽으로 구슬을 넣자마자 오른쪽 끝에 있는 구슬이 튀어나온다. 각 구슬의 이동거리는 구슬 한 개의 지름에 불과하지만 구슬의 '흐름'(각 구슬의 움직임의 파급)은 순식간에 빨대를 통과한다. 빨대 안에 있는 모든 구슬이 거의 동시에 앞으로 이동한다. 전도체 안에서 전자의 이동도 이와 비슷하다. 전자는 전자끼리 서로 밀어낸다. 같은 음전하를 띠기 때문이다. 전자 사이에 작용하는 척력 때문에 전자 한 개가 앞으로 이동하면, 그 앞에 있는 다른 모든 전자도 앞으로 이동한다. 건전지의 양 극을 연결한 전선 안에서도 똑같은 일이 일어난다. 전자는 전선에서와 마찬가지로 몸 안에서도 느리게 이동하지만 '빨대-구슬' 효과로 인해 전체적으로는 빠른 전류를 형성한다. 전류는 빠르게 이동하기 때문에 접지를 하는 즉시 전자기장과 양전하성 입자로부터 몸이 보호되는 것이다. 선자 자체는 몸 안으로 이동하는 데 시간이 걸린다.

전자의 이동속도가 느리다는 사실은 어싱에서 관찰된 몇 가지 현상을 설명한다.

1. 인체 접지 후 치유 반응이 시작되는 데 약 20~30분이 걸린다. 이는 아마도 11장 '우리 몸의 에너지 연료, ATP 활성화하기' 라는 소제목에서 설명했듯 에너지 대사에 전자가 활용되며, 대사 작용이 일어나는 장소에 전자가 실제로 도착하기까지는 많은 시간이 걸리기 때문일 것이다. 발바닥에 전극 패치를 붙이면 전자가 위로 이동하기 시작해서 조만간 특정 문제가 발생한 부위에 도달한다. 문제 부위 주변의 미토콘드리아가 추가로 공급된 전자를 활용해서 치유 · 재생 작용이 강화된다고 추정한다. 미토콘드리아와 추가로 공급된 전자가 결합하는 데 시간이 걸릴지도 모른다. 우리도 정확한 메커니즘은 알지 못하지만, 접지를 시작하고 나서 치유 반응이 시작되기까지 20~30분이 걸린다는 것은 분명하다.
2. 땅바닥에 맨발로 서있거나 발바닥에 전극패치를 붙여서 접지하면 짜릿한 느낌이 들거나 따뜻한 감이 올라온다. 그런 느낌은 발에서 시작해서 종아리, 허벅지를 거쳐 몇 분 안에 머리까지 올라온다.

3. 접지는 상처 치유를 가속화한다. 이를테면 접지 시트를 깔고 자거나 발바닥에 접지 전극패치를 붙이고 자는 식으로 접지 상태에서 잠을 자면 여느 때(비접지 상태)보다 상처가 빨리 낫는다. 전극 패치를 상처 가까이에 붙이면 치유 반응이 더욱 빨라진다. 이와 관련해서는 13장에 놀라운 사례가 실려 있다. 2005년 투르 드 프랑스에서 오른쪽 팔에 심한 열상(피부가 찢어져서 생긴 상처)을 입었던 선수의 사례다.

염증의 경우에도 같은 현상이 관찰되었다. 예컨대 팔꿈치 염증은 대지에 발을 대면 없어질 것이다. 팔꿈치 근처에 전극패치를 붙이면 염증이 훨씬 빨리 없어질 것이다. 염증에 대한 자세한 사항이나 어싱이 염증에 어떻게 작용하는지 관심 있다면 2007년 〈대체보완의학저널〉에 실린 제임스 오슈만의 논문(전자는 항산화제로 작용하는가? 통권13호, 955~967쪽)을 참고하기 바란다.

> 어싱 인스티튜트 웹사이트 www.earthinginstitute.net에서
> 접지의 물리작용에 대한 더욱 자세한 정보를 얻을 수 있다.

부록 C

어싱 홈페이지

어싱 인스티튜트 (www.earthinginstitute.net)

어싱 인스티튜트 웹사이트는 각종 상황에서 접지하는 방법과 어싱 장치 구입에 대한 정보를 제공한다.

독자들도 이 어싱 공식 웹사이트에서 어싱 관련 최근 연구와 새로운 소식을 살펴보길 권한다.

어싱 인스티튜트는 개별 제조업체에서 생산된 각종 어싱제품에 안전 · 효과 인증서를 발급할 계획이며, 어싱 이론과 기술 및 어싱 장치 설치에 대한 온라인 교육과정도 제공할 예정이다. 가정이나 일터에서 전기제품의 접지불량과 관련된 문제가 수시로 발생하는데 어싱 장치는 누구나 설치하고 사용할 수 있을 만큼 간단하다. 웹사이트에 초급, 중급, 고급 교육과정에 대한 자세한 사항이 나와 있다(국내에서는 히어나우시스템에 문의할 수 있다-옮긴이).

부록 D

증상 리스트와 회복 일지

접지가 당신에게 얼마나 효과가 있는지 평가해보자. 우선 지금 겪고 있는 증상을 첫째 열에 기록한다. 둘째 열에는 증상의 정도를 기록한다. 예를 들어 통증이라면, 통증의 정도를 0에서 10 사이에서 등급을 매긴다. 그런 다음 접지를 시작한 지 1주일째와 1개월째에 병이나 증상의 정도를 다시 등급으로 나타내본다. 주요 임상실험도 같은 방법으로 기록하면 좋을 것이다.

관찰			
병/증상	접지 전	접지 1주일째	접지 1개월째

부록 E

참고문헌

1장

Franceschi C, Bonafe M, Valensin S, et al. "Inflamm-aging: an evolutionary perspective on immunosenescence." *Annals New York Academy of Sciences* 2006; 908: 244-254

Gorman C and Park A. "The fires within." *Times*, Feb 23, 2004; 38-46

Meggs W. *The Inflammation Cure*. New York: McGraw-Hill, 2004

Oschman JL. "Our place in Nature: reconnecting with the Earth for better sleep." *Journal of Alternative and Complementary Medicine* 2003; 10(5): 735-36

Suckling EE. *The Living Battery—An Introduction to Bioelectricity*. New York: Macmillan, 1964

2장

Bach JF. "Why is the incidence of autoimmune diseases increasing in the modern world?" *Endocrine Abstracts* 2008; 16(S3): 1

Bower B. "Slumber's unexplored landscape." *Science News Online* Sept 25, 1999

Gish OH. "The natural electric currents in the Earth." *Scientific Monthly* 1936; 43(1): 47-57

Max Planck Institutes. Research cited in *Energy Medicine: The Scientific Basis* by James L. Oschman (Churchill Livingstone, 2000): 101

Stein R. "Is modern life ravagin out immune systems?" *Washington Post* Mar 4, 2008

Tavera M. "The sacred mission"(translated by George Verdon) *ESD Journal* 2008; http://www.esdjournal.com/articles/sacredmission.htm

Williams ER and Heckman SJ. "The local diurnal variation of cloud electrification and the global diurnal variation of negative charge on the earth." *Journal of Geophysical Research* 1993; 98: 5221-5234

4장

Cho HJ, Lavretsky H, Olmstead R, et al. "Sleep disturbance and depression recurrence in community-dwelling older adults: a prospective study." *American Journal of Psychiatry* 2008; 165(12): 1543-1550

Ghaly M and Teplitz D. "The biologic effects of grounding the human body during sleep as measured by cortisol levels and subjective reporting of sleep, pain and stress." *Journal of Alternative and Complementary Medicine* 2004; 10(5): 767-776

Irwin MR, Wang M, Ribeiro D, et al. "Sleep loss activates cellular inflammatory signaling." *Biological Psychiatry* 2008; 64(6): 538-540

Ober AC. "Grounding the human body to earth reduces chronic inflammation and related chronic pain." *ESD Journal* Jul 2003; http://www.esdjournal.com/articles/cober/earth.htm

Ober AC. "Grounding the human body to neutralize bio-electrical stress from static electricity and EMFs." *ESD Journal* Jan 2000; http://www.esdjournal.com/articles/cober/ground.htm

Simpson N and Dinges DF. "Sleep and inflammation." *Nutrition Review* 2007; 65(12, part Ⅱ): S244-52

6장

Amalu W. "A pilot study test of grounding the human body to reduce inflammation." Unpublished data

Omoigui S. "The origin of all pain is inflammation and the inflammatory response: a unifying law of pain." *Medical Hypotheses* 2007; 69: 70-82

Oschman JL. "Charge transfer in the living matrix." *Journal of Bodywork and Movement Therapies* 2009; 13: 215-28

Pischinger A. E*xtracellular Matrix and Ground Regulation: Basis for a Holistic Biological Medicine.* Berkeley, CA: North Atlantic Books, 2007

(revised and updated English translation of *Das System der Grundregulation: Grundlagen für eine ganzheitsbiologische Theorie der Medizin*, originally published by K.F. Haug, Heidelberg, 1975)

Ridker PM et al. "Inflammation, aspirin, and the risk of cardiovascular-disease in apparently healthy men." *New England Journal of Medicine* 1997; 336(14): 973-79

Ridker PM et al. "C-reactive protein and other markers of inflammation in the prediction of cardiovascular disease in women." *New England Journal of medicine* 2000; 342(12):836-843

Salvioli S et al. "Inflamm-aging, cytokines and aging: state of the art, new hypotheses on the role of mitochondria and new perspectives from systems biology." *Current Pharmaceutical Design* 2006; 12(24): 3161-3171

7장

Applewhite R. "The effectiveness of a conductive patch and a conductive bed pad in reducing induced human body voltage via the application of earth ground." *European Biology and Bioelectromagetics* 2005; 1: 23-40

Brown R, Chevalier G, Hill M. "Pilot study on the effect of grounding on delayed onset muscle soreness." *Journal of Alternative and Complementary Medicine* April 2010

Chevalier G, Mori K, Oschman, JL. "The effect of earthing (grounding) on human physiology." *European Biology and Bioelectromagnetics* January 31, 2006; 600-621

Chevalier G, Mori K. "The effect of earthing on human physiology (part Ⅱ): electrodermal measurements." *Subtle Energy and Energy Medicine* 2007: 18(3): 11-34

Chevalier G. "Changes in pulse rate, respiratory rate, blood oxygenation, perfusion index, skin conductance and their variability induced during and after grounding human subjects for forty minutes." *Journal of Alternative and Complementary Medicine* January 2010

Feynman R, Leighton RB, and Sands M. *The Feynman Lectures on Physics* (vol Ⅱ). Reading, MA: Addison-Wesley Publishing, 1964: Chapter 9

Jamiesona KS, ApSimona HM, Jamiesona SS, et al. "The effects of electric fields on charged molecules and particles in individual microenvironments." *Atmospheric Environment* 2007; 41: 5224-5235

Ober AC. "Grounding the human body to neutralize bio-electrical stress from static electricity and EMFs." *ESD Journal* 2004; http://www.esdjournal.com/articles/cober/ground.htm

Ober AC and Coghill RW. "Does grounding the human body to earth reduce chronic inflammation and related chronic pain?" Presentation at the European Bioelectromagnetics Association Annual Meeting, November 12, 2003, Budapest, Hungary

Oschman JL. "Can electrons act as antioxidants? a review and commentary." *Journal of Alternative and Complementary Medicine* 2007; 13(9): 955-967

Oschman JL. Perspective. "Assume a spherical cow: the role of free or mobile electrons in bodywork, energetic and movement therapies." *Journal of Bodywork and Movement Therapies* 2008; 12: 40-57

Oschman JL and Kessler WD. "Energy medicine and anti-aging: from fundamentals to new breakthroughs." *Anti-Aging Medical News* Winter 2008: 166-171

K. Sokal, P. Sokal. "Earthing the human body influences physiologic processes." *Journal of Alternative and Complementary Medicine,* 2011: 201-8

8장

Yang J. "No shoes? No problem." July 15, 2009; http://www.theglobeandmail.com/life/health/no-shoes-no-problem/article1219575/

11장

G.Chevalier, S. Sinatra. "Emotional stess, heart rate variability, grounding, and improved autonomic tone: Clinical applications." *Integrative*

Medicine: A Clinician's Journal, 2011: 10(3):16-21
Fontes A, Fernandes HP, et al. "Measuring electrical and mechanical properties of red blood cells with double optical tweezers." *Journal of Biomedical Optics* 2008; 13(1):014001
"Global high blood pressure situation growing dire, but doesn't have to be, new health report says." *Medical News Today* May 18, 2007; http://www.medicalnewstoday.com/articles/71331.php
Shaper AG. "Cardiovascular disease in the tropics." *British Medical Journal* 1972; 4(5831): 32-35

15장

Puotinen CJ. "Earth energy." *Whole Dog Journal* January 2008: 17-21

16장

Beasley JD and Swift J. "The Kellogg Report: the impact of nutrition, environment & lifestyle on the health of Americans." Annandale-on-Hudson, NY: Bard College Center, Institute of Health Policy and Practice, 1989
Council of State Governments. "Costs of chronic disease: what are states facing?" *Trends Alert* 2006

부록 B

Fly Light Aviation Meteorology. "Atmospheric electricity"; www.auf.asn.au/meteorology/section11.html
McLafferty S and Wang F. "Rural reversal? Rural-urban disparities in late-stage cancer risk in Illinois." *Cancer* 2009; 115(12): 2755-2764
Wolinsky FD, Bentler SE, Cook EA, et al. "A 12-year prospective study of stroke risk in older Medicare beneficiaries." *BMC Geriatrics* May 9, 2009: 17

감사의 말

제임스 오슈만 박사: 뛰어난 생물물리학자. 어싱의 치료 효과에 대해 과학적으로 깊이 연구했다. 자유전자가 지표면에서 인체의 전기 매트릭스로 전달되는 현상을 최초로 과학적으로 설명했다. 이 주제에 대한 그의 연구조사와 가설, 논문들은 기존의 패러다임을 뒤엎는 혁명적인 건강 개념인 어싱에 탄탄한 과학적 근거를 제공했다. 오슈만 박사는 뉴햄프셔 주 도버에 위치한 자연연구협회Nature's Own Research Association (www.energyresearch.bizland.com)의 대표이며, 『놀라운 에너지의학의 세계』와 『에너지의학』의 저자다. 그는 자신의 저서에서 역동적인 외부환경에 반응하는 전신에 퍼져있는 고속 통신 시스템의 존재를 탐구했다. 오슈만 박사는 피츠버그 대학교에서 생물학 박사학위를 받았고 워싱턴 DC에 있는 국립대체의학재단의 과학자문위원회 위원이다.

가에탕 셰발리에 박사: 어바인 캘리포니아 대학교 발생 · 세포생물학과 객원연구원이며 예리한 생물학 연구원이다. 접지에 의한 생체전기적 변화에 대한 실험 및 그 연구결과는 접지된 사람과 접지되지 않은 사람 간의 현격한 차이를 연구하는 전기생리학 연구의 새로운 장을 열었다. 셰발리에 박사는 몬트리올 대학교에서 물리공학 박사학위를 받았다. 캘리포니아 인간과학 연구소California Institute for Human Science 연구이사를 역임했다.

제프 스펜서: 카이로프랙틱 의사. 엘리트 운동선수의 기량 향상과 체력 향상 및 부상 관리의 전문가. 가장 어렵고 힘든 스포츠 경기에서 그

가 경험한 놀라운 일은 경기장에서든 일상 활동에서든 최적의 성과를 이끌어내는 데 접지가 엄청난 도움이 된다는 것을 확실하게 보여주었다. 그는 국제 카이로프랙틱 연합에 의해 2004년 올해의 스포츠 카이로프랙터로 선정되었다.

짐 힐리: 의료검사기술의 최첨단을 이끌고 있는 국제적인 인물로 그의 조언과 지원에 대단히 감사드린다.

엘리자베스 휴: 여성에게 매우 흔한 고질병으로 수년 간 고생하다가 어싱으로 건강을 회복하게 되었다는 극히 개인적인 이야기를 공개해주었고 특히 어싱 연구를 위해 크고 작은 방면에서 헌신적인 도움이 되어주었다.

딕 브라운 박사: 국제적으로 명망 있는 운동생리학자이자 엘리트 운동선수 트레이너. 그는 지연발생근육통 연구를 통해 어싱이 부상에서 회복되는 시간을 단축시키는 효과가 있음을 증명했다.

샌디에이고 건강 연구원 데일 테플리츠: 어싱 연구 초반부터 그 뒤로도 계속, 없어서는 안 될 역할을 해주었다. 수많은 이에게 어싱을 알리고 소개하면서 깨달은 점과 자기 자신의 극적인 치유 사례를 공개해준 데 감사의 말을 전한다.

오랜 친구 코르키 다우닝과 캐슬린 다우닝: 몇 년에 걸쳐 열성적인 지원을 아끼지 않았다. 운전으로 인한 긴장과 통증에서 벗어날 수 있도록 트럭 운전기사와 승용차 운전자들에게 접지패드 사용 방법을 알려주었다.

쉴라 커티스와 밥 말론: 그들의 경험담과 오랫동안 변함없이 어싱 지지자가 되어준 데 감사의 말을 전한다.

모리스 갈리 의학박사: 처음으로 어싱이라는 개념을 고찰하고 의학문헌에 어싱의 효과를 보고했다.

러셀 휘튼. 카이로프랙틱 의사: 어싱을 최초로 임상에 적용하여 치유력 면에서 큰 가능성을 발견했다.

가브리엘 쿠센스 의학박사: 데이비드 거스튼 의학박사, 리처드 덜레이니 의학박사, 아만다 워드 자연요법의사. 환자들을 어싱해보고 그에 대한 경험을 제공해주었다.

브라이언 모시스: 그가 건강관리를 맡고 있는 그룹에 어싱을 소개해주었다.

브루스 베커트: 섬유업계의 권위자. 어싱 장치의 설계 수정과 전도성 개선에 항상 열성을 다해 도와주었다.

닉 워렌과 카르멘 워렌: 끊임없이 바뀌는 어싱 장치에 필요한 이런저런 사소한 것들을 조달하여 적재적소에 쓸 수 있도록 해주었다. 그들의 변함없는 지지에 감사의 말을 전한다.

베스트셀러 『화성에서 온 남자, 금성에서 온 여자』의 저자인 존 그레이 박사와 건강한 라이프스타일의 전문가 데이비드 울프: 자신들의 어싱 경험담을 나누어주었다.

아보드 벨덴, 롤란드 페레즈, 돈 스콧, 랜디 길레트, 캐서린 반 해튼, 짐 벨라체라, 브래드 그래햄, 켄 존스, 대릴 제임스 주니어, 린 코윈, 론 페트루치오니, 도레 레인, 아니타 포인터, 하웰 루니언, 아미다 샴페인, 존 스티브 로페즈, 스티브 가너, 마이크 밀러, 로베르타 미켈슨, 짐 퀸, 테드 바르네트, 올리비아 비에라, 에디 밀러, 메리 메이슨, 헨리 팔콘, 스텝 시나트라, 딘 레빈, 스테파니 오키퍼, 칙 오키퍼, 짐 스키메딩, 신디 월시, 도나 티스데일, 짐 바그놀라, 브라이아나 앤더슨-그렉, 스콧 하야트: 어싱을 해보고 피드백을 제공해주었다.

댄과 팀 홀, 댄 치톡: 접지 장치 설치에 큰 도움이 되어주었다.

윌리엄 아말루: 적외선 체열진단기로 어싱의 효과를 확인해주었다.

휴 심플: 전문 지식으로 장기간에 걸친 실험실 연구를 수행해주었다.

조지 버든: 80대의 나이에도 정정한 그는 30년 전부터 정원에서 맨발로 오랜 시간을 보내왔다. 프랑스 농학자 마테오 타베라의 글을 훌륭하게 번역해주셔서 감사드린다.

마크 린세이: 어싱 연구의 길을 열어주었다.

존 설리반: 계속적인 지지와 비디오 촬영에 감사드린다.

제니퍼 모리스: 행정적 지원에 감사드린다.

CJ 푸오티넌: 베테랑 애완동물 전문 작가. 동물에 대한 어싱의 효과를 관찰했다.

노름 골드파인드: 출판기술의 대가. 우리 책의 가능성을 알아봐준 데 감사드린다.

편집작업을 맡아준 셰릴 히어쉬와 책 디자인을 담당한 게리 로젠버그에게 감사드린다.

마크 힌즈와 스태프 자연요법 의사 안나 월든: 제타 전위에 대한 지식 및 복잡한 기계장치를 제공해주신 데 감사드린다.

오랜 친구인 잭 웨인버그는 날카로운 안목으로 각종 원고를 검토하고 잘못된 부분을 바로잡아 주었고 프레드 멘델손 또한 원고에 대해 조언해주었다.

잭 스코빌: 베테랑 뉴욕 작가대리인이자 친구. 아낌없는 조언에 감사드린다.

캘리포니아 엔키오 지니어스 오피스 서비스의 리야 부스: 스트레스에 시달리는 저자를 위해 수많은 인터뷰를 빠르고 정확하게 기록해주었다.

루스 셰론: 도움을 주어서 감사드린다.

그 밖에도 특히 연구 초반 아무런 과학적 · 의학적 근거도 찾지 못했을 때, 땅바닥에서 맨발로 걷거나 선으로 땅과 연결된 침대시트나 패드를 깔고 자면 잠을 잘 자고 몸이 좋아지고 통증이 줄고 여러 가지 증상이 완화된다는 전직 케이블맨의 이상한 생각에 귀기울여주고 함께 노력해주었던 수많은 사람들에게 감사의 뜻을 전한다.

찾아보기

지은이 소개

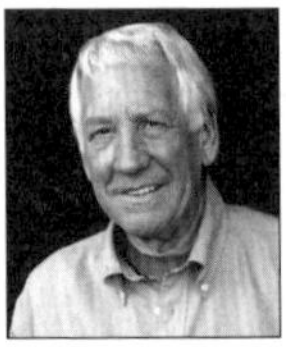

클린턴 오버 Clinton Ober

몬태나 주 빌링스에서 케이블TV 영업사원에서 시작해 업계 최고의 자리까지 올랐다. 1970년대 초 텔레크래프터Telecrafter Corporation를 설립하여 미국 최대의 케이블 마케팅·설비 회사로 키워냈다. 1980년대 들어 그는 막 태동하던 컴퓨터 산업으로 관심을 돌렸다. 맥그로힐McGraw-Hill과 협력하여 세계적인 뉴스통신사로부터 컴퓨터 생중계 배포권을 따냈다. 1993년 심각한 건강상 문제로 생사의 위기를 넘긴 뒤 인생에서 더 높은 목적을 찾아 개인적인 여정에 올랐다. 여행 중에 어싱을 발견한 이후로 어싱을 과학적으로 규명하고 실질적인 응용방안을 모색하는 데 전념하고 있다.

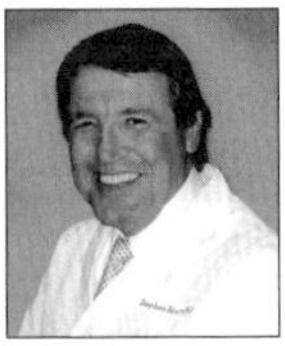

스티븐 시나트라 Stephen Sinatra

의학박사, 미국심장병학회전문의F.A.C.C., 미국영양학회회원F.A.C.N.

심장병 예방·치료에 30년 이상의 경험이 있는 심장전문의이자 심리치료사다. 항노화의학과 영양학에도 자격이 있다. 심장병 치료를 위한 정통의학적 치료방법과, 심장마비와 뇌졸중을 일으키는 염증과 혈관 내 침착물을 치료하기 위한 보완의학적 영양요법, 항노화요법, 심리요법을 병행한다. 미국심장병학회전문의이자 코네티컷 의과전문대학 임상조교수로 재직 중이며, 맨체스터 메모리얼 병원(코네티컷 주) 순환기과장 및 의료교육장을 지냈다. 저서로는 『지금 심장병을 고쳐라Reverse Heart Disease Now』(Wiley, 2008), 『8주 만에 혈압 낮추기Lower Your Blood Pressure in Eight Weeks』(Ballantine Books, 2003), 『시나트라 솔루션: 대사성 심장학The Sinatra Solution: Metabolic Cardiology』(Basic Health, 2008)이 있다. 미국 전역에 뉴스레터 〈심장, 건강 그리고 영양Heart, Health & Nutrition〉을 발행하고 있으며 웹사이트 heartmdinstitute.com 운영자이다.

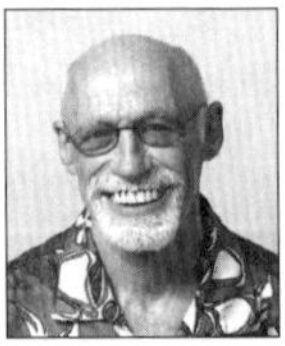

마틴 주커 Martin Zucker

30년 경력의 작가로 주로 자연치유, 건강, 대체의학에 대한 글을 썼다. 열 권 이상을 공동집필하거나 대필했으며 미국 국가안전보장회의National Safety Council에서 제작하는 영상물의 대본을 다수 썼다. 최근 저서로는 『몸을 움직여라Move Yourself』, 『지금 심장병을 고쳐라Reverse Heart Disease Now』(이상 John Wilsey & Sons, 2008), 『여성의 자연적인 호르몬 균형Natural Hormone Balance for Women』(Pocket Books, 2002), 『MSM의 기적The Miracle of MSM』(Berkley Trade, 1999), 『관절염 예방Preventing Arthritis』(Berkley Trade, 2002), 『채식인이 조언하는 개와 고양이를 위한 자연치유법The Veterinarians' Guide to Natural Remedies for Dogs/Cats』(Three Rivers Press, 2000)이 있다. 스미스소니언, 리더스다이제스트, 로스앤젤레스 타임스, 쿡스 매거진Cook's Magazine, 베지테리언 타임스Vegetarian Times, 건강과 근육Muscle & Fitness, 내셔널 인콰이러National Enquirer 등 수많은 잡지에 다양한 주제로 건강기사를 기고했다. 전직 AP통신 기자로 유럽과 중동에서 근무했다.